COLLECTION
D'HOMME à HOMME
dirigée par
SUZANNE KADAR

LES ENFANTS DES CONFINS

ALFRED BRAUNER

LES ENFANTS DES CONFINS

Préface du professeur Duché

BERNARD GRASSET
PARIS

AVERTISSEMENT

Tous ces enfants et leurs familles existent.

Il m'a paru décent de rendre leur identification impossible en changeant la plupart des noms propres et en modifiant des détails, sans changer l'authenticité du récit. Dans ces cas, toute ressemblance avec des noms réels ne serait que fortuite.

A. B.

PRÉFACE

Ce m'est un honneur que de préfacer ce livre d'Alfred Brauner sur les enfants des confins. Ce qu'il relate est la vie d'une œuvre collective celle « des Brauner » car nous ne saurions dissocier ce ménage qui a consacré sa vie à cette œuvre que connaissent tous ceux, qui de quelque façon, s'intéressent à l'enfance handicapée.

Leur expérience de chaque jour nous est ici contée simplement et avec une totale objectivité. Les observations se suivent si vivantes et si vraies que nous participons aux espoirs, aux angoisses, aux déceptions de toute l'équipe soignante.

Le lecteur non averti comprendra, à partir de ces cas, ce que sont les enfants des confins rejetés, quoi qu'on dise, par une société intolérante à ses marginaux. Peut-être se montrera-t-il alors moins hostile, voire plus accueillant car un tel enfant peut naître dans n'importe quelle famille et nous sommes tous concernés.

Les spécialistes, quelle que soit la discipline à laquelle ils appartiennent : médecins, psychologues, éducateurs et rééducateurs, reconnaîtront les enfants qu'ils soignent. Souhaitons que, faisant taire certaines querelles plus passionnelles que scientifiques, ils réalisent que ce livre est avant tout un livre de Bonne Foi.

Ils n'y trouvent pas de recettes, pas de conceptions dogmatiques mais des histoires vécues au jour le jour où chacun, guidé par le maître d'œuvre, essaye de faire de son mieux se remettant en question à chaque instant car notre ignorance est grande en la matière et la sagesse est d'en avoir conscience et de ne pas s'abriter derrière des idées qui ne sont encore qu'hypothèses.

Par une attention toujours en éveil, une écoute permanente, l'on tente de saisir l'angoisse massive de ces enfants qui ne peuvent communiquer avec les autres, d'en comprendre les causes, d'en atténuer les effets souvent tragiques. Voilà ce qui nous a été suggéré sans pédantisme, sans a priori, au nom d'une profonde connaissance des réactions incontrôlées et apparemment inexplicables de ces enfants blessés.

Le but est d'intégrer l'enfant des confins dans sa famille puis dans la société. Certains y parviendront que nous retrouvons privés de langage à leur entrée au centre exerçant un métier. D'autres seront placés dans des ateliers protégés ou dans des centres d'aide par le travail.

Les échecs ne sont pas dissimulés. S'ils ne nous étaient pas contés nous tiendrions ce livre pour mensonger et nous ne croyons pas à ceux qui nous disent que leurs méthodes éducatives ne comportent que des succès. Mais l'on sent le désespoir de l'auteur lorsque tel enfant qui avait progressé lui est retiré pour être placé en institution. Car tous ses efforts tendent à éviter la ségrégation de ces marginaux.

Aussi contrairement à ce que préconisent certains collaborent-ils étroitement avec les familles. Certes il en existe d'agressives et de rejetantes — que s'en indignent ceux qui n'ont pas connu et compris ces drames — mais dire que l'enfant est malade parce qu'il a été voulu tel par sa mère est une affirmation hypothétique qui ne peut qu'aggraver l'immense détresse des parents, les culpabilise gratuitement et bouleverse un équilibre combien précaire.

C'est à tout le groupe familial que s'intéressent les Brauner qui ont pu dans certains cas sauver toute la famille en interpellant à tour de rôle chacun des membres de la famille afin qu'ils comprennent et s'unissent pour sauver ce qui peut être sauvé.

Tous les moyens d'expression sont utilisés pour que l'enfant ait la joie de créer, de s'affirmer et qu'il soit enfin reconnu par les autres; que, privé de langage, emmuré dans son autisme, il puisse établir une relation, certes fragile et précaire, mais par laquelle il s'affirme existant.

Ces expressions sont souvent d'une grande beauté car l'enfant psychiquement handicapé est, peut-être plus que d'autres, sensible et réceptif. Les dessins, les sculptures, les danses, chants et représentations dramatiques en témoignent. Ces enfants se donnent à ceux qui les aiment et savent les comprendre. Cela ne s'apprend pas autrement peut-être que par des expériences vécues. Telle celle, bouleversante, de la petite « Fée » jumelle épargnée d'un frère autiste qui veut racheter, en se donnant tout entière à cette œuvre, une faute dont elle est innocente.

Alfred Brauner a connu pendant la guerre et l'occupation la souffrance des enfants. Il ne l'accepte pas, renonce aux tâches universitaires auxquelles il était promis et se consacre aux plus déshérités. Sa formation de linguiste l'aidera à établir une communication avec ces enfants souvent privés d'expression verbale. Avec eux, pour eux, il se bat et nous raconte ses efforts de chaque jour au côté de son épouse le docteur Françoise Brauner, psychiatre d'enfant. Curieusement, dit-il, le grand public s'intéresse passionnément à la maladie que l'on nomme « psychose » et qui n'est autre que ce que depuis toujours on a appelé « la folie ».

C'est aux spécialistes de répondre sans trahir la vérité, aux questions qui leur sont posées : il est de fait, que depuis quelques années la télévision, le cinéma, les journaux se penchent sur ce problème souvent de façon beaucoup plus passionnelle qu'objective. Les Brauner travaillent sur le tas et ne se payent pas de mots. Ils sont essentiellement pragmatiques : ils ne s'avouent jamais vaincus et inlassablement ils agissent comme si « dans tous les cas tous les espoirs étaient permis ».

Professeur Didier-Jacques Duché

Hôpital de la Salpêtrière, mars 1976, Paris.

INTRODUCTION

— Quelle belle profession que la vôtre! Mais elle doit être parfois pénible, non?

— Vous devez en avoir, des cas intéressants!

— Ah! vous l'aurez gagné, votre paradis!

Sur ces belles paroles, un groupe de visiteurs a quitté le « Centre de traitement éducatif pour enfants déficients mentaux à handicaps multiples » que, depuis plus de vingt ans, je dirige avec Françoise, ma femme, qui est aussi le médecin-directeur du Centre.

Ce sont toujours les mêmes mots, ou à peu près, que j'entends de la bouche de visiteurs qui ne sont pas des spécialistes. Ils doivent correspondre aux sentiments que l'on éprouve lorsqu'on vient voir notre travail, de l'extérieur.

La profession est belle, cela est vrai, car elle procure des satisfactions réelles sur les plans scientifique et humain à ceux qui s'y engagent à fond.

Le travail est souvent pénible, c'est tout aussi indéniable, surtout parce qu'il est toujours insupportable de voir souffrir un être humain, et dans le cas des enfants inadaptés mentaux, c'est non seulement l'enfant qui souffre — mais oui, j'en suis certain : l'enfant inadapté même le plus profondément touché, souffre! —, mais aussi toute sa famille.

Les cas « intéressants »? Je comprends mal le sens de ce terme. Cela dépend du point de vue auquel on se place. Pour la plupart des scientifiques, est « intéressant » le cas qui confirme ce qu'ils croient savoir de la maladie. Pour ma part, l'enfant qui m' « intéresse » le plus est celui pour qui il existe quelque chance de le faire évoluer, de parvenir à améliorer son état, et alors, je suis heureux.

Quant au strapontin au paradis, on en parlera quand j'en serai arrivé là.

La question qui m'a été posée le plus souvent est de savoir comment j'ai été amené à m'occuper des enfants inadaptés au lieu de poursuivre ma carrière dans l'enseignement supérieur en qualité de philologue-germaniste.

En 1936, j'avais terminé mes études supérieures et commencé mon service militaire lorsque la guerre civile éclata en Espagne. Françoise se trouvait seule. Une équipe chirurgicale tchèque étant passée par Paris, en route pour l'Espagne, ma femme accepta de se joindre à elle, pensant que, dans quelques mois, tout serait fini. Elle avait une formation de pédopsychiatre, mais comme c'était de chirurgien qu'on avait besoin, elle s'adapta.

Mon année de régiment tirait à sa fin. Dirais-je, que c'est seulement auprès des chevaux que je rencontrai un peu de chaleur... humaine? Terminé mon temps sous les drapeaux, j'étais quelque peu « déphasé ». Je voulus rejoindre Françoise, puisque outre-Pyrénées, la guerre se prolongeait. Un organisme international cherchait un volontaire pour ramener des enfants sans foyer d'Espagne en France. Je pus présenter des certificats d'études psychologiques qui, à l'époque, n'étaient pas encore courants et je fus envoyé en mission. Sur place, je trouvai des milliers d'enfants « évacués », il n'était pas possible de les déplacer. Je restai donc auprès d'eux. C'est ainsi que commença mon travail avec des enfants victimes de la barbarie humaine.

A mon retour en France, en 1939, un emploi me fut offert auprès de cent cinquante enfants originaires d'Allemagne et d'Autriche et que la France avait accueillis. Des enfants qui avaient vu mourir leurs parents.

Puis, ce fut la guerre, la Résistance à un poste où ma connaissance de l'allemand était précieuse. Et, en 1945, je retrouvai des enfants : ceux que l'on avait découverts, squelettiques mais vivants encore, dans les camps de concentration.

Après cette « expérience » et quelques autres, de moindre importance, je ne me sentis plus le courage de retourner à la philologie, à l'enseignement et à l'étude de la langue et de la littérature allemandes — lesquelles, pour le moment, n'intéressaient pas grand monde en France. Je cherchai où il y avait encore des pays en guerre pour retourner auprès des enfants, mais personne n'y voulait d'un Français. On s'étonnait du reste que, par haine de la violence, je choisissais d'aller là où elle régnait en maîtresse.

J'étais décidé à consacrer ma vie aux problèmes de l'enfance, de préférence à côté de ma femme. A l'âge de dix-huit ans, déjà j'avais travaillé avec de jeunes délinquants ce qui, à l'époque, sortait de l'ordinaire. Cette expérience ancienne me fournit le sujet d'une thèse secondaire. La thèse principale de mon second doctorat d'État était intitulée : *les Répercussions psychiques de la guerre moderne sur l'enfance.*

Mais tous ces titres ne permettent pas d'autre carrière que celle qu'offre l'enseignement. J'ai cherché du côté de l'enfance inadaptée qui n'avait encore droit à aucune aide; il n'était pas encore question de « prise en charge ».

C'est ainsi qu'après avoir voulu lutter contre la sauvagerie des hommes, j'ai voulu lutter contre les malfaçons de la nature. Cette nature qui fait venir au monde des êtres incapables d'y exister de façon indépendante et intelligente. Autrefois, ces êtres ne survivaient pas souvent, mais aujourd'hui les progrès de la médecine permettent d'en sauver un nombre de plus en plus grand, du moins dans les pays riches. Ces enfants vivent donc, mais ce sont des loques, des êtres très imparfaits, dont seuls les parents, dans la plupart des cas, acceptent l'existence. Le fait est qu'ils ont droit à la vie. A partir de cette situation humaine et sociale, des problèmes se posent, car il faut aider ces familles et tenter de fournir aux enfants « handicapés » les moyens mentaux et physiques de faire face à la réalité. Ces problèmes ne sont pas nouveaux puisque c'est un médecin du début du xixe siècle, Jean Itard, qui, pour la première fois, a systématiquement tenté de rééduquer un inadapté, le fameux « sauvage » de l'Aveyron. Après lui, Seguin, Maria Montessori et bien d'autres ont établi un certain nombre de principes. Mais jamais encore, l'inadaptation mentale infantile n'avait représenté le problème de masse qu'elle est aujourd'hui.

Petit-fils, neveu et mari de médecins, j'ai senti qu'il y avait là un champ d'activité immense, à la fois humain et scientifique. Dans ces premières années de l'après-guerre, tout était à faire. Il est vrai qu'il fallait travailler sans aucune aide matérielle, de qui que ce soit.

Ce domaine eut, comme je viens de le dire, des aspects humain et scientifique, et bien éloignés de la philologie. Quel rapport entre l'étude des langues et l'inadaptation enfantine?

Pour le préciser, je dois parler brièvement de mon enfance.

Le hasard a fait que je suis né à quelques pas de l'endroit où se trouve, aujourd'hui, le Centre de traitement éducatif de Saint-Mandé. Pour des raisons professionnelles, mon père quitta la France alors que j'avais quatre ans à peine. Vivant d'abord à Vienne, j'y appris le patois local, mais non pas l'allemand. Un an et demi plus tard, alors que j'avais six ans environ, je me trouvais en Bohême où je faisais rire les enfants en essayant de parler tchèque comme eux. Puis, ce fut à nouveau la Basse-Autriche où j'oubliai complètement le français, tandis que j'apprenais en classe l'allemand du Sud. Je ne retrouvai le français que vers l'âge de onze ans. Toute ma vie durant, j'ai gardé l'impression de n'avoir aucune langue vraiment à moi alors que le langage est pour moi le moyen d'expression le plus facile.

Pour l'enfant que j'étais, le problème n'était pas celui des difficultés linguistiques. Au contraire, j'étais très bon élève. Mais tout enfant voudrait vivre dans la langue du pays, dans la langue que parlent les autres enfants. Je refusais d'être différent des autres. Mes parents étaient déconcertés. Ils savaient que j'éprouverais des difficultés, plus tard. Revenu auprès d'eux, je surpris un soir une conversation entre ma mère et mon père :

— Henri, dit ma mère, il faut que tu parles sérieusement avec lui.

Après un silence, mon père répondit :

— Je vais essayer de l'intéresser aux problèmes linguistiques.

A partir de ce jour, mon père ne manqua pas une occasion de m'expliquer les parentés entre les mots des différentes langues, leurs origines et leur évolution. Les langues étaient sa passion. Curieusement, ces connaissances approfondies renforçaient encore en moi la sensation de ne pas posséder de langue maternelle.

Toutes proportions gardées, je crois comprendre aujourd'hui les gens qui ne parviennent pas à exprimer ce qu'ils ressentent, avec des mots. Avec les enfants sans langage, je distingue très nettement entre le besoin d'expression sans moyens, et l'absence de besoin. Si j'ai acquis une certaine « compétence » en matière de difficultés du langage, je le dois peut-être à mon « passé de linguiste ». Mon aptitude à traduire simultanément en deux ou trois langues, lors d'un congrès, dans un sens comme dans l'autre, n'a pas empêché mon malaise.

Voilà donc que ma profession est de m'occuper des enfants inadaptés. En fait, j'ignore le nom de cette profession. En quoi consiste-t-elle? A mettre en place, systématiquement, scientifiquement, humainement, un dispositif cohérent qui permet d'améliorer l'état de ces enfants incapables de s'adapter à la société. Beaucoup d'activités entrent dans le cadre de cette profession : la création et l'organisation de centres, l'élaboration de techniques paramédicales et éducatives, l'exploitation scientifique des observations faites et des résultats enregistrés afin d'améliorer le travail clinique et les connaissances. Or, les difficultés les plus graves se situent sur un double plan, humain et matériel, comme partout dans le domaine psycho-social.

Tout le poids semble reposer sur les relations entre les thérapeutes et les enfants malades. Certes, il faut une grande sensibilité et beaucoup d'équilibre nerveux de la part des éducateurs et des spécialistes. Mais il faut aussi beaucoup de connaissances sans lesquelles on tombe facilement dans les formules à l'emporte-pièce, les simplifications excessives et parfois dans une sorte de mysticisme comme toujours quand la science ne nous fournit pas encore toutes les explications nécessaires. Sur ce plan, j'ai mené une lutte incessante contre tous les charlatanismes intéressés ou non, et cela ne pouvait avoir l'heur de plaire à tout le monde.

Toujours sur le plan humain, j'ai combattu sans répit l'antagonisme installé entre les thérapeutes d'une part, et les familles, d'autre part. La maladie mentale étant souvent interprétée par certains praticiens comme la conséquence d'erreurs et rejets surtout maternels, il s'en est suivi une attitude hostile et souvent dédaigneuse à l'égard des parents « fautifs ». Avec les enfants déficients mentaux, c'est l'incapacité des familles de faire face aux troubles du comportement qui, bien souvent, a justifié la mise en accusation de celles-ci. Or, ces familles ont d'abord besoin d'aide et j'ai vu, aux États-Unis, où de telles attitudes appartiennent au passé, ce que peuvent obtenir spécialistes et parents par un effort coordonné.

Il faut aider les familles, surtout lorsqu'on évite, comme je le fais, le placement en internat. Mes centres fonctionnent selon la formule des « hôpitaux de jour » : les enfants y sont amenés le matin et repris le soir, de sorte qu'ils passent de nombreuses heures dans leur famille. Toute erreur commise par ignorance à la maison peut anéantir le travail fait au centre.

Le seul moyen efficace de faire face à ces difficultés est l'information. Par des livres, des conférences et des films, j'essaie de fournir les connaissances nécessaires, aussi bien aux éducateurs dont la formation me semble peu adaptée aux réalités qui les attendent, qu'aux divers spécialistes et aux parents. Cela suppose, de mon côté, un effort ininterrompu pour demeurer au courant des progrès réalisés çà et là dans ce domaine.

Il reste les problèmes d'ordre matériel. La structure d'un établissement pour les enfants inadaptés est d'une complexité que l'on devine mal quand on vient de l'extérieur. Il me semble aujourd'hui que j'ai consacré beaucoup trop de mon temps aux petites tâches quotidiennes, aux dépens de ce qui est ma tâche principale : le travail avec les enfants eux-mêmes. Dans un centre de jour, les soucis sont multiples : il y a les convoyages, les contacts avec les parents, et mille autres questions, qui pour être secondaires n'en doivent pas moins être réglées. Du moins, à l'heure actuelle, les soucis proprement matériels ont-ils cessé d'exister puisque la Sécurité sociale ou les départements prennent en charge les frais justifiés pour l'enfance inadaptée. Avec cela, bien des choses ont changé.

En revanche, j'ai pu disposer d'un arsenal de moyens techniques qu'ignoraient nos précurseurs du XIXe siècle. Je fais appel, à tout instant et en toute occasion, aux équipements audio-visuels; ainsi des enregistrements sonores et optiques m'ont permis d'observer des faits qui autrement m'auraient échappé, de les examiner et de les vérifier à fond, de constituer une documentation dans l'intérêt de l'enfant malade et aussi dans celui de la recherche. Magnétophones, magnétoscopes, photographies, films, etc. constituent un équipement désormais indispensable à tout centre moderne. Ces appareils permettent, en outre, de faire bénéficier des expériences acquises ceux que l'on prépare à prendre la relève et à renseigner aussi les familles. C'est dans cet esprit que j'ai entrepris de produire des films, de qualité modeste sans doute, mais dont l'utilité est prouvée dans la mesure où ils sont pris sur le vif. Ils sont en quelque sorte le bloc-notes cinématographique de quelqu'un qui vit avec ces enfants. Aujourd'hui, ces films sont connus dans les milieux professionnels, appréciés je crois, et traduits, tout comme les livres que j'ai rédigés et qui ne prétendent être que des documents.

Enfin, j'ai toujours utilisé les moyens d'expression avec tous les enfants capables de la moindre activité. Il ne s'agit pas tant d'admirer les gribouillis ou dessins, les peintures et modelages et d'en faire des expositions d' « art brut » et d' « œuvres de fous », que de mieux comprendre la personnalité de chaque enfant et, surtout, de découvrir les possibilités dont il dispose pour le faire évoluer davantage, pour obtenir au moins un certain épanouissement. On se rend compte alors de la force vitale et de la sensibilité qui habitent même des êtres aussi déshérités que mes enfants.

Voilà donc l'univers dans lequel j'ai travaillé et travaille encore et que je voudrais ouvrir à ceux qui me liront. Vingt années se sont ainsi déroulées dans une sorte de fièvre laborieuse et enthousiaste de tous les jours vécus en commun avec une équipe. Car jamais — j'insiste —, jamais, je n'aurais pu accomplir seul quoi que ce soit d'efficace.

Avant tout, j'ai pu compter partout et toujours, sur la compétence professionnelle et la solidarité amicale de ma femme qui assure sans relâche la charge de médecin-directeur des centres. Chaque phrase que j'ai écrite lui doit au moins une part de l'idée exprimée. Françoise a partagé avec moi toutes les difficultés et, je pense, toutes les joies. Je sais ce que je dois à ce que nous appelons l' « équipe ». Elle est composée de tous ceux qui travaillent pour les enfants des centres, à un titre quelconque : éducatrices et éducateurs, psychologues, spécialistes, personnel de service. Comme toujours, il y a parmi eux des collaborateurs de premier ordre et d'autres moins doués. Quoi qu'il en soit, il ne me sera même pas possible de citer ici tous ceux dont le concours m'a été, m'est encore infiniment précieux. Il y a parmi eux, Madeleine, la musicienne qui fait chanter et danser l'enfant le plus replié et qui est avec moi depuis les tout débuts, il y a la spécialiste d' « éducation motrice », il y a celle que je nomme Mme Pasteur dans le récit — l'artiste qui sait faire naître des « œuvres » par nos enfants en leur mettant dans la main des pinceaux, des crayons ou simplement de la terre. Que de discussions passionnées avec elle autour de ces réalisations. Je n'oublierai pas Simone, une jardinière d'enfants qui, depuis bientôt dix ans, dit de chaque garçon, chaque fille, qu'elle prend inerte dans ses bras qu'on pourra en tirer quelque chose. Ni

Marie-Claire avec qui les « mongoliennes » apprennent parfaitement à coudre sur la machine électrique tandis qu'elle-même crée, pour chacune de nos fêtes, des costumes dignes d'un bal à l'Opéra. Je n'oublierai pas davantage les chefs d'atelier, des ouvriers qui aiment les enfants, qui aiment leur travail et avec qui j'équipe les locaux de machines, et imagine des travaux à réaliser; c'est grâce à eux finalement que les enfants apprennent les gestes qu'il faut et éprouvent une joie que ne connaissent pas beaucoup d'hommes normaux dans leurs usines. Merci aussi, à ceux qui étaient avec nous dans le passé, à Marie Dussourd, très âgée aujourd'hui, avec qui tant d'enfants « non scolarisables » ont appris à parler, à lire et à écrire.

Maintenant, mon récit peut commencer. En l'abordant, je ne prétends nullement lui donner un caractère scientifique. Ce que je souhaite uniquement, c'est apporter ici un témoignage honnête, en termes simples. Je ne vois d'ailleurs pas pourquoi, même lorsqu'on parle de problèmes difficiles, il faut s'exprimer de façon hermétique.

Autre chose sur quoi je tiens à insister : rien dans ces lignes n'est inventé ou consciemment inexact. Car je me sens une lourde responsabilité devant ceux qui seront peut-être mes lecteurs, devant ceux surtout qui, pour la première fois, auront l'occasion de découvrir cet univers terrible de l'inadaptation mentale infantile. Si, détachant les yeux de ces pages, ils s'aperçoivent que de tels enfants existent autour d'eux et qu'ils leur accordent un regard, qu'ils leur sourient peut-être, alors mon but aura été atteint.

I

LE REFUS

Le local était sommairement aménagé. Il n'y avait là que quelques petites tables individuelles, des chaises et des rayonnages portant une multitude de « jeux éducatifs » soigneusement choisis chez les éditeurs spécialisés de matériel didactique pour classes maternelles et dans les magasins de jouets. Mais j'avais également trouvé des objets chez les quincailliers, par exemple des moules à gâteaux des plus petits jusqu'aux plus grands pour apprendre les différentes dimensions, des vis de la plus fine à la plus grosse, avec leurs écrous. Bref, toutes choses qui, avec un peu d'imagination, peuvent permettre d'exercer les gestes, d'affiner les aptitudes de perception, d'éveiller l'intérêt et de soutenir l'attention des enfants mentalement inadaptés dont je voulais entreprendre la « rééducation ».

Depuis plus d'un siècle et demi déjà, depuis Itard et son sauvage de l'Aveyron dont l'éducation représentait la première tentative systématique d'une pédagogie spécialisée (1802), d'autres médecins et pédagogues de toutes les nationalités ont œuvré sur ce même terrain : Seguin, Montessori, Pestalozzi, Decroly...

Ce que j'entreprenais là n'était donc nullement nouveau.

Mais autre chose avait changé depuis quelques décennies : l'inadaptation infantile était devenue un phénomène de masse. Grâce aux progrès de la médecine moderne, les handicapés survivent de plus en plus nombreux aux accouchements difficiles, ils ne meurent plus dans les premières années, ils sont sauvés après des maladies infantiles autrefois mortelles. Seulement, en survivant, ils gardent bien souvent des séquelles terribles qui compromettent plus ou moins leur évolution physique ou mentale et, souvent, les deux. Il ne s'agit donc plus de prendre en charge un enfant différent des autres, mais de créer les bases d'une action organisée correspondant à un besoin croissant. Il ne s'agit pas davantage d'un geste héroïque, mais d'un effort pour acquérir des connaissances indispensables.

Ce jour-là, j'attendais le premier élève dans mon nouveau local.

Celui-ci se trouve au centre de Paris, car j'ai estimé qu'il fallait installer ces enfants parmi les autres hommes, et non au loin, dans quelque bourg perdu. Tout le monde doit s'intéresser à eux puisqu'une telle catastrophe peut arriver à n'importe qui parmi nous.

On sonne. C'est lui. D'après les renseignements reçus, il s'agit d'un mongolien. En cette année 1954, personne ne connaît encore la cause de cette étrange maladie [1]. Parmi les thèses émises, il y a celle qui met en cause les Huns commandés par Attila dont l'invasion s'arrêta aux portes de Paris. D'où ces yeux fendus, d'où le nom de l'affection. Mais j'ai pu voir des enfants touchés par cette même malformation et qui, citoyens de la Mongolie-Extérieure, n'en étaient pas moins aussi facilement identifiables que des mongoliens Français, par exemple.

J'ai préparé ma tâche, aux plans théorique et pratique. L'essentiel est de savoir ce que je pourrai faire pour mieux adapter ces enfants à la vie.

Le voici donc, mon « premier ». Il est âgé de neuf ans, peut-être. Il se tient à côté de sa mère, trapu, la tête inclinée, les jambes flottant dans un pantalon trop large. Et subitement, j'ai une sensation de « déjà vu » irrésistible. Ce que je vois? Un petit garçon — moi-même — qui allait déjà à l'école. Ce jour-là, je marchais la main dans la main de ma mère, dans une rue peu passante de la proche banlieue. Soudain nous croisâmes une autre maman qui tenait par la main un autre petit garçon qui

---

1. Depuis, grâce aux travaux de Jérôme Lejeune, Paris 1959, on sait que le « mongolisme » est dû à la présence d'un chromosome surnuméraire, dans la 21ᵉ paire. Cette « aberration chromosomique » est un accident. La « trisomie 21 » se traduit par une déficience intellectuelle grave, et par diverses anomalies somatiques (physiques) parmi lesquelles les « yeux bridés » dus à l'obliquité des orbites.

était horrible à voir. Il marchait les jambes écartées comme le gorille du zoo. Son pantalon long, alors que je portais des culottes courtes, était beaucoup trop grand pour lui. Il gardait la bouche ouverte et la tête tournée, oblique, vers le haut comme s'il cherchait la lune en plein jour. C'est tout ce que je pus voir, car déjà, la mère et le garçon étaient passés et je n'osais pas me retourner pour les regarder encore.

Maman avait senti mon effroi. Elle me sécha le front avec son beau mouchoir, je m'en souviens bien, puis ma main droite. Nous reprîmes notre marche sans rien dire, puis Maman se mit à me donner des explications. Le frère de Maman était neuropsychiatre. Quand Maman était jeune, elle lisait beaucoup les livres avec lesquels il avait préparé ses examens, et elle savait beaucoup de choses : par exemple que des enfants viennent parfois au monde différents des autres, parce que la nature aussi peut commettre des erreurs.

— Vois-tu, mon petit, ils n'apprendront jamais la table de multiplication, les lettres cursives non plus; la géographie pas davantage. Oui, sa Maman l'aime quand même, mais... elle est sûrement très malheureuse.

Je serrai très fort la main de Maman et, tout bas comme s' « il » avait pu encore m'entendre, je lui chuchotai :

— Il est fou?

— Non, dit Maman, ou peut-être un peu, mais il est malade, tu comprends?

Puis, à mi-voix, pour elle-même — mais j'avais de très bonnes oreilles — elle dit encore :

— Pauvre femme! C'est cela le plus terrible!

Je n'avais pas très bien compris et le soir, je lui posai encore bien des questions. Maman, très patiente, me répondit et, à chaque réponse, elle s'assurait :

— Tu comprends? Tu comprends ce que je te dis?

Ce souvenir ne m'avait traversé l'esprit que pour quelques instants. Voilà, maintenant, devant moi, ce garçon qui me rappelait tant l' « autre ». Je n'avais plus du tout pensé à l'épisode en décidant de tenter l'expérience de rééducation à moins qu'elle ne somnolât dans mon inconscient. J'avais seulement voulu faire un travail nécessaire où l'on pouvait avoir besoin de moi, je ne voulais plus enseigner à des étudiants guère curieux de savoir ce que je veux leur dire. Il y avait dans ce domaine, un travail de recherche à faire puisque, en cette période de l'après-guerre, rien ou presque n'existait pour ces enfants.

Je tendis la main au garçonnet avec un sourire. Tout en me disant avec conviction : « Il n'est pas laid du tout! Il y en a de plus laids! »

A haute voix, j'articulai lentement :

— Bonjour, Gérard, comme tu es grand et fort!

Gérard eut alors un sourire si radieux que, du coup, la laideur du visage s'effaça réellement. Il s'empara de ma main et l'écrasa entre les deux siennes. De sa bouche vint, avec un peu de bave, un clafoutis de paroles qui, très nettement, voulaient dire : « B...b...on...jou..., M'sieu... grand!... fort!... »

A ce moment, Gérard était devenu pour moi un petit garçon comme n'importe quel autre au monde.

Je me tournai vers la mère. Écrasée de chagrin, elle n'avait pas d'âge. En moi, la voix de ma mère répétait, curieusement sonore : « Pauvre femme, c'est cela le plus terrible! »

Alors, prélevant sur ma tâche encore future, toute la joie que j'en attendais, je me sentis un courage énorme. Je m'entendis dire à cette mère :

— Vous voyez qu'il sait s'exprimer puisque je le comprends! Nous y arriverons, Madame, c'est certain. Il faut avoir du courage et ne pas pleurer.

— Ah! si vous pouviez dire vrai, Monsieur...

Quelques années plus tard, la mère de Gérard m'a rappelé cette première rencontre :

— Vous avez dit vrai, ce jour-là!

En rentrant à la maison, je vis Françoise, ma femme, mettre la table pour quatre. Un ami, avocat, et sa femme, médecin, s'étaient annoncés.

Je leur racontai mon souvenir d'enfance venu comme une vision au moment où entra mon premier « mongolien ». Françoise dit :

— Tu sais bien, Langdon Down[2] a dit, en 1866 : « Quand on en a vu un, on les a vus tous. »

— Oui, confirma notre amie, c'est affreux : ils ont tous la même expression, la même physionomie, le même physique.

---

2. C'est le médecin anglais qui a, le premier, donné la description clinique du mongolisme, ou « syndrome de Down ».

Là-dessus l'avocat :

— Mais dites-moi, cher ami, c'est de la folie ce que vous voulez faire. Ce n'est pas en rapport avec votre formation, vos diplômes, que de jouer à la jardinière d'enfants... Bon, je comprends, sur le plan de la législation, tout reste à faire... Mais vous ne les changerez pas, ces enfants, vous avez entendu parler « le corps médical » ici présent en double exemplaire.

Et voilà, Françoise, ma femme qui le soutient :

— Il veut absolument élaborer une pédagogie particulière à cette catégorie d'enfants inadaptés de toute sorte. Mais cela ne peut se faire avec des moyens aussi réduits. Il ne trouve même pas de personnel formé à cette tâche, sauf une jardinière d'enfants mais qui ne connaît que le jeune enfant normal...

— Je voudrais, dis-je lentement, qu'un jour on ne puisse plus dire que « quand on en a vu un, on les a vus tous », et pas seulement pour les mongoliens. Dans chaque enfant malformé, il y a une personnalité, il y a tout ce que ses parents, sa famille, lui ont transmis sur le plan des gènes. Ce sont des individus à part entière et tout le problème est de les aider à s'épanouir...

— Vous avez toujours été, et resterez toujours cher ami, un idéaliste charmant mais... un peu dans la lune. Voulez-vous que nous en reparlions dans, disons trois ans? En attendant, je m'intéresse à la législation, moi! Une petite association de parents s'est formée dans ce but, le fondateur est un magistrat, je le connais bien. Voilà qui a quelque chance de réussir!

Je crois que pas un seul de mes enfants inadaptés ne m'a jamais fait reculer par dégoût physique.

Si! Je me trompe! Une fois, j'ai eu un sursaut quand j'ai vu, Jacqueline, pénétrer dans mon bureau. Un angiome, une tache rouge foncé, recouvrait plus de la moitié de son visage, ses oreilles, le bas de son cou; il s'étendait jusqu'à l'intérieur de la bouche et devait atteindre sans doute le cerveau. Ses lèvres étaient anormalement épaisses. Le pronostic d'un angiome est toujours sérieux. « Jamais, me suis-je dit, je ne pourrai embrasser cette enfant! »

Mais Jacqueline avait tant de charme, tant de gentillesse spontanée, elle était si ouverte, que je l'ai bientôt embrassée, comme tous mes enfants sans plus penser à cette peau couleur de crustacé. Non, en définitive, aucun de mes enfants ne m'a jamais inspiré de sentiment particulier de refus.

En revanche, que de mal j'ai eu avec certains parents. J'avais cru qu'il me suffirait de leur dire que je voulais les aider pour être accepté avec joie. Ceux auxquels je fais allusion ont transféré sur moi toute la colère qu'ils avaient accumulée contre la nature injuste et cruelle qui avait fait naître leur enfant ainsi.

J'ai honte d'avoir écrit cette phrase, honte de charger ces parents dont le malheur est indicible. Je dirai plutôt que j'ai eu moins de mal à améliorer des enfants très déficients qu'à gagner le concours bienveillant des parents en question. Mais, en contrepartie, combien de familles m'ont fait confiance et m'ont considéré comme un ami. Il faut que je m'explique plus complètement au sujet des parents difficiles. L'image d'une de ces mères est restée dans ma mémoire plus que toutes les autres, je ne sais pourquoi. Peut-être parce que, jamais, elle n'a répondu à ma franchise, que jamais elle n'a eu une réaction personnelle.

Le centre fonctionnait déjà bien, à l'époque. J'avais, pour m'aider, une excellente jardinière d'enfant montessorienne à qui je dois pratiquement d'avoir démarré sans aucun à-coup, plus quelques collaboratrices de valeur inégale.

Ce jour-là, une femme entra dans mon bureau. Son élégance sobre me frappa. Elle tirait par la main une petite fille ravissante. Les cheveux blonds et lisses noués en queue de cheval, étaient retenus par un ruban bleu, bleu comme les yeux de l'enfant, comme la robe, comme les chaussettes. Mais avec la démarche raide, son regard vague, la fillette faisait penser à ces poupées à ressort capables de faire quelques pas. La dame refusa de se nommer. Elle m'était adressée par le docteur Serrurier ; elle avait d'ailleurs une lettre à me remettre de sa part.

« Cher Monsieur,

« Voici encore une enfant pour vous. Curieux retard du langage chez cette fillette très instable mais autrement — apparemment — normale. Je vous fais confiance, vous le savez. Amicalement. Dr Serrurier.

« P. S. Évitez de questionner la mère sur son état civil !!! La fillette s'appelle Geneviève-Anne, elle a six ans, c'est tout. »

Oui, à l'époque, les gens avaient honte d'entrer dans mon centre. Plusieurs pères m'avaient déjà écrit pour me demander de ne pas appeler l'enfant par son patronyme afin que personne ne

puisse apprendre qu'il y avait, dans la famille, un enfant
« taré ».

La mère et la fillette s'installèrent de l'autre côté de mon
bureau.

Mon cabinet de travail était une pièce très étroite et très
longue, à ce point que la porte d'entrée, à l'opposé de la fenêtre,
restait plongée dans l'ombre. Mon bureau la barrait dans
presque toute sa largeur, me laissant juste la place pour me
glisser vers ma chaise, entre le mur et le meuble. Une fenêtre
haute de trois mètres comme elles le sont toutes dans ces
immeubles du XVIIᵉ siècle, m'éclairait, à peine. Il est vrai que la
rue Sainte-Anne, en plein centre de Paris, n'est guère large et
qu'elle est assez peu éclairée.

— Dites-moi, Madame, est-ce que Geneviève-Anne, entend
bien?

— Le docteur Serrurier m'a posé la même question. Elle
entend parfaitement bien. Quand elle veut. Par exemple elle se
retourne lorsque le chat passe sur le tapis derrière elle.

Sous l'abat-jour de ma lampe de bureau, je vois les doigts de
l'enfant pianoter. Avec l'index, elle tente d'attraper un rayon de
lumière qui passe par le parchemin percé. Le corps s'est animé
d'un léger balancement. Serait-elle atteinte de strabisme...? Non,
elle a un regard périphérique, dévié au maximum pour suivre le
rayon lumineux sans bouger la tête.

Je m'adresse à l'enfant :

— Geneviève-Anne, tu as de jolis cheveux. Tu m'entends?

Aucune réaction visible. L'enfant bouge toujours les doigts,
mais je sens sous le bureau les pieds qui s'agitent pendant
quelques secondes.

J'émets un bruitage entre les lèvres. L'enfant s'immobilise
pendant un court instant puis reprend son agitation digitale.

Une certitude s'installe dans mon esprit : ce n'est pas une
simple retardée du langage, c'est une enfant mentalement
inadaptée à la réalité, ce qu'aujourd'hui, on appellerait une
enfant psychotique, plus précisément autistique.

Je pose à la mère des questions sur le comportement de
l'enfant dans sa famille, sur ses jeux, sa nourriture, son
sommeil...

— Tout est parfaitement normal, répond la mère, il n'y a que
le retard du langage, c'est tout.

Sa voix est dure, son visage immobile.

— Est-ce que le docteur Serrurier ne vous a rien dit quant aux causes du retard de langage? Il n'a pas fait de pronostic?

— Non, rien. Il trouve ma fille très belle, et il est certain que vous pourrez arranger cela.

— Elle est très belle, en effet. Quant au langage...

— Voilà, je vais vous dire les choses comme elles sont. Mon mari et moi, nous avons une grosse affaire et, comme vous l'imaginez aisément, bien des soucis. Pour ma part, j'assure les relations, je dois recevoir beaucoup. Bref, j'ai dû confier Geneviève-Anne aux domestiques, puis à une demoiselle, et quand nos affaires ont baissé, comme tout baisse en ce moment, j'ai pris une Espagnole qui parle un français détestable. Je l'ai donc renvoyée, évidemment! N'empêche que le langage de Geneviève-Anne a complètement disparu, volatilisé, comme ça, comme si la demoiselle l'avait emporté. A mon avis, c'est l'Espagnole qui est responsable!

— A mon avis, Madame, c'est plutôt le départ de l'Espagnole qui peut avoir déclenché l'arrêt du langage. Geneviève-Anne était-elle attachée à elle?

— Beaucoup, beaucoup trop!

— Vous devriez la reprendre!

Pour moi, le diagnostic ne fait pas de doute, même s'il demande à être vérifié. Si Françoise était ici, elle aurait vite fait d'approfondir le problème en posant quelques-unes de ces questions pertinentes dont elle a le secret. Françoise cependant, n'a pas approuvé entièrement mon idée de créer ce centre. Elle pense qu'une telle occupation est au-dessous de mes possibilités, que je devrais reprendre carrière dans l'enseignement supérieur. Elle-même a décidé de consacrer quelques années encore à son perfectionnement professionnel et j'ai dû faire appel à un autre neuropsychiatre.

Je regarde Geneviève-Anne qui, juste devant moi, joue avec ses doigts. Pour elle, apparemment, je n'existe pas. Pourtant, ma personne la dérange, sinon, j'en suis persuadé, elle n'agiterait pas ainsi ses doigts.

Comment établir le contact avec cette enfant? Comment faire?

La présence de la mère, qui continue ses explications sur un ton insupportablement digne, me dérange. Je la prie d'attendre quelques instants dans le hall d'entrée.

En la voyant s'éloigner, la fillette grogne. Quand la porte se referme, elle émet un cri rauque qui sort de l'arrière-gorge. Puis, à nouveau, elle s'affale sur la chaise, mais je vois que son regard me guette, en se levant vers moi alors que la tête est toute proche du bord de la table.

Comment faire pour communiquer avec cette enfant? Je pense subitement à Helen Keller, cette petite Américaine sourde, muette et aveugle. Son cas m'a passionné autrefois. Son éducatrice, Ann Sullivan, ancienne aveugle elle-même, âgée de vingt ans à l'époque, en 1886, doit s'être trouvée dans une situation semblable devant Helen qui ignorait son existence et ne réagissait à rien. Absolument à rien.

A quel stratagème pourrais-je donc recourir pour capter l'intérêt de Geneviève-Anne? Est-ce un refus qu'elle m'oppose ou ne s'agit-il pas plutôt d'une incapacité d'établir le contact et de comprendre mon approche? Tout le problème est là, j'en suis certain. Mais personne n'a encore su répondre à cette question avec quelque certitude.

Je crois, pour ma part, que ces deux raisons entrent en ligne de compte : à une incapacité quasi physiologique se greffe le refus, l'opposition à la suite d'expériences faites au cours de cette vie, si brève soit-elle.

Comment Ann Sullivan a-t-elle réussi? Je m'en souviens : elle s'est emparée de la main d'Helen et lui a « dessiné » des figures dans la paume, les figures de l'écriture Braille pour aveugles, faites de points diversement disposés et qui constituent un alphabet semblable dans sa nature à celui que nous écrivons lettre par lettre pour former des mots. Tout cela, après une approche qui a été un long calvaire. Pour Ann Sullivan, la difficulté consistait à faire comprendre à un être dépourvu de tout instrument d'enregistrement autre que le sens tactile que le chatouillement dans la paume avait une signification, peu importe laquelle. Quand Helen découvrit qu'il y avait quelque chose à comprendre, Ann Sullivan avait accompli un pas capital. Car Helen était extraordinairement intelligente. Elle a fini par comprendre non seulement que ces petits tapotements constituaient un message qu'il lui fallait « lire » dans la main, mais que chaque figure formée de points représentait un signe, correspondant à un son, un « phonème », et que plusieurs de ces figures formaient un mot désignant un objet tangible, exprimant une idée précise.

Oui, Ann Sullivan a gagné son pari avec une enfant sourde-muette-aveugle « opposante », mais intelligente. Me voici, moi, maintenant devant une enfant qui elle aussi, demeure hermétique devant ceux qui l'approchent. Mais aucun de ses sens n'enregistre rien alors qu'elle voit, qu'elle entend.

Je lui prends une main qu'elle m'abandonne et j'y trace des points, des lignes, au hasard. Peine perdue. Geneviève-Anne reste affalée sur sa chaise, la tête couchée sur la table. Elle entend, elle voit, j'en suis certain, mais elle n'écoute pas, elle ne regarde pas.

Ce sont des lettres en morse que je trace dans la paume de la petite main tout en fredonnant, la bouche fermée, une mélodie simple au rythme de mes signaux. J'ai l'impression, pendant quelques instants que la fillette prête attention à ce que je fais, mais elle ne bronche pas. Toutefois, elle s'est arrêtée de jouer avec ses doigts. Je m'arrête de lui tapoter la paume et de chantonner. Geneviève-Anne lève vivement la tête. Elle ouvre la main toute plate et l'avance vers moi. Je la touche, de l'index, une seule fois. L'enfant sourit, regarde sa main et ne bouge plus. Je reste immobile. Alors, de ses lèvres partent trois sons, ceux-là même par lesquels commence ma mélodie : do-fa-mi... Et cette fois, Geneviève me regarde bien en face. Son regard, sa main ouverte et les trois notes disent, tous, la même chose : « Alors! Tu continues? »

Je reprends en souriant mes messages dans la main; et ma mélodie. L'enfant s'est animée, elle suit mon doigt, puis ouvre la bouche pour esquisser un sourire. Merci, Ann Sullivan.

J'ai demandé à la mère de me laisser l'enfant pendant une semaine. Elle est d'accord. Elle reviendra vendredi à six heures. Le lendemain matin, la bonne espagnole, revenue à son poste comme je l'avais suggéré à la mère, m'amène l'enfant.

Dès le premier jour, l'éducatrice du langage — le diplôme d'orthophoniste n'existait pas encore, à l'époque — examine longuement Geneviève-Anne.

— Je n'ai encore jamais rencontré une mutité pareille, me dit-elle. Tous les enfants sont capables d'émettre un son, un petit quelque chose. Avec elle, rien! Ne serait-elle pas surtout « caractérielle »?

La jardinière d'enfants est tout aussi déroutée. Geneviève-Anne ignore totalement la jeune femme comme elle ignore les avances des autres enfants, pauvres indigents de l'intelligence. Mais elle leur chipe leurs jouets pour les rejeter aussitôt d'ailleurs, jusqu'au moment où elle découvre un orifice de chauffage à air chaud. A partir de ce moment, tout y passe.

C'est une semaine très dure pour tout le monde. Pour ma part, presque clandestinement, je prends Geneviève-Anne dans mon bureau pour recommencer le jeu de la main, pendant quelques minutes. Geneviève-Anne vient sans se faire prier et il me semble que, tous les jours, quelque chose progresse, mais quelque chose qui n'a rien à voir avec la découverte du langage par Helen Keller. Une espèce de complicité s'est établie entre la fillette et moi autour de notre petit jeu de la main, et ce jeu je le varie un peu pour l'enrichir. Mais ça ne va pas bien loin. C'est vrai que Geneviève-Anne m'a découvert, moi. Seulement je me demande si elle y a gagné grand-chose?

Oui, la semaine a été difficile.

Jeudi, Françoise est venue voir Geneviève-Anne. Elle l'a longuement observée. Son diagnostic concorde avec le mien : il s'agit bien d'une enfant autistique, Françoise commence à s'intéresser à mon travail. Un jour, elle viendra avec moi, j'en suis certain. Mon neuropsychiatre, lui, estime qu'il s'agit d'une grande débile mentale.

Il ne croit pas au syndrome de Kanner — décrit aux États-Unis en 1943, et dont on vient seulement de noter l'existence, en France. Dix ans plus tard.

Le lendemain, à six heures, le coup de sonnette de la mère retentit en même temps que la sonnerie de l'horloge.

— Je suis bien à l'heure, j'espère?

Plus élégante que jamais, ma visiteuse prend place en face de moi, dans la même position exactement qu'il y a une semaine, la main gauche posée sur le même coin de mon bureau.

— Bon. Alors? fait-elle.

— C'est un problème plus complexe que vous semblez le penser, Madame. Geneviève-Anne n'a pas seulement un simple retard du langage...

— Monsieur! Répondez-moi par un mot, un seul : oui ou non, pourrez-vous en faire une enfant comme n'importe quelle autre enfant de son âge?

J'avais soigneusement préparé l'entrevue, pesé chaque mot qu'il me fallait dire à cette mère pour ne pas la choquer, mais sans mentir, tout en restant dans les limites de ma compétence. Mais je ne m'étais pas attendu à cette attaque de front. Je demeurai un instant sans rien dire.

— Vous m'entendez, Monsieur ? Oui ou non ?

— C'est non, Madame...

Encore aujourd'hui, je me demande comment j'ai pu réagir de cette façon. Mais toute autre réponse eût été une lâcheté.

— Et pourquoi ?

— Parce que personne au monde ne pourra, dans l'état actuel de nos connaissances, faire de Geneviève-Anne une enfant comme une autre. Tout au plus, je pourrai l'améliorer, peut-être parvenir à un « petit langage ».

— Dites tout de suite qu'elle est idiote ! Ou folle !

— Non, elle n'est pas idiote, ni folle, elle est malade...

C'est en écrivant ma réponse, ici, en ce moment que je m'aperçois de la similitude de mes paroles et de la réponse faite autrefois par ma mère.

La mère de Geneviève-Anne s'est levée. Elle est très grande.

— Ça suffit, Monsieur. Dites-moi ce que je vous dois et l'affaire est terminée pour moi.

— Vous ne me devez rien, mais je crois que vous avez tort de réagir comme vous le faites.

Le lendemain de cet entretien, j'ai reçu la visite non annoncée d'une dame. Dès que je l'ai vue, j'ai deviné qu'elle était la sœur cadette de ma visiteuse de la veille.

— Je suis la tante de Geneviève-Anne, Mlle de Y.

C'est ainsi que j'ai appris qu'il s'agissait d'une des plus vieilles familles de France. Je ne voudrais pas, dans ce récit, substituer un nom quelconque à ce nom illustre ; je l'appellerai donc par la suite Mme de X.

— Ma sœur, en rentrant hier soir de chez vous, a tenté de mettre fin à ses jours. Que lui avez-vous dit ?

Je résume, avec calme, mes conclusions après une semaine d'observation de l'enfant, en précisant que je n'ai guère eu la possibilité de les exposer à la mère. Mais intérieurement, je suis bouleversé. Une mère a failli mourir par ma faute. Car j'aurais dû lui mentir pour lui laisser le temps de se faire à l'idée d'avoir une enfant condamnée à la maladie.

Mon interlocutrice est très différente de sa sœur dont elle n'a pas la rigidité sévère. Elle semble consciente de l'état de sa nièce.

— La question que je vais vous poser, Monsieur, est grave. Je vous demande de me répondre franchement. Nous avons, parmi nos proches, un grand malade mental. Pensez-vous que l'absence de langage, chez Geneviève-Anne signifie qu'elle va vers la même maladie?

— Ce n'est pas à moi de répondre, Mademoiselle, même si j'en avais les moyens. Posez cette question au docteur Serrurier, votre neuropsychiatre qui a envoyé l'enfant ici. Je doute d'ailleurs qu'il puisse vous répondre avec certitude.

— Je comprends. Vous n'avez pas répondu par la négative. Cela dit : Voulez-vous encore tenter l'éducation de ma nièce? Vous ferez ce que vous pourrez, je ne vous demande pas de miracle.

J'ai accepté.

Toutefois, à l'époque, on n'avait encore aucune expérience dans ce domaine. On discutait, aux États-Unis, entre spécialistes, mais en termes théoriques et philosophiques.

Je me sentais mal à l'aise d'avoir accepté une tâche sans avoir élaboré la marche à suivre sur le plan pratique.

Pourtant, Françoise m'approuvait. Il fallait innover, inventer des techniques, tenter diverses méthodes, en changer s'il le fallait. Le choix à faire se situait entre l'abandon de toute tentative, et le risque de travailler pour pas grand-chose peut-être. J'étais convaincu que les techniques de rééducation habituelles, y compris celle d'éducation du langage, étaient condamnées à l'échec. J'avais eu récemment en main, à la Bibliothèque nationale, le livre d'Itard, sur le sauvage de l'Aveyron et, tout en admirant son imagination et son courage, il me semblait que sa démarche était trop didactique. Il me fallait utiliser au maximum l'ambiance de notre centre, ambiance détendue, chaleureuse, joyeuse pour tenter d'y insérer l'enfant psychotique remplie d'angoisses.

Mais je décidai de ne rien dire à mes collaboratrices du « cas particulier » qu'était Geneviève-Anne pour qu'elles ne prennent pas une attitude trop artificielle. Pour elles, « Anne » était, non pas une malade mentale, mais une simple débile intellectuelle sans langage.

Anne Durand : c'est sous ce nom que l'enfant fut admise dans le centre. La domestique nous l'amenait tous les matins et la reprenait un peu avant l'arrivée des autres parents.

Je ne devais revoir la mère que trois mois plus tard.

Anne, au cours du trimestre, a fait des progrès sensibles. « Progrès », à vrai dire, n'est pas le mot exact : Anne a seulement changé considérablement. Il n'y a pas eu de « progrès » dans le sens habituel du terme parce qu'il n'y a pas eu d'évolution mentale ascendante, régulière, mais seulement des changements de comportement et d'attitudes. Ils se sont faits par bonds suivis de régressions ou d'arrêts. Tout cela est moins décevant qu'éprouvant. On ne sait jamais si l'on est sur la bonne voie. Pour ma part, j'ai la conviction qu'Anne est plus « présente », qu'elle est souvent franchement attentive à ce qui se passe autour d'elle, alors qu'elle était totalement fermée à son entourage, il y a seulement trois mois.

Il est vrai qu'elle n'émet toujours pas un son.

La vie familiale doit considérablement perturber l'enfant. Toute mon équipe « sent » quand une réception se prépare à la maison. Anne est comme raidie d'angoisse, elle traverse nos locaux comme si elle était le fantôme d'elle-même. Au lendemain d'une telle réception, j'ai appris par la bonne espagnole ce qui s'était passé la veille : en règle générale, Anne est présentée aux invités pendant quelques minutes. Ils admirent sa beauté et attribuent son comportement bizarre à une timidité excessive. La domestique habituellement la ramène très vite dans sa chambre. Ce soir-là, donc, introduite comme à l'accoutumée dans le grand salon, Anne, pour une raison incompréhensible, et à la consternation de tous, a poussé un cri strident et s'est roulée par terre. La bonne m'affirme alors, avoir entendu de la bouche de Geneviève-Anne, distinctement le nom de son éducatrice, mais personne n'a voulu la croire. Moi, je la crois.

Mme de X. vient me voir, le soir même. Elle a l'air soucieuse. Elle résume l'incident, puis se tait. Je ne viens pas à son secours. Pour la première fois, j'ai le temps de constater que cette femme est extraordinairement belle, même si les soins esthétiques y contribuent pour une large part. Enfin, elle reprend :

— Monsieur, je serais impardonnable si je ne reconnaissais pas les grands progrès... si si : les grands progrès! réalisés par Geneviève-Anne, depuis qu'elle est chez vous. Je dois vous en remercier.

Je ne bronche pas. L'éloge a quelque chose de trop solennel pour me toucher. Mais j'apprécie qu'elle admette le changement. Elle continue lentement :

— Dieu qui m'a aidée à obtenir ce progrès, se penchera peut-être davantage encore sur cette malheureuse si je la présente à la Vierge dans son infinie bonté...

Je ne comprends pas où cette femme veut en venir. Elle se tait.

Je trouve cette situation insupportable et, devant ce silence, je m'impatiente. Il est six heures passées, mes collaboratrices sont parties depuis un bon moment. Je me lève et j'invite Mme de X. à entrer dans la grande salle où Anne passe la journée.

— Si cela vous intéresse, Madame, j'aimerais vous montrer les aménagements que je viens de faire. Vous verrez, c'est bien mieux qu'avant.

Mme de X., me suit, entre dans la salle et lève la tête. J'ai sauvegardé et fait quelque peu rafraîchir la peinture d'origine qui décore ce beau plafond du XVIIe siècle. Toujours la tête levée vers le plafond, Mme de X. reprend son propos de tout à l'heure :

— J'ai décidé, Monsieur, de la conduire à Lourdes...

Plus qu'à toute autre chose, je tiens à la tolérance à l'égard de toutes les croyances et toutes les convictions sincères. Mais cette information, alors que le regard de Mme de X fixe toujours les anges qui tournent autour de mon plafond décoré, déclenche en moi, simultanément, un désir de protester et une envie folle de rire.

Mme de X baisse enfin le regard et mon envie de rire disparaît. Ce pèlerinage n'est pas une question de foi, c'est l'aveu de son impatience de parvenir à une guérison, c'est une forme de refus de l'enfant et de sa maladie.

— Donc, cher Monsieur, ce sera avec regret que je la retire d'ici...

Cette fois, je tombe dans un abîme. Que Mme de X fasse son voyage à Lourdes, peu m'importe. Elle en reviendra et, si elle y a cherché autre chose qu'un soutien moral, elle reviendra déçue si le miracle n'a pas lieu. Mais qu'elle ne m'empêche pas de continuer mon effort avec l'enfant !

« Effort ! » N'avons-nous pas abouti, mes collaboratrices et moi-même, avec beaucoup de patience, à susciter un intérêt de l'enfant pour ce qui se passe autour d'elle, pour ce que font les autres enfants, pour ce que nous leur proposons ? Elle va même déjà vers un petit garçon et le regarde jouer avec un jeu de construction. Elle a commencé à manipuler du matériel éducatif que nous lui avons mis en main encore et encore, et, tout récemment, elle s'est mise à composer et à défaire un puzzle représentant un chat. Tous les jours, elle va chercher ce jeu avec une persévérance obsessionnelle. Il semble — je ne l'ai pas entendu moi-même — que l'enfant ait répondu par quelques sons aux paroles souriantes de sa monitrice.

— Veux-tu faire une ronde?

— -ond...

Mme de X se tourne vers moi, mais en évitant mon regard. Il faut bien que je dise quelque chose.

— Et qu'attendez-vous de ce voyage?

Mme de X a l'air ahurie.

— Vous n'avez donc pas la foi? J'en attends tout, tout! Vous m'entendez? Moi, j'ai la foi! Puisque vous avez parlé de maladie... c'est bien le mot que vous avez employé ce jour de ma première visite, n'est-ce pas? Eh bien, il doit y avoir une guérison et la Vierge me l'accordera.

— ...alors que vous abandonnez, vous-même tout effort?

— Parce que vous estimez que je n'ai pas fait assez d'efforts en supportant cette enfant depuis presque sept années. Dieu est mon témoin!

— Il y a ici, de nombreuses mères qui supportent davantage encore, dans des conditions matérielles plus pénibles que ne le sont les vôtres, car vous êtes aidée. J'ai peur, Madame, qu'à force de n'attendre que la guérison, vous alliez vers une déception. Il faudrait que vous soyez prête, en cas d'échec de votre démarche religieuse, à accepter Geneviève-Anne telle qu'elle est.

— Jamais, Monsieur, jamais, je ne pourrai l'accepter telle qu'elle est... Jamais!

Notre Anne est partie pour Lourdes. Sa mère ne l'a même pas renvoyée, le lendemain pour embrasser ses éducatrices. Elle m'a expédié un chèque par la poste, calculé au centime près, sans oublier de déduire un repas non consommé, le mois passé.

Mon équipe est consternée. Les éducatrices ne connaissent encore que le problème des enfants dont elles ont la charge, mais ignorent celui que posent, de plus en plus, certaines familles de ces enfants. J'ai passé une heure avec l'équipe pour analyser cette attitude parentale, et examiner quelle attitude nous devons, nous, adopter.

Le cocasse est souvent voisin de palier du tragique. Quand tout le monde se prépare au départ, puisqu'il est tard, les paroles d'une discussion me parviennent par la porte ouverte des lavabos. La voix grave est celle d'une éducatrice qui poursuit d'ailleurs des études de psychologie, l'autre appartient à une jeune stagiaire.

L'éducatrice :

— ...inimaginable tout de même au XXe siècle!

La stagiaire :

— Moi, je suis croyante, vous savez, mais le truc de Lourdes, j'y crois qu'à moitié.

L'éducatrice :

— C'est à nous que la mère devrait faire confiance puisque c'est notre métier.

La stagiaire :

— Ça c'est vrai! Parce qu'après, quand elle reviendra de Lourdes et si, à force de travail avec la gosse nous la faisons progresser, le mérite, ce sera pour qui? Pour la Sainte-Vierge. Alors là, je ne marche plus!

L'éducatrice :

— A mon avis, la mère est inconsciente. Je ne l'ai jamais vue, mais d'après tout ce qu'en dit M. Brauner... c'est elle qu'il devrait prendre en charge!

La stagiaire :

— Oh!... moi, je l'ai aperçue. Je ne la trouve pas si bien que ça!

L'éducatrice :

— Je parle de prise en charge psychothérapeutique. Cela consiste en entretien pour analyser les causes profondes, inconscientes de son comportement à l'égard d'Anne.

La stagiaire :

— Je comprends. Ça doit être très bien?

L'éducatrice :

— En admettant que les miracles à Lourdes existent, moi, je trouverais révoltant qu'ils se fassent pour une famille parce qu'elle est riche et pas pour tous nos gosses ici!

La stagiaire :

— Là, vous avez raison. Mais ça serait bath quand même si ça marchait pour la petite Anne!

Je n'ai pas entendu parler d'un miracle récent à Lourdes et Anne n'est plus revenue. J'aimerais savoir ce qu'elle est devenue. J'ai comme une certitude que cette enfant aurait changé, chez nous.

Si, après vingt années de ce travail, j'essaie de compter

combien de mères d'enfants inadaptés mentaux se sont montrées vraiment « rejetantes » à leur égard, je pense que les doigts d'une seule main suffiraient, bien que j'aie suivi des centaines de cas. A peu près toutes les autres mères ont complètement changé d'attitude dès qu'elles ont senti qu'une évolution s'amorçait chez leur enfant.

Il existe une tendance très forte en psychologie moderne qui explique entièrement par ce rejet maternel la maladie appelée « psychose infantile précoce ».

Dès la naissance et, semble-t-il, même un peu avant, le refus de la mère de lui offrir son amour, ferait de la jeune créature un malade psychique.

Une telle « culpabilité » inconsciente de la mère est une hypothèse de travail. Vraie ou fausse, elle a causé des dégâts énormes à partir du moment où vulgarisateurs et simplificateurs s'en sont emparés. Toutes les mères d'enfants psychotiques se sont trouvées suspectées et clouées au pilori comme mères rejetantes. Elles sont accusées avant d'être secourues. Elles doivent se justifier contre un acte réputé inconscient. Elles souffrent d'autant plus qu'elles croient à leur amour pour leur enfant. C'est simplement atroce.

Encore une fois, ici, ce n'est pas l'hypothèse psychanalytique qui est en cause, mais le phénomène social qu'elle a déclenché. Car autour des médecins et psychologues qui sont à la recherche d'explications d'une maladie encore inexpliquée grouille un petit monde pseudo-scientifique toujours à l'affût de recettes infaillibles qui, applicables à l'emporte-pièce, feraient de chacun de ces guérisseurs un Grand Sorcier. Personne ne pense plus à vérifier l'hypothèse. Elle est devenue vérité absolue, et ceux qui la détiennent revêtent la robe rouge des accusateurs.

Il n'y a rien d'absurde à imaginer qu'un jeune être à peine éclos, d'une fragilité, d'une vulnérabilité excessives, se trouve psychiquement atteint par un accueil maternel constamment hostile. Il existe de tels cas et je n'ai qu'à penser à telle jeune mère abandonnée par son ami pendant sa grossesse et qui a transféré sa haine à l'égard de l'infidèle, sur cet enfant qu'elle n'a pas voulu. Pourtant, ce petit garçon était psychiquement normal et il l'est resté à quelques troubles du caractère près. Je pense aussi aux centaines d'enfants victimes de la guerre dont j'ai eu la responsabilité en diverses occasions. Ils étaient très jeunes quand ils ont vu mourir leurs parents. D'autres sont nés dans les camps de concentration et ont été élevés en les cachant aux bourreaux. Je ne connais pas un seul cas de maladie mentale parmi eux, seulement de grands nerveux, comme le sont bien des déportés survivants. Voilà pourquoi la thèse du rejet maternel ne me paraît pas plausible comme cause des psychoses infantiles.

En revanche, ce que j'ai vu, vécu, subi, ce sont les attitudes de refus que l'on appellerait « secondaires » qui se sont installées à la suite de la maladie, en raison d'elle. Désemparés, excédés, épuisés, bien des parents ont maudit l'arrivée de cet enfant différent des autres. Que celui qui est certain d'avance qu'à leur place il aurait agi autrement leur jette la première pierre! A peu près tous les parents d'enfants inadaptés connaissent, à certains moments, la tentation de refuser leur sort. S'ils surmontent finalement les épreuves, c'est au prix de gros efforts et d'une certaine sublimation : ils cherchent désormais le sens de leur existence dans l'éducation de leur enfant inadapté, ou ils se consacrent au service de tous les enfants qui sont dans un cas comparable. Avec de tels parents, on peut vivre, on peut coopérer. La méfiance généralisée que les hommes de métier affichent à leur égard en France n'est pas justifiée. Dans bien des pays étrangers, j'ai vu coopérer étroitement parents et médecins, psychologues et éducateurs, sans aucune difficulté, sinon, parfois, une susceptibilité accrue dans les familles, surtout lorsque le « terrain » est fragile.

Cela dit, toutes les restrictions mineures indiquées, les « à-peu-près » et les « parfois » qui me viennent sous la plume signifient qu'il existe des pères et mères qui ne parviennent pas à retrouver leur équilibre. Leur combat désespéré est toujours très douloureux, et pose des difficultés sans nombre à nous qui voulons les aider.

J'ai reçu, dans mon bureau, M. et Mme Malloine. Lui est un très bel homme, qui se tient bien droit; son visage régulier affiche une sévérité que rien ne tempère. Sa femme, à côté de lui, s'enfonce dans la chaise comme écrasée sous un poids. Depuis plus d'une demi-heure qu'ils sont ici, elle n'a pas encore dit un seul mot. Lui répète et précise des détails qui, tous ou presque, concernent l'accouchement et ce qui s'est passé à la maternité.

J'ai renoncé à poser d'autres questions. M. Malloine revient à ces faits par des détours. Finalement je le laisse parler :

— Donc, je téléphone au médecin accoucheur. Je lui dis : « Docteur, ma femme est sur le point d'accoucher. Quelque chose ne marche pas, j'en suis sûr. Venez immédiatement! S'il arrive un malheur à mon enfant, vous en serez responsable! Il me répond en se moquant de moi : " Ne vous inquiétez donc pas, mon cher Monsieur! Tout ira bien! C'est votre premier enfant, au deuxième, vous connaîtrez mieux les choses. Je vous dis de ne pas vous affoler, je ferai un saut dès que je pourrai! "

« Donc, j'ai patienté. L'enfant n'est pas venu. Ma femme a souffert atrocement. Et personne dans toute la clinique, à part une petite jeune fille en blouse blanche qui n'était probablement même pas diplômée, elle était bien trop jeune pour cela! Et la femme de ménage qui a lâché la serpillière pour aider une autre femme à accoucher. C'était inimaginable!

« Enfin, voici la sage-femme en titre. Elle entre, je l'agrippe, je lui raconte ce qui se passe. Elle donne un ordre à la petite et houste! elle est dehors. La petite fait une piqûre à ma femme et ne répond pas à mes questions. Ma femme n'a plus de douleurs mais, du coup, tout est arrêté, l'enfant ne bouge plus! Je lui demande : " Pourquoi lui avez-vous fait cette piqûre? " Elle : " Pour qu'elle ne souffre plus; j'obéis aux ordres. " J'ai patienté, des heures et des heures, je n'ai pas quitté d'un pas le lit de ma femme. Et après, plus tard, un docteur a osé me dire que nous n'avons probablement pas voulu de cet enfant! C'est un monstre, je vous dis!

« Plus un chat dans toute la clinique. Je tiens la main de ma femme. Subitement, elle pousse un cri, atroce! Et l'enfant est expulsé. Comme ça, sans rien. Il est onze heures huit. Je saisis l'enfant. Il ne bouge pas. Je cours chercher la sage-femme. J'entre dans le bureau vide et je téléphone au médecin. Le temps qu'ils arrivent, les uns après les autres, j'ai fait ce que j'ai pu pour ma femme. Après, ils ont pris l'enfant et l'ont emporté. Ils l'ont ramené; il était très beau, très beau. Et là, j'étais heureux, je l'ai montré à ma femme. Ils m'ont demandé de signer un papier, je l'ai signé sans même le regarder. Il paraît que c'était une " décharge " indiquant que tout s'était parfaitement bien passé.

« J'ai ramené ma femme à la maison, dès le surlendemain; ma belle-mère est venue nous aider. Je suis resté à la maison...

« Et voilà que l'enfant est anormal... »

Le petit Jean n'a pas tout à fait deux ans. Je ne peux encore l'accueillir au centre : après bien des démarches auprès des administrations intéressées, la limite d'âge pour l'admission des enfants a été fixée à cinq ans (elle sera portée plus tard à trois ans). Je dois reconnaître qu'il me faudrait des collaboratrices plus nombreuses et surspécialisées pour mener à bien une tâche particulièrement lourde avec de très jeunes enfants.

Je leur donne des conseils pratiques, concrets. La mère écoute attentivement sans rien dire. Le père me laisse terminer, puis se lève :

— Monsieur! Tant que je serai en vie, je ne cesserai de crier mon droit de père à avoir un enfant bien portant. Je n'aurai de cesse que cette clinique ne soit fermée, l'accoucheur condamné et la sage-femme interdite d'exercice. Et j'y arriverai!

— En quoi aurez-vous rendu service ainsi à votre enfant? Tant d'énergie sera mieux employée pour donner une petite existence à votre fils qui a besoin de vous. Il faut être courageux et réaliste. Vous refusez la réalité telle qu'elle est!

— L'enfant est fichu. Ma réalité désormais, c'est de me venger!

Un tel refus, est-ce le rejet de l'enfant ou du sort? Le refuge dans la vengeance ou l'attente du miracle relèvent du même refus. Toutes les familles sont menacées de connaître de telles crises de désespoir et mes efforts tendent d'abord à les en sortir avec toute la force de conviction dont je suis capable.

C'est justement dans ce contexte que j'ai appris trois ans plus tard, ce que Geneviève-Anne était devenue : à l'occasion d'un congrès, un spécialiste a présenté sa méthode. Il affirmait que grâce à celle-ci, les enfants autistiques sortaient de leur isolement et devenaient à peu près normaux. Dans le court-métrage qu'il présentait, j'ai reconnu Geneviève-Anne parmi les autres enfants. Elle assemblait sans hésitation les éléments d'un puzzle. Déjà quand elle était avec nous, elle avait une préférence pour cette activité. Entre deux mouvements, elle agitait toujours deux doigts, l'index et le majeur, comme elle l'avait fait le premier jour, sous les rayons de ma lampe. Le spécialiste eut droit à beaucoup d'applaudissements. Je l'abordai pour avoir des nouvelles de l'enfant. Geneviève-Anne est dans sa maison depuis trois ans bientôt, et, m'assura-t-il, elle progresse admirablement! La mère paie sa pension régulièrement, envoie les vêtements de très beaux vêtements!   mais elle n'est encore jamais venue voir sa fille. D'ailleurs personne n'est venu la voir.

On verra ce qu'on pourra faire quand elle aura vingt ans!

Quand, après cinq années de fonctionnement satisfaisant dans l'ensemble, mon centre a été pris en charge par Françoise, qui y a tout réorganisé sur des bases médicales, l'attitude des parents est restée la même. Ceux qui ont accepté que leur enfant progresse et change selon ses possibilités, ont aussi accepté mes consignes et ont pu rétablir un certain équilibre dans leur existence familiale. D'autres, peu nombreux il est vrai, se sont montrés débordants de reconnaissance à l'égard de Françoise et de moi, pendant un an ou davantage, puis brusquement, ils se sont détournés de nous « parce que le médicament faisait trop dormir l'enfant » ou « parce que l'éducatrice ne comprend pas son métier ». Et ils ont cherché ailleurs, passant ainsi d'un médecin à l'autre, d'un centre à l'autre, alternant les louanges et les critiques furieuses. N'acceptant pas « la situation », ils cherchent qui accuser...

Nous connaissons ces parents. Parmi eux, M. et M⁽ᵐᵉ⁾ Flament. Après son premier entretien avec eux et l'admission de leur petite Virginia, Françoise m'a dit :

— Voilà les gens qui sont les victimes prédestinées des charlatans. Regarde tout ce qu'ils ont déjà entrepris...! L'admission de Virginia dans notre centre n'a nullement mis fin à leurs aventures paramédicales.

Deux mois plus tard, un certificat de leur médecin de famille attestait que l'enfant avait une indigestion justifiant une absence de six jours. Mais la grand-mère, indiscrète, a raconté que sa petite-fille était en Suisse pour y suivre un traitement aux « cellules fraîches ». Les parents n'avaient pas osé nous avouer leur nouvelle expérience.

Le traitement aux « cellules fraîches » est un procédé paramédical dont les fondements scientifiques sont flous. A la suite de deux accidents mortels, il a d'ailleurs été refusé par l'Académie de médecine en France. Il consiste à préparer une savante bouillie à partir de certains organes prélevés sur des fœtus de veau, plus divers ingrédients, que l'on injecte à l'enfant. Celui-ci recevrait ainsi des substances vivantes susceptibles de régénérer son organisme déficient.

Le procédé a donc en apparence une base physiologique pour qui veut bien y croire, mais une forte part de mysticisme entre aussi en ligne de compte, et cela, son inventeur, le professeur Niehans, n'en fait pas un secret.

Devant l'ignorance de la science, nous faut-il tout accepter pour ne manquer aucune chance d'améliorer l'état de l'enfant ?

C'est la question que je me suis posée en écoutant les explications embarrassées de la mère venue « me parler ». Car le seul résultat tangible du voyage en Suisse a été finalement une grippe dont les complications ont duré tout l'hiver.

Mais il y a une question que j'ai posée à Françoise :

— Faut-il laisser faire n'importe quoi à des parents désespérés sous le prétexte que nous n'avons pas le droit de les en empêcher ?

Françoise m'a répondu :

— Non, autant que possible. Mais nous ne pouvons pas non plus tout leur interdire... tant que nous n'avons pas mieux à leur offrir.

Trois jours après le retour de Virginia au centre, j'ai informé Françoise que deux autres familles allaient faire le voyage en Suisse, auprès d'un certain professeur Wirth qui appliquait la même méthode. Les Flament leur avaient vivement conseillé la cure miraculeuse.

— Tu laisseras donc faire ce voyage, m'a dit Françoise, engager des dépenses et perturber les enfants pour une expérience dont tu sais pertinemment qu'elle est inutile, tout cela seulement pour respecter la liberté de décision de ces pauvres gens ?

Françoise m'a demandé d'appeler le médecin qui avait dirigé la famille Flament sur nous pour lui demander son avis.

— Personnellement, m'a-t-il répondu, je suis contre tous les procédés sans fondement scientifique solide. Cela dit, je n'ai aucune influence sur la famille Flament. Elle a cessé de me consulter, j'ignore pourquoi, mais je connais l'instabilité de ces gens. Vous devez la subir comme moi... Ah ! Si peu ? Alors, je vous félicite, c'est presque de la stabilité ! Mais croyez-moi, quand il existera des centres en nombre suffisant, les familles en changeront au même rythme qu'elles changent de médecin. C'est une manière comme une autre de refuser la maladie, et alors, on vide l'enfant avec l'eau du bain. Vous me comprenez ?

Une seule des deux familles est partie pour la Suisse. Le petit René est revenu avec une véritable pharmacie : des dragées, des gouttes, des suppositoires, à administrer suivant un calendrier assez complexe.

Voilà qui ajoute au caractère mystérieux de la méthode.

Pendant une semaine, la famille a respecté religieusement la prescription.

Françoise a examiné les produits : des vitamines, des oligo-éléments...

Au bout d'une semaine, René a craché les dragées, refusé les gouttes amères, et il a fallu le soigner pour une forte diarrhée.

J'ai réuni l'équipe et nous avons discuté du problème, non pas des « cellules fraîches », mais du rôle des traitements dans le contexte familial. Pour nous, le plus important est d'offrir aux familles un appui suffisant pour qu'elles n'aient pas à chercher de l'espoir dans des procédés incontrôlables : si le recours à ces procédés implique l'abandon de l'effort thérapeutique au centre éducatif, alors on fait perdre un temps précieux aux enfants. A la fin de la réunion, j'ai dit aux éducatrices :

— Votre but doit être de tout mettre en œuvre pour que les familles de nos garçons ou de nos filles puissent retourner à une vie proche de la normale en dépit de la présence d'un enfant inadapté.

Cette affaire m'a amené à anticiper sur les événements. Je voudrais en revenir à l'époque où je travaillais rue Sainte-Anne, seul, sans l'aide de Françoise, avec une équipe improvisée mais dévouée.

— Le plus gros inconvénient de notre beau local, me dit un jour ma principale collaboratrice, une jardinière d'enfants, c'est que nous n'avons pas de jardin, même pas une cour où les enfants puissent jouer.

Effectivement, il fallait conduire les enfants à côté de chez nous, au square Louvois, devant la Bibliothèque nationale, ou au Palais-Royal. Mes enfants : mongoliens, « infirmes moteurs cérébraux », arriérés mentaux « simples » et autistiques y jouaient parmi les enfants normaux dans le jardin, autour du bassin. Détail intéressant : deux fois seulement des mamans ont rappelé à elles leur enfant qui jouait avec les nôtres. Mon rêve semblait réalisé : les enfants inadaptés vivant au milieu de la cité, acceptés par les autres humains comme si de rien n'était! Certes, il fallait être vigilant à tout instant. Un jour, un jeudi, un incident, sans gravité, eut lieu : un garçon de dix ans, vigoureux, relativement dégourdi mais ne parlant pas, se mit à courir, et, avant même que l'éducatrice se fût aperçue de sa fuite, le temps pour elle de lâcher la main des deux plus jeunes enfants du groupe pour les passer à sa collègue, et Thierry avait atteint une moto avec side-car, avait grimpé sur le siège et desserré le frein. Sur le pavé en pente, le véhicule se mit en mouvement et heurta une auto stationnée devant lui qui, à son tour, avança jusqu'au pare-choc suivant. Thierry était resté en selle. L'éducatrice le récupéra aussitôt. Une aile de la première voiture avait cependant été mise à mal... J'allai me présenter au commissariat de police pour signaler les dommages causés par « mon » enfant.

Le commissaire me regarda longuement en se frottant la joue :

— Vous avez du courage de vous occuper de tels enfants, me dit-il.

Puis, après m'avoir posé quelques questions de routine :

— C'est bon, reprit-il. La voiture est en stationnement interdit ! Je convoquerai le propriétaire par un mot sur le pare-brise !

J'étais heureux, non pas d'avoir échappé à des ennuis d'ailleurs, le soir même, j'ai mis ma carte de visite avec une brève explication à côté du mot du commissaire, sous l'essuie-glace —, mais d'avoir trouvé tant d'alliés pour réaliser ma tâche, jusque dans la police. Je suis persuadé que si les « autres » acceptent les enfants, les parents aussi pourront les accepter plus facilement.

Un beau jour de printemps, nous étions tous avec les enfants dans le jardin du Palais-Royal. Une dame aux cheveux d'argent, très élancée, nous observa longuement. Ma collaboratrice vint vers moi et me dit :

— Cette dame, là-bas, cela fait plusieurs jours déjà qu'elle nous regarde. Elle m'a demandé votre nom et adresse.

Quelques instants plus tard, elle vint vers moi. C'était une Norvégienne qui travaillait avec des enfants en « situation anormale » comme elle me dit. Elle me posa d'innombrables questions de détail. Enfin, elle me demanda à visiter notre centre. Je lui expliquai que nous étions tout au début de nos efforts, qu'il n'y avait encore rien à montrer.

— Nous aussi, en Norvège, me répondit-elle, nous en sommes tout au début, et nous ne savons pas encore comment nous y prendre. Quand nous aurons réussi, vous viendrez à Oslo nous voir.

Un mois plus tard, je reçus un journal norvégien avec un long article sur notre centre « à quelques pas de l'arbre où Camille Desmoulins avait cueilli des feuilles... ».

En nous quittant, nous étions amis.

Nous reconduisîmes les enfants rue Sainte-Anne. Mon fils m'attendait au centre qu'il n'avait encore jamais vu. Né trois ans après la fin de la guerre, mon garçon âgé alors de huit ans venait de passer quelques semaines dans une maison d'enfants en Bretagne.

Il contemple, sans dire mot, les enfants qui jouent autour des petites tables. Il ne prête pas attention aux compliments que lui adressent les éducatrices. Il fixe, avec inquiétude, Christophe, un infirme moteur cérébral[3] qui se meut avec difficulté. Puis, il remarque une petite mongolienne qui peine sur un exercice d'assemblage. En allongeant le bras, il l'aide, timidement d'abord, puis en un tournemain, il termine l'exercice.

La petite est étonnée, puis radieuse. Elle se lève, apporte un autre jeu éducatif que mon fils réussit aussitôt, d'autres et encore d'autres.

— Fais! Fais! Fais...

Mon garçon est entouré d'enfants. Ils l'acceptent sans aucune crainte. Avec sa grande taille, il les dépasse presque tous et j'aperçois ses boucles blondes au milieu d'une foule de têtes. Il s'amuse de bon cœur, et les enfants rient de joie.

Les éducatrices jouent le jeu. L'une d'elles qui n'en peut plus de rire me dit :

— On n'a plus l'habitude des enfants normaux. A côté des nôtres, on les prendrait pour des génies, tous.

C'est l'heure!

Les enfants partent les uns après les autres, puis c'est au tour des éducatrices. Les salles sont vides. Je range mes papiers et je ferme les portes.

Mon fils, pendant ce temps, a inspecté les locaux qui lui plaisent bien, le mobilier, les lavabos, les portemanteaux. Il vient me presser :

— Nous avons rendez-vous avec maman dans vingt minutes devant les Galeries Lafayette! Allons papa!

La main dans la main, nous partons vers la voiture. Je m'arrête à l'endroit du rendez-vous, sous le regard méfiant d'un agent. Nous sommes en avance et nous attendons.

---

3. Enfant dont le cerveau présente une lésion à la suite de laquelle se sont installées des difficultés dans le mouvement d'une partie ou de la totalité des membres. Le plus souvent, il existe une déficience mentale.

Mon fils se blottit contre moi.

— Tu sais, les maisons d'enfants, ce n'est pas bon pour les enfants. Moi, je crois qu'ils sont mieux avec leurs parents.

— Les moniteurs étaient gentils?

— Bof! Ils s'ennuyaient avec nous, alors ils étaient toujours ensemble par deux, et nous, on attendait. Mais j'ai vu un phare. Le monsieur m'a expliqué comment il tournait, c'est très intéressant. Et à côté, il y avait un autre phare, il ne marchait plus!

Mon fils est là, serré contre moi, sans parler, brusquement :

— Je veux savoir, papa, les enfants qui... Tu vois la petite fille qui m'a apporté les jeux, Evelyne, elle n'est pas belle à voir, tu l'admets?

— C'est une petite mongolienne. On a appelé « mongolisme » cette maladie, parce qu'on croyait longtemps que ces enfants avec leurs yeux obliques étaient les descendants des Huns qui ont envahi la France.

— Bon. Mais l'autre, la rousse : elle est mignonne, mais elle ne parle pas. Elle est malade aussi?

— Oui, c'est une petite autistique. C'est une maladie mentale, très différente du « mongolisme ».

— Alors, qui des deux est plus malade?

— Tu sais, elles n'iront à l'école ni l'une ni l'autre.

— Jamais?

Mon garçon a l'air consterné. Il se tait. Comme pour lui-même, il se met à nommer les enfants les uns après les autres : Evelyne la mongolienne, Christophe le garçon blond, Didier celui qui a hurlé quand sa mère est venu le chercher... (Un long silence)...

— En somme, Fred (Quand nous avons des choses sérieuses à nous dire, il m'appelle par mon prénom comme le fait ma femme), en somme, si tu es avec ces enfants, ce n'est pas tellement pour qu'ils soient moins malades comme on fait à l'hôpital, mais pour qu'ils vivent contents même s'ils sont toujours malades. C'est cela?

J'ai embrassé mon fils. Jamais plus personne n'a aussi bien su résumer ce que je veux faire ici.

Il reste encore quelques minutes avant l'heure de notre rendez-vous avec Françoise.

— Tu veux me raconter une histoire, papa? Tu connais une histoire de phare, par exemple?

C'est ainsi que j'ai raconté à mon fils, l'histoire du petit phare qui n'était pas comme les autres.

— Il était une fois un petit phare, sur une côte dangereuse de l'océan...

— Comme celle de Bretagne, papa?

— Comme celle de Bretagne. Le gouvernement avait fait bâtir des phares sur tous les rochers tout au long de la côte afin que les bâteaux de pêcheurs ne viennent pas s'y briser, par gros temps...

— Par beau temps, on peut les éteindre?

— Non, ils fonctionnent toujours, toutes les nuits, c'est plus sûr. Et il y avait là, comme je te l'ai dit, un tout petit phare qui était le dernier, un tout petit phare, avec des yeux clairs et brillants, mais qui ne savait pas les faire tourner comme les autres phares.

— Il ne l'avait pas appris, ou l'architecte s'est trompé? Il a peut-être oublié de mettre un moteur, ou il ne lui en restait plus pour le petit phare?

— Cela, je l'ignore. Bref, le petit phare était né comme cela, pas comme les autres, et personne ne pouvait le réparer. Mais lui ne se rendait même pas compte qu'il ne tournait pas comme les autres...

— Mais continue donc, papa!

— Les poissons l'aimaient bien, parce qu'il ne leur donnait pas le vertige comme les autres phares qui tournent, mais comme ils sont taquins, ils allaient se cacher dans l'ombre où il ne pouvait pas les voir et puis, l'éclaboussaient d'eau. Quant aux mouettes qui sont un peu mesquines, elles allaient se pencher sur sa tête en criant de leurs voix perçantes : « Phare bé-bête! gare à ta tête! Phare bé-bête... » Mais il ne pouvait pas les voir, elles lui faisaient peur, alors il faisait semblant de ne pas les entendre et ne prêtait plus attention à rien...

— Il était sûrement très malheureux; le petit phare.

A ce moment précis, Françoise arrive, ponctuelle à la minute près.

— Ce soir, tu me diras la fin, Papa! Tu sais, Maman, j'ai vu le centre avec les enfants. J'ai joué avec eux, je leur ai montré comment faire parce qu'ils ne savent pas. Tu sais, Maman, il faut absolument que tu viennes travailler avec Papa. Ces enfants sont malades et il faut un docteur pour les guérir!

Françoise s'est installée dans la voiture. Elle se tourne vers moi en souriant :

— Justement, j'ai réfléchi aujourd'hui. Ce n'est pas une vie agréable de travailler chacun de son côté. Tant pis, le travail sera peut-être moins intéressant pour moi, médicalement parlant, mais nous le ferons ensemble.

La décision est prise et je suis heureux. D'ailleurs, jamais plus, Françoise n'a dit que ce travail était « moins intéressant ».

A l'automne 1960, j'ai quitté le quartier du centre de Paris où j'avais passé plus de cinq années entouré de trente enfants « inadaptés » et d'une petite équipe improvisée. J'ai trouvé, par hasard, un pavillon à Saint-Mandé, assez spacieux pour y accueillir cinquante ou soixante enfants, avec une belle cour représentant l' « espace vert » exigé par le règlement pour obtenir l'agrément de la Sécurité sociale. Un terrain voisin avec d'anciens garages vint bientôt compléter mon domaine.

Françoise, ma femme, est venue travailler à mes côtés assurant la charge de médecin-directeur. Toutes les autres tâches me restèrent, depuis les problèmes complexes qui forment le travail clinique quotidien jusqu'aux innombrables petits ennuis de l'entretien matériel sans gloire. Mais il me semble qu'un architecte, pour être un maître d'œuvre compétent, doit aussi savoir maçonner un mur !

Françoise et moi avons passé ici les plus belles années de notre vie, nos bureaux donnant sur un même hall d'où monte un seul escalier vers les salles des enfants.

II

DÉBRIS DE VIE

Depuis plus d'un quart d'heure déjà, la secrétaire guette la porte du cabinet médical où Françoise se trouve avec la mère de la petite Suzanne.

— Trois heures et quart! Le docteur va être en retard pour le reste de l'après-midi. Il y a Mme Genêt qui attend déjà et... ça y est! Voilà qu'il y a déjà la famille suivante! Et j'ai cette lettre à faire partir, il faut que le docteur la signe!

— C'est probablement important de parler avec la mère de Suzanne, vous ne pensez pas?

Enfin, au bout de quelques minutes, la porte s'ouvre. La femme qui sort est vêtue de noir; elle est grande, maigre. Quand elle tend la main à Françoise, je vois ses doigts qui tremblent. C'est une belle main à la peau noire. Cela ne m'avait pas frappé que son visage aussi soit noir, tant l'impression d'ensemble est uniforme. Sur le seuil de la porte, la femme se retourne encore une fois, puis renonce à prononcer les mots qui lui viennent aux lèvres. Elle est partie.

— J'ai encore deux familles à voir, ensuite il faudra...

— Trois, docteur! trois! intervient la secrétaire.

— En effet! dit Françoise. Et, s'adressant à moi :

— Ce soir, nous irons ensemble voir chez elle Mme Palloti, la mère de la petite Suzanne qui vient de sortir. Ce qu'elle m'a raconté est inimaginable!

Il n'y a que quelques rues à traverser. Françoise a eu le temps, en marchant, de me résumer le problème. Mme Palloti est originaire de la Réunion. Elle a quatre enfants dont trois vivent en France. Pour pouvoir nous confier sa petite Suzanne que nous avons acceptée au centre depuis deux ou trois mois, la mère a pris une loge de concierge à Saint-Mandé. Le père habite avec les deux autres filles dans la banlieue sud. La petite Suzanne est une enfant particulièrement difficile...

Voici le numéro 4. C'est un bel immeuble assez près du bois de Vincennes. Mme Palloti ouvre la porte de la loge. Elle est visiblement effrayée de voir le « docteur ». Françoise lui avait pourtant annoncé qu'elle viendrait lui rendre visite, mais sans doute, la femme a-t-elle pris cela pour une formule de politesse. Or, il est important pour nous de savoir dans quelles conditions vivent les enfants que nous prenons en charge.

Mme Palloti a des gestes d'une élégance naturelle. Sa haute silhouette s'efface pour nous laisser le passage et je ne vois que le mouvement large de son bras pour nous inviter à entrer. Pour moi qui me trouve derrière Françoise, elle a une légère inclinaison de la tête qui fait très « grande dame ». Comme cela tranche avec l'intérieur que je découvre : une loge de concierge avec une table au centre, une table nue sans nappe ni bibelot. Quatre chaises sont rangées autour dont trois semblent bancales. Effectivement, la deuxième à droite n'a que trois pieds, une autre derrière a le dossier cassé. Sur un canapé, à droite, se tient notre petite Suzanne comme un pantin désarticulé, le pied droit pressé à plat contre le visage, le pouce dans la bouche, les cheveux noirs encadrant ce tableau invraisemblable.

Un rideau bouge légèrement.

— Sortez, les enfants, dites bonjour au docteur, au monsieur! Ils sont gentils, ils sont venus voir Suzanne... Puis s'adressant à nous, la Réunionnaise nous explique :

— Ils vivent avec mon mari dans notre logement, mais leur papa rentre tard du travail. Alors ils prennent l'autobus tout seuls pour rester un peu avec moi, eux aussi.

La lumière dans la pièce est trop faible pour que je puisse bien distinguer leurs traits. L'un des enfants, un garçon, est élancé comme sa mère, la fille est plutôt trapue.

— J'en ai encore un, un fils, mais il est à la Réunion, dans la famille de mon mari ; je le connais à peine.

Françoise a pris place sur le canapé à côté de Suzanne qui grogne. Pour ma part, j'ai trouvé une chaise qui me supporte et Mme Palloti se tient en équilibre sur le siège privé de dossier. Je fixe du regard un très joli tissu étendu sur un meuble, un tissu qui doit venir de la Réunion.

— Ne regardez pas, Monsieur! Je suis obligée d'entourer le buffet pour que Suzanne ne le casse pas aussi. Regardez ce qu'elle a fait : quand elle est en colère, elle pousse la table contre le buffet, de toutes ses forces, comme un char d'assaut, et toutes les vitres sont cassées. Mais ce petit meuble, j'y tiens tellement! C'est tout ce qui me reste. J'ai tort, ça n'a plus aucune importance. Dans notre logement aussi, tout est cassé, tout, on n'a plus rien. Mon mari ne veut même pas venir voir ici. Là-bas, il essaie de remettre les meubles en état...

Pourtant, sur le petit meuble, se trouve l'unique bibelot de la loge, un vase en verre, peut-être même en cristal!

Mme Palloti sourit faiblement :

— Le vase, elle n'y touche pas. Elle l'aime, peut-être parce qu'il brille.

Suzanne s'est emparée d'une poupée de tissu dont elle mâchonne vigoureusement un pied. Elle semble totalement indifférente à ce qui se passe autour d'elle, mais je sais que rien ne lui échappe, pas un mot, et pas un geste.

Mme Palloti a passé une main sous le tissu qui recouvre le buffet et la retire avec un verre, puis un autre. Le garçon a deviné l'intention de sa mère et il court vers le buffet où se trouvent des bouteilles. D'un geste, je lui fais comprendre que nous ne voulons rien boire à cette heure-ci et Françoise aussi lui demande de reprendre sa chaise.

Mme Palloti renonce donc à nous servir un rafraîchissement.

— Il me reste juste trois verres...

Elle étend son bras vers son garçon; elle l'attire vers elle et l'enlace :

— Celui-ci, il me ressemble. C'est mon confident. A lui, je peux tout dire. Quand je vivais encore dans l'autre logement, la nuit, mon mari allait à son travail... alors, quand je ne pouvais pas dormir la nuit, je me levais et j'allais à son lit et je lui parlais, je croyais d'abord qu'il dormait. Mais il se réveillait toujours et il ne disait rien, il ne me grondait pas de l'avoir réveillé, il m'écoutait et j'ai pu lui raconter toute ma misère. Quand il sera grand, ce sera lui qui...

Un grognement couvre les derniers mots. Suzanne s'est glissée sur le sol et, avançant sur le postérieur, elle s'est approchée de la mère qui tient le frère dans son bras. C'est au garçon qu'elle assène un vigoureux coup de pied, de son pied nu heureusement. Lui ne bouge presque pas. Il se baisse et lui caresse la tête. Alors, Suzanne retourne vers le canapé.

Je contemple le vase si miraculeusement épargné par Suzanne, et je croise le regard de Françoise qui, avec un sourire, regarde dans la même direction. Je dis à Mme Palloti :

— Puisqu'elle aime ce vase, Suzanne est donc capable d'aimer quelque chose. Cela vaut la peine de faire un effort pour qu'elle...

— Pour qu'elle guérisse? Vous croyez qu'elle pourra jamais guérir?

Je n'avais pas prononcé ce mot « guérir ». J'avais cherché un autre verbe pour le remplacer.

— Mettons : sociabiliser! dit Françoise. Je crois qu'il y a quelque chose à faire, rassurez-vous.

Nous restons encore quelques minutes. Mme Palloti nous parle de son pays, de sa famille, des autres enfants et, aussi, un peu de son mari.

Sur le chemin du retour, en marchant lentement, nous pensons tous deux à Suzanne. Françoise est la première à dire :

— Il faut, à tout prix, améliorer cette enfant pour sauver la famille.

— Ne faut-il pas d'abord sauver la famille quitte à séparer Suzanne de sa mère? Il y a des cas où l'intérêt de la fratrie a la priorité sur celui de l'enfant malade...

En passant devant un bazar où l'on vend de la vaisselle, je repense au vase intact.

— Je voudrais te raconter un souvenir qui m'est revenu à l'esprit quand j'ai vu ce vase parmi les meubles cassés, dis-je à ma femme. C'était en 1937...

« A cette époque, donc pendant la guerre d'Espagne, je m'occupais d'enfants évacués de la zone des combats. A l'origine, ma tâche devait consister à grouper ces enfants en convois pour les emmener en France. Mais ils étaient trop nombreux et, bien des enseignants étaient d'avis qu'il fallait surtout les laisser dans leur pays. J'entrepris alors de chercher des bâtiments pour les installer dans des " hogars ", des foyers.

« Un matin où, venant de l'intérieur du pays, j'arrivais dans un petit port de la côte méditerranéenne, je me présentai à la municipalité. J'avais une lettre d'introduction. L'employé qui me reçut me conduisit vers une maison inoccupée à quelques centaines de mètres de la ville. La maison était évidemment bien trop petite pour mes besoins.

« Subitement, j'ai vu des gens courir dans tous les sens. Je n'avais même pas perçu le bruit de la sirène. Au bout d'une minute ou deux, j'ai entendu le vrombissement d'un avion juste au-dessus de ma tête. Il y avait, un avion, un seul. Et puis une bombe est tombée comme au ralenti, probablement en raison de la faible altitude de l'appareil. Et aussitôt, la terre a tremblé, puis un bruit sourd m'a frappé aux deux oreilles. Après quoi, ce fut le silence, mais un silence si complet que tout en sembla arrêté.

« Depuis, pendant la guerre de 1939, j'ai vu d'autres bombes tomber, j'ai entendu des Stukas hurler, des obus exploser tout près de moi, mais jamais, jamais, je n'ai autant été saisi de stupeur par une bombe.

« Autour de moi, les gens se sont remis à bouger, puis à courir, tous dans une même direction, vers la ruelle voisine. Elle était remplie de poussière, rien que de poussière. On n'y voyait guère à plus de trois pas. Et brusquement... c'était comme en haute montagne, quand le brouillard s'ouvre par le haut et laisse apparaître un sommet dessiné sur le bleu du ciel, alors que tout le reste demeure enveloppé dans la grisaille. Un pan de mur curieusement découpé, pointu vers le haut, s'est dégagé dans la poussière, pendant plus d'une minute avant de s'estomper à nouveau. L'avion est revenu tourner au-dessus de nos têtes comme pour recommencer. Les gens se sont jetés à plat ventre...

« Mais j'arrête là ma description. C'est comme si cela s'était passé hier. Je voulais te raconter surtout la scène qui a suivi : les gens, une fois l'avion parti pour de bon, se sont mis à creuser dans les gravats, avec des pelles, avec les mains, et un homme est arrivé en bleu de mécanicien suivi de deux autres. Ils avaient été le chercher à l'usine parce que c'était la maison où il habitait, qui avait été détruite. Il s'est précipité dans les ruines. Ils lui ont crié d'arrêter, mais lui a attrapé le bout d'un escalier qui pendait en l'air de manière ridicule, à plus de deux mètres du sol. Il a grimpé vers son étage avec une agilité de chat. Sous ses pieds, l'escalier s'est effrité, des pierres sont tombées. Il a contourné le pan de mur et, venant de par-derrière, a poussé une porte qui donnait sur le vide et qui s'est mise à tomber en tournoyant. La poussière s'est éclaircie et j'ai pu voir un bout de plancher, un lit dont deux pieds dépassaient le plancher, puis une jambe qui était dans le lit, et un crucifix sur une tapisserie bleue. L'homme a poussé un hurlement, s'est arrêté devant un meuble. Et là, il a saisi un vase en verre ou en cristal que sais-je? Il l'a levé au-dessus de sa tête comme un trophée, en criant : " Pas cassé! Intact! Pas cassé! " Il a avancé vers le bord. Les gens lui ont crié de s'arrêter. Il a tenu le vase au-dessus de sa tête comme un fantassin lève son fusil pour traverser un cours d'eau à la nage. De la main gauche, il a attrapé la rampe de l'escalier suspendu, s'est laissé glisser un peu, enfin, il a sauté. Les gens l'ont ramassé, mais lui a continué à hurler : " Pas cassé! "

« En passant devant moi, maintenu par deux hommes, il m'a dit : " Cassé un peu, là! Mais cela se répare, dis! cela se répare... "

« Une vieille s'est essuyé les yeux : " Il est devenu fou, Pépito, et Manuela est bien morte! "

« Fou? Oui, si la folie est cet effort que fait un être humain pour se raccrocher à la vie à l'aide de quelque objet futile, par exemple un vase qui scintille et qui seul semble intact et digne d'amour, tandis que l'univers mental s'écroule tout autour de vous. »

L'éducatrice l'a appelé « Susie » parce que le prénom de Suzanne ne lui plaisait pas. Ces petites choses ont leur importance dans un travail fait tout d'affection et de sympathie.

Susie avait sept ans quand elle est arrivée. Elle m'a été envoyée par le Dr S... Il m'a appelé au téléphone puis, comme il en a l'habitude, il a entamé un monologue pour me dire à peu près ceci :

— Allô, Brauner! Bonjour. Ici le docteur S... Ça va toujours? Et les enfants? A ce propos : j'en ai une, un cas extraordinaire! Exactement pour vous! Sept ou huit ans! C'est tard? Je sais, je sais, alors mettons qu'elle est plus jeune... Pas un mot ne sort de sa bouche, pas un son... mais elle casse tout! Diagnostic? Hospitalisme [1] et autisme!... Rejet maternel évident! La mère qui a placé ses quatre enfants... Alors, vous me la prenez? Dans six mois avec vos méthodes elle parlera. Merci! Au revoir! A bientôt!

---

1. État psychique d'un enfant privé d'affection au cours de la première enfance passée en crèche, à l'hôpital ou chez une nourrice, même si les soins matériels sont irréprochables.

Je n'ai pu placer ni un oui ni un non. Dans la soirée même, Mme Palloti est venue m'apporter une lettre du Dr S... avec un extrait du dossier. J'étais absent, c'est Françoise qui l'a reçue. Et elle a accepté Susie, non pas tant à cause de l'insistance du Dr S... que parce que Susie et sa mère ne pouvaient pas être refusées.

— J'aime bien le docteur S... dis-je à Françoise. Les sciences humaines se déshumanisent et cela fait du bien de rencontrer des médecins qui se passionnent pour leurs malades.

Françoise secoue la tête. Elle répond :

— Ne te fais pas trop d'illusions. Le Dr S... joue la carte de la gentillesse parce qu'il veut que je prenne sa malade. C'est un moyen comme un autre, plus sympathique, il est vrai, qu'une lettre en trois lignes.

Peu importe. Susie est acceptée.

Quand le Dr S... retéléphone pour remercier Françoise, c'est moi qui prends le téléphone. Je coupe d'avance son flot de paroles :

— Dites-moi, Monsieur, qui donc vous a raconté cette histoire de mère diabolique qui a rejeté ses quatre enfants?

— Mais quoi! C'est un fait! Noir sur blanc dans le dossier! Parce que ce n'est pas vrai? Tant mieux, tant mieux! Mais alors, d'où vient l'autisme de l'enfant?

— Un autisme peut, peut-être, résulter d'un rejet maternel, mais l'autisme ne prouve pas qu'il y a forcément rejet maternel. Et Mme Palloti, je peux vous assurer qu'elle aime ses enfants.

— Eh bien! bon travail, et je me permettrai de venir aux nouvelles.

Cette conversation doit être incompréhensible pour qui n'est pas au courant des divergences d'écoles entre psychiatres, sur l'étiologie, c'est-à-dire l'origine de la maladie que l'on appelle l' « autisme infantile précoce » et qui est une forme particulière de la psychose chez l'enfant. Les enfants autistiques sont refermés sur eux-mêmes, ils ne s'intéressent à rien de ce qui se passe autour d'eux, souvent ne parlent pas. Mais il existe des formes très différentes de ce comportement, et je ne veux pas me lancer dans des descriptions. Sachez seulement que, à la recherche des origines de la maladie, certains l'ont expliquée par la réaction du jeune enfant devant un manque d'affection de la mère, ce rejet laissant chez l'enfant très jeune des séquelles indélébiles. D'autres estiment que les causes sont physiologiques plutôt que psychologiques, mais ils n'ont pas plus de preuves pour étayer leur thèse. En attendant, il faut essayer de soigner ces enfants.

Dans le cas de la famille Palloti, la vérité est autrement tragique. Dans le compte rendu de l'assistante sociale du service hospitalier, j'ai lu le passage suivant :

« ... Le jeune couple est venu à Paris en 1955. Tous deux ont trouvé du travail et, à force d'économies et privations, ils ont pu acheter leur petit logement. Mais ils ont contracté la tuberculose pulmonaire. Le mari s'en est remis après le séjour en sanatorium, mais la jeune femme rechute à chaque grossesse. Elle est traitée au P.A.S. et au Rimifon. Plusieurs fois hospitalisée, il a fallu lui enlever le nouveau-né dès la naissance pour éviter la contagion. La petite Raymonde a été envoyée dans la famille, à la Réunion.

A la deuxième naissance, le garçon, Émile, a été placé en nourrice, par les soins du service. Troisième naissance, une fille, Suzanne, a passé plusieurs semaines en pouponnière, puis a pu être placée chez une nourrice. De même pour le quatrième. Mme Palloti est actuellement rétablie et a pu reprendre ses enfants... »

En accord avec Françoise, je vais voir le père, un homme de couleur, assez nerveux, plutôt chétif, guère loquace.

Quand je lui dis que sa femme est courageuse et dévouée, un éclair de plaisir illumine son regard.

Et pourtant, à l'hôpital, le médecin lui a dit que si Suzanne est malade, c'est de la faute de sa mère qui n'avait pas voulu de l'enfant. Lui, pourtant, avait cru qu'elle la voulait bien. C'est à ne plus rien y comprendre. Ce qui est sûr, c'est que sa paye ne suffit plus, surtout quand Suzanne casse tout. Et aussi, parce qu'il a dû envoyer de l'argent à la Réunion pour la pension de la petite renvoyée dans l'île. Et puis, Charlie est parti là-bas, mais Raymonde, l'aînée, est maintenant à Paris, avec la famille. Qu'est-ce qu'on a bien pu faire au Bon Dieu pour qu'on ait tant de malheurs? Pourquoi les docteurs disent-ils des choses pareilles quand ils ne connaissent pas la vérité? C'est une mère très bonne, et lui, son mari, en est certain. Il voudrait bien savoir de quoi la maladie vient vraiment? Mais puisque je lui ai dit que personne ne le sait pour le moment, il nous fait confiance pour la guérison de Suzanne. Enfin, il sait que nous ferons ce que nous pourrons. Merci beaucoup, Monsieur!

Il a peur d'abuser de mon temps, mais moi, je ne fais pas un geste pour m'en aller. Pendant qu'il va fixer un volet de fenêtre qui bat, je prépare la liste des questions que je dois lui poser sur la période pendant laquelle Suzanne s'est trouvée en nourrice. Comment était Suzanne au moment où elle a quitté la pouponnière? Avant d'aller chez la nourrice? Quand est-elle partie de chez cette nourrice?

— Faut comprendre, Monsieur, que j'avais du mal à l'époque : aller voir ma femme à l'hôpital, et puis Émile chez sa nourrice. Parce qu'il n'y était pas bien, mais je ne savais pas comment faire autrement. Et puis, ma femme m'a dit : « Faut aller voir comment est Suzanne, peut-être qu'elle n'est pas bien non plus là où elle est! » Alors, je suis allé en train, et puis en autocar, c'est à presque cent kilomètres de Paris. Et j'ai trouvé Suzanne dans une vieille maison de campagne sans rien, comme les habitations d'autrefois. Elle était couchée dans un coin sombre, dans un lit tout défoncé et très sale. Avec des morsures partout.

Je ne saisis pas toujours bien ce que dit cet homme. Ému à l'évocation de ce souvenir pénible, il articule à peine, il murmure d'une voix monotone. Je comprends quelques phrases :

— Suzanne ne bougeait pas. Mais elle avait les yeux ouverts. Sans ça, j'aurais cru qu'elle était morte. Je l'ai embrassée, mais elle n'a pas bougé. Je lui ai apporté un petit baigneur, elle ne l'a pas pris. Je me suis dit qu'elle m'en voulait de l'avoir mise ici, mais à cet âge, elle ne devait pas encore avoir compris. J'ai demandé à la femme si elle donnait à manger à l'enfant, et elle m'a montré le biberon. Le biberon pour Suzanne qui avait un an passé! Alors j'ai pris Suzanne dans un bout de couverture, il a fallu la nettoyer tellement elle était sale et mouillée, et je suis reparti pour Paris. J'aurais dû porter plainte? Pensez-vous? Ça aurait servi à quoi? La femme m'a dit qu'elle n'était pas assez payée pour en faire plus. Elle avait peut-être raison...

Quelque temps après ce voyage du père, Mme Palloti pouvait quitter l'hôpital. Elle a tout de suite repris Émile avec elle, et les deux enfants se sont bien développés, mais Suzanne n'était pas comme les autres, pour ce qui est de sourire ou de jouer.

— Suzanne, bientôt, s'est mise assise, et puis debout. C'est donc la preuve que la faute était à la nourrice et la mère des enfants n'y est pour rien. Les médecins ne savent pas ce qu'ils disent quand ils l'accusent.

Je résume la situation, car il n'est pas aisé de mettre de l'ordre dans ces explications.

— En ce moment donc, Raymonde, l'aînée, et Émile, le fils vivent avec vous. Je les ai vus le jour où j'ai été rendre visite à Mme Palloti dans sa loge. Suzanne reste avec elle. Et Charlie est à la Réunion chez la grand-mère à la place de Raymonde que vous avez reprise avec vous?

— C'est bien cela, vous avez très bien compris, Monsieur.

Je pose encore des questions sur le développement des autres enfants. J'apprends ainsi que Raymonde avait eu également un gros retard, qu'elle a marché très tard (« à deux ans et demi, je crois ! ») et qu'elle vomissait tout ce qu'elle absorbait. Mais cela s'est bien arrangé dans la famille, à la Réunion. Elle n'arrive toutefois pas encore à bien parler.

— Émile, lui, a rattrapé son retard. Mais à la troisième grossesse de la mère, avant la naissance de Suzanne, il est retourné chez une nourrice qui était gentille, mais après, on l'a mis avec une autre qui ne l'était pas. Lui, il parle bien et tout, il n'y a rien à dire, mais il était mal parti. Suzanne, vous la connaissez... Alors le dernier, Charlie, rien à dire. La grand-mère écrit qu'il est bien et intelligent, et tout.

Muni de ces renseignements, je prends congé.

Je me rappelle encore parfaitement la première journée que Susie a passée au centre. La mère nous l'avait amenée, et Susie se tenait là, dans le hall, figée. Quand l'éducatrice, Mme Laîné, jardinière d'enfants très expérimentée, la prit par la main, Susie, la suivit, docile. Mais la mère ne fit pas le moindre geste pour partir.

C'est qu'elle était sidérée de voir sa fille accepter un ordre. Elle restait là, attendant, me semblait-il, que l'orage se déchaîne. Alors, elle aurait repris sa fille, une fois de plus, pour s'en aller puisque personne ne pouvait se charger de sa Suzanne. Elle savait que personne n'en voudrait jamais. Enfin, lentement, elle prit la porte et sortit, en poussant un profond soupir.

Pourtant, l'orage ne tarda pas longtemps. Mme Laîné et Susie étaient entrées dans la classe, gentiment, calmement. Mais il y avait là un petit garçon qui lança un angoissé : « Pipi, Madame ! »

Mme Laîné lâcha la main de Susie pour se pencher sur le petit garçon. A ce moment, Susie se mit à gémir, à hurler, à se frapper le visage, à se griffer, à se pincer et, finalement, à distribuer des coups de pied dans toutes les directions. Elle rejeta sa culotte et, de concert avec le petit garçon placé sur son pot, urina par terre. Elle demeura ainsi en position, avec des hochements de la tête, des gémissements d'animal blessé, remuant tout ce qui constituait son corps : la tête, les doigts, les fesses, les orteils.

Attirée par le vacarme, Françoise était arrivée aussitôt. Je la suivais de peu. Dans la petite salle les autres enfants se tenaient, immobiles, raidis par la peur. Je m'étais à peine glissé par la porte entrouverte quand Susie cessa sa comédie : elle s'approcha de moi, flaira ma poche, puis alla fourrer sa tête sous mon veston en se frottant contre le tissu de laine douce.

Avant de monter vers la classe, je m'étais emparé d'un baigneur, à toutes fins utiles. Je le présentai à Susie. Elle me l'arracha de la main, le fourra dans la bouche et se mit à le croquer. Mme Laîné, affolée, lui fit cracher les débris. Susie happa sa main et la mordit. Voyant l'éducatrice qui criait de douleur, Susie se réfugia à nouveau sous mon veston.

Françoise approcha avec une poupée en caoutchouc. Lentement, Susie se dégagea de sa cachette, juste assez pour apprécier la proie offerte, et, d'un bond, s'empara de cette nouvelle victime. Ses dents s'enfoncèrent dans le caoutchouc sans l'entamer. L'élastique qui tenait la jambe résista également. Alors, Susie lança l'objet à la figure de Mme Laîné qui garda longtemps un hématome près de l'œil.

Mme Laîné était une éducatrice chevronnée. Elle ne perdit pas son sang-froid en dépit de la douleur, et se penchant sur Susie, lui caressa la tête. Une chaîne en or que Mme Laîné porte toujours autour du cou attira l'attention de l'enfant. D'un geste rapide, elle l'agrippa et ne la lâcha plus. Il me fallut immobiliser la main de Susie pour éviter que la chaîne ne se casse. En faisant tomber intentionnellement mon stylo, je réussis à détourner l'attention de l'enfant, et tout rentra dans l'ordre.

A la fin de la matinée, nous étions épuisés comme après une difficile épreuve sportive. Cependant, tous les autres enfants se tenaient étonnamment tranquilles. Ils sentaient que quelque chose de particulier se déroulait sous leurs yeux. Un petit mongolien donna même son avis :

— Pas gentille, Susie !

Je vérifiai que la chaîne de Mme Laîné n'avait pas souffert.

Je ne devrais pas la porter! dit-elle.

— Peut-être, mais les enfants apprécient les belles choses.

Une heure plus tard, je retrouvai Susie debout près de la fenêtre, deux doigts fourrés dans les narines et le pouce dans sa bouche en groin. Par la suite, je l'ai vue encore souvent dans cette attitude qui est celle qu'elle prend en état de détresse. Lentement, elle se tourna vers moi, et vint se mettre à l'abri sous ma veste avec un grognement de satisfaction...

A la mère qui, le soir, attendait anxieuse l'issue de la journée, je dis seulement :

— En une journée, il est difficile de connaître un enfant. Vous nous la ramènerez demain? Et peut-être encore plus longtemps.

Elle respira profondément et, avec un faible sourire, s'en alla, tenant Susie par la main.

« Autisme » est un mot créé par le psychiatre suisse Bleuler, un contemporain de Freud. Bleuler voulait caractériser ainsi l'attitude de ses malades mentaux adultes dont il partageait la vie, leur repli sur eux-mêmes, leur manque total d'intérêt pour leur entourage. Le terme a été repris plus tard pour désigner une maladie qui touche les enfants très jeunes. Cet « autisme infantile précoce » représente ainsi une forme parmi les psychoses nombreuses. Susie est une enfant « autistique ».

Seulement, en observant Susie de près, je constate que son autisme n'est nullement hermétique. Tout en feignant d'ignorer le groupe d'enfants qui l'entoure, elle lui porte un intérêt passionné. Françoise en a recueilli, elle aussi, de nombreux témoignages et elle demande à l'éducatrice d'être particulièrement attentive à ces manifestations de participation. Les contacts que je réussis à avoir avec Susie et avec d'autres enfants autistiques m'ont convaincu qu'il s'agit bien moins d'un « repli » que d'un déficit ou d'une anomalie dans la capacité de réaction face aux choses venant de l'extérieur, ce qui explique la variété et la variabilité des comportements.

Je me rappelle une scène qui a eu lieu le deuxième ou le troisième jour de la présence de Susie, au centre. J'étais entré dans la salle et Mme Laîné avait fait, à mon intention, un geste d'impuissance en levant ses bras qu'elle avait laissé retomber le long du corps. Je me tenais tout près d'elle tandis que Susie s'était réfugiée du côté de la fenêtre, au moment de mon arrivée. Mme Laîné me parlait à voix très basse :

Ne s'intéresse à rien, c'est zéro! Elle trépigne pour un rien. Me fiche en l'air tout le groupe, et tous mes jouets! Et puis, pas un son, des geignements, c'est tout, ce qui s'appelle pas un son!

A ce moment précis, comme pour protester contre ce compte rendu négatif, Susie émet des sons nets, distincts, détachés :

— bou-bou du-du- ti!!

Je baisse la voix pour dire à Mme Laîné :

— Françoise pense qu'il faudrait la prendre seule pendant un certain temps. Je vous propose de rester ici, avec elle; je dirai à Madeleine de prendre le groupe en rythmique, dans la salle de musique.

Je n'ai pas terminé ma phrase que déjà, je vois Susie courir vers la porte, l'ouvrir, et la voilà dehors. La veille, elle avait vu danser un groupe d'enfants aux sons du piano et, sidérée, était restée dans l'entrebâillement de la porte.

Mais Susie ne connaît pas encore assez la maison. Elle ne retrouve pas la salle de musique. Alors, elle ouvre la porte d'en face où se tient un autre groupe. Elle aperçoit une très belle poupée. D'un bond s'en empare et va s'asseoir avec elle sur une chaise libre. Peut-être rien de grave ne se serait-il passé si les autres enfants n'avaient hurlé en voyant « leur poupée » entre les mains de cette sauvageonne. Susie se met à flairer la poupée sous la jupe, elle se dresse, arrache les vêtements, tire sur la chevelure blonde...

Cinq enfants se ruent sur elle et dégagent leur poupée. Il en résulte un concert de hurlements que domine la voix perçante de Susie.

Cela s'est passé quelques instants avant la sortie. En bas, plusieurs mamans attendent déjà que quatre heures sonnent. Mme Palloti est parmi elles; elle a reconnu la voix de Susie.

Je descends les marches pour rassurer les mères et leur donner la raison de tant d'effervescence. Car elles ont besoin elles aussi, d'être rassurées. Mme Palloti se tient très droite. Je n'aurais jamais cru qu'on puisse être aussi pâle sous une peau aussi noire. Elle s'inquiète :

— Je peux quand même vous la ramener encore demain?

— Évidemment! Ce n'était qu'un petit incident!

Ce soir, comme tous les lundis depuis des années déjà, l'équipe s'est réunie.

Je passe en revue les questions pratiques et administratives qui se sont posées au cours de la semaine ou sont en attente. Ensuite, vient l'essentiel du programme. Habituellement, le cas d'un de nos enfants fournit le prétexte à un exposé théorique qui débouche sur la pratique, mais il arrive aussi que je présente un film, des diapositives ou que je propose à la discussion un article paru ou un livre. Pour ce soir, Susie est au programme, et Françoise m'a demandé de faire la synthèse de ce que l'on sait sur la psychose infantile et, plus particulièrement, sur l' « autisme infantile précoce », puisque c'est ainsi que l'on appelle la forme de psychose que présente cette enfant.

Françoise expose brièvement ce que nous savons de la première enfance de Susie et ajoute quelques renseignements sur la famille. A l'intention de nos camarades qui travaillent à l'annexe pré-professionnelle et ne connaissent donc pas encore Susie, Mme Laîné résume les aspects essentiels de son comportement. Quant à moi, je remonte jusqu'au « Sauvage de l'Aveyron », et j'insiste sur le fait que si son éducateur, Jean Itard, a obtenu quelques résultats, c'est parce qu'il a su faire preuve d'intelligence et d'une compréhension remarquables de la pédagogie. J'essaie de tracer un parallèle entre Victor le Sauvage, et notre Susie. Accessoirement, je mentionne d'autres enfants décrits dans la littérature et qui pourraient avoir été « psychotiques ».

L'équipe m'écoute, attentive. Il y a comme un étonnement devant mes références historiques. Une question le démontre :

— Mais enfin, vous voyez bien, cette maladie a toujours existé. Alors pourquoi fait-on tant de bruit actuellement à son propos ? Comment se fait-il qu'on l'ait découverte seulement, il y a... je ne sais combien de temps ?

C'est une question intéressante. Je ne voudrais à aucun prix l'éluder. En fait, ce n'est pas seulement depuis un quart de siècle qu'on a remarqué les enfants « fous », mais pendant longtemps, les maladies mentales de l'enfant étaient confondues avec celles des adultes ; on les considérait en somme comme des démences précoces, très précoces, du même ordre que celles qui affectent parfois, l'être humain à partir de la puberté. Il a fallu tout l'intérêt que notre siècle porte à l'enfant pour déceler ce que la maladie mentale de celui-ci a de particulier.

A tour de rôle, Françoise et moi donnons à l'équipe des renseignements précis sur l'état de la science actuelle :

— En 1943, un pédiatre américain d'origine allemande, Léo

Kanner, partant de onze cas observés depuis 1938, a décrit un syndrome, c'est-à-dire un ensemble de symptômes caractéristiques qui, s'ils sont tous réunis, semblent constituer une forme particulière de maladie. En reprenant le terme de Bleuler, il l'a appelée l' « autisme infantile précoce ». Le plus souvent, c'est au cours de la deuxième année de la vie, donc très précocement, qu'une régression se produit. A partir de ce moment tout progrès, toute évolution s'arrêtent ; bien des enfants cessent de parler et vivotent sans témoigner aucun intérêt pour leur entourage.

J'interromps Françoise pour signaler aux nouveaux de l'équipe que j'ai personnellement entrepris un travail de recherche sur les premières manifestations vocales d'enfants qui, par la suite, se sont révélés « autistiques ». Il est devenu évident que même des enfants qui n'ont cessé de se développer que vers l'âge de deux ans, présentaient déjà, dès les tout premiers mois, des signes prémonitoires, des particularités de leur cri, du babillage, etc. (Il m'aura fallu encore cinq années de travail pour parvenir à des conclusions sûres, en 1973.)

— Cela prouverait, conclut Françoise, que cette maladie n'est pas une simple réaction à l'attitude maternelle. Nous en reparlerons. Revenons-en pour l'instant à Susie qui est un cas précis d'autisme infantile précoce.

Il faut être prudent dans sa réponse. Il faut éviter de donner des « recettes » infaillibles. Après Kanner, d'autres psychiatres ont chacun à leur tour, décrit un nouveau syndrome différent de celui de Kanner par quelque détail. On a distingué des cas inséparables de la mère, dits symbiotiques, d'autres caractérisés par un état d'excitation. Pour Kanner, le symptôme principal était la « *sameness* », le désir d'immutabilité qu'ont ces enfants qui s'affolent dès que le moindre changement intervient dans leur entourage. D'autres symptômes plus ou moins certains sont les inversions des pronoms : l'enfant par exemple dit « tu » à lui-même. Il faut mentionner aussi les « îlots » d'aptitude extraordinaire qui existent dans ce désert mental, de sorte que des enfants apparemment inertes parviennent à réaliser des créations artistiques ou manuelles étonnantes.

— Mais la cause de tout cela, la cause ? C'est pourtant bien le rejet de l'enfant par la mère ?...

— Si nous connaissions la cause, l'étiologie de la maladie, la thérapeutique aussi serait peut-être moins incertaine. Les psychanalystes ont accumulé les preuves pour étayer leur théorie des « étiologies psychogènes » selon laquelle la maladie a des racines psychologiques qui remontent aux expériences décevantes et douloureuses faites devant le refus d'affection que leur oppose la mère, inconsciemment le plus souvent. Face aux psychanalystes se dressent les scientifiques convaincus de l'existence de causes physiologiques, d'un terrain somatique (organique) défectueux, qui fait que le sujet est mal préparé à l'existence.

L'équipe s'anime. Des arguments fusent surtout en faveur des thèses psychanalytiques.

Françoise sourit :

— A l'heure actuelle, aucun scientifique sérieux ne prend plus des positions aussi tranchées. Aucun psychanalyste ne nie plus les facteurs physiologiques évidents : plus de trente pour cent de nos enfants psychotiques, ici, au centre, ont un électro-encéphalogramme perturbé ce qui prouve que, même s'ils n'ont pas de crises épileptiques, électriquement le cerveau souffre. Mais d'autre part, l'organiciste sectaire, celui qui ramène tous les troubles à l'organisme humain, a cessé d'exister. Tout le monde reconnaît aujourd'hui l'importance des facteurs psychologiques, une importance d'autant plus grande que l'individu est plus jeune.

Je mentionne que, parmi les nombreux enfants victimes de la guerre qui ont grandi dans un manque d'affection total qui ont subi des chocs psychologiques terribles dès le plus jeune âge, je n'ai connu aucun « psychotique ».

Françoise résume brièvement les problèmes thérapeutiques, fait la part des médications chimiques et de la psychothérapie, pour en arriver à l'action qui incombe à nos éducatrices. Cette action exige beaucoup de savoir-faire, et surtout, une personnalité très équilibrée.

— Votre comportement envers l'enfant psychotique est le facteur décisif en attendant que la science nous offre mieux. Revenons à notre Susie qui est le cas que nous avons à discuter.

Les réunions de synthèses doivent assurer un échange d'opinions sur les enfants dont nous avons la charge, leur analyse précise, mais elles représentent en même temps le seul moyen d'assurer une formation, un perfectionnement théorique des praticiens. Il importe donc qu'il y ait discussion, mais encore celle-ci doit-elle rester solidement fondée sur les expériences quotidiennes. Celle que nous pratiquons avec Susie en est une, exemplaire assurément.

Tout au long de ma carrière, j'ai pu constater que le déclenchement d'une bonne discussion est une des choses difficiles dans notre profession. La salle se tait. Selon leur tempérament, les participants fixent un coin du plafond d'un air inspiré, ou regardent le plancher comme pour se concentrer, appuient le front sur la main ou sourient béatement. Si les choses se passent aussi de cette façon chez nous, sans doute est-ce ma faute parce que j'ai tendance à présenter mon exposé de façon trop structurée. Sans parler du goût de la précision de Françoise. Tout cela ne prête pas à discussion. Ce que je voudrais obtenir, c'est un échange d'idées fondées sur les expériences pratiques, mais combien sont-ils, combien sont-elles qui peuvent nous faire part de leurs expériences, hormis Mme Laîné qui, pour sa part, est convaincue de son incapacité de s'exprimer.

Au fait, comment donc s'est déroulée la discussion à l'hôpital de jour où nous avons été invités récemment? Il y a eu une discussion fleuve au cours de laquelle, chacun a donné son avis, mais je dois l'avouer : rien n'en est sorti! Rien que des interprétations psychologiques qui étaient autant d'affirmations sans fondement, et finalement, c'est le médecin, qui dirigeait le débat, qui, en guise de conclusion, a redit ce qu'il avait déjà proposé au départ de la discussion.

Une minute a passé. J'encourage du regard l'un ou l'autre des collaborateurs présents. Une éducatrice répète timidement que, effectivement, Susie lui semble être un cas d'autisme infantile, mais peut-on parler d'autisme précoce? Susie n'est plus toute jeune. Cette demoiselle n'a donc pas compris le problème de la maladie évolutive.

Mlle Pithiviers demande la parole. Elle n'est avec nous que depuis quelques mois, c'est une jeune personne assez sûre d'elle, du moins en apparence, qui joue aussi volontiers de ses atouts physiques. Mais elle est intelligente et ce qu'elle dit n'est jamais sot. Tout au plus ai-je l'impression qu'elle manque de chaleur humaine, et que, pour elle, les enfants sont trop des « cas » et pas assez des êtres que l'on doit aussi aimer.

— Docteur, dit-elle, je ne comprends pas que vous mettiez encore en avant, des théories dépassées telles que l'organicité de la psychose alors que personne ne doute plus des explications fournies par la psychanalyse. Donc, et logiquement, le seul remède existant est celui de la thérapeutique analytique. Je trouve pour ma part que, dans cette maison, elle n'a pas toute l'importance qu'elle mérite.

— Continuez, Mlle Pithiviers, continuez...

— C'est tout ce que je voulais dire.

— Tous vos camarades ne sont pas aussi avertis en la matière que vous, qui avez beaucoup lu. Précisez en quoi consistent les efforts thérapeutiques analytiques, dites ce que nous pourrions faire de plus ici. En pratique.

L'essentiel, à mon avis, n'est pas l'unanimité de l'équipe sur le plan théorique mais l'absence de tout sectarisme. L'unité de l'action doit venir de la direction, mais dans un travail de tous les jours comme le nôtre, la conception théorique que l'on a de la maladie ne change rien à la manière d'être présent devant l'enfant. Bref, chacun peut comprendre la maladie comme il l'a appris à condition qu'il sache se faire accepter par l'enfant et qu'il l'accepte bien. Tout le reste est littérature.

Mlle Pithiviers s'est lancée dans une longue explication. L'analyse d'un cas, dit-elle, est l'affaire du psychothérapeute et de son malade. Cela ne se précise pas, c'est affaire d'intuition. Il faudrait, dans ce centre, non pas dix-huit spécialistes plus ou moins pédagogues, mais cinquante pour cent de psychologues, au lieu d'un seul.

Dans le centre où elle travaillait l'an dernier, chaque enfant avait de longs entretiens avec les thérapeutes et pouvait faire, ensuite, dans les groupes, ce qui lui plaisait, sans aucune contrainte, sans horaire, sans être gêné par aucune structure, aucune organisation. Mlle Pithiviers estime que nous avons tort, moi surtout, d'exiger un encadrement de tous les instants. Le terme « éducation » est périmé. Il est grotesque de vouloir conduire un enfant psychotique vers un comportement, vers un rôle social. C'est de la contrainte et cela est inadmissible sur le plan thérapeutique. Puisque je demande des propositions pratiques, en voici : « Foutre la paix aux enfants, à tous les enfants, veiller seulement à leur sécurité, leur fournir ce dont ils ont envie et besoin. Le reste viendra tout seul si les thérapeutes sont en nombre suffisant. » En fait, dit-elle pour conclure, ce centre représente parfaitement la société avec ses tendances oppressives qui asphyxient l'individu.

L'équipe l'écoute bouche bée. De nombreuses personnes travaillent avec moi depuis dix, douze, quinze ans. Elles n'ont encore jamais entendu un tel langage. Je sens que, pour la plupart, elles chancellent, qu'elles sentent les bases solides de nos structures mises en question. Si encore, Mlle Pithiviers ne s'était attaquée qu'à l'autorité de la direction, les uns auraient pris parti pour nous, d'autres auraient profité de l'occasion pour se joindre à une petite révolte toujours tentante et comportant si peu de risques. Mais cette fois, c'est l'ensemble de l'édifice qui est contesté et, qui plus est, l'attaque est étroitement liée à celle qui se déroule dehors, contre la société.

Par malheur pour l'équipe, le combat proposé se déroule sur un terrain qui, malgré tout, suppose des connaissances scientifiques. Mlle Pithiviers a fait deux années de psychologie, elle sait donc, quelque peu de quoi elle parle. Mais les autres, pour la plupart, n'ont aucune idée du problème. Jusqu'à présent, diplômés, ils se contentaient d'aimer leurs enfants et de les encadrer avec beaucoup de bonne volonté et en comptant sur l'expérience acquise dans la pratique au jour le jour.

Donc, l'équipe s'apprête à assister à un échange de propos, comme dans ces concours télévisés où l'on pose au candidat qui est sur la sellette des questions de plus en plus difficiles. Le spectateur, qui n'a aucune idée de la réponse, compte les points en jubilant ou en se lamentant selon la position qu'il a prise. En général, le spectateur est du côté du plus faible, qu'il ait tort ou raison.

En l'occurrence, le plus fort, en apparence, c'est moi, avec Françoise.

Cependant, il ne s'agit pas ici d'avoir tort ou raison. L'important est que l'unité de l'équipe ne soit pas rompue, que les personnes dont le travail consiste à entourer l'enfant ne soient pas ébranlées dans leur conception des tâches qu'elles assurent avec une conscience professionnelle irréprochable. D'ailleurs, je ne mets pas en question la méthode des entretiens thérapeutiques.

Pendant que Mlle Pithiviers parle, des conversations se sont engagées entre voisins, deux par deux. Habituellement, j'interviens en priant les gens qui ont quelque chose à dire d'en faire bénéficier tous les participants. Cette fois-ci, je laisse aller, je m'intéresse au dossier de Susie que Françoise a tendu à

Mme Laîné pour qu'elle y relise un passage qui a son importance sur le plan médical...

Vient un moment dans toute tempête où il faut de nouveaux coups de vent pour entretenir la fureur des flots, faute de quoi les vagues s'apaisent et paraît un rayon de soleil. Comme tous les regards, subitement, reviennent vers moi, il faut croire que le rôle du coup de vent ou du rayon de soleil — à moi de choisir m'incombe. Je veux bien être le rayon de soleil.

— Vous avez entendu ce que Mlle Pithiviers nous a dit du centre où elle s'est trouvée l'an dernier. Il faut peut-être ajouter que les enfants et adolescents de ce centre n'ont pas le même niveau déficitaire que nos enfants : il s'agit d'enfants qui ont un langage et, le plus souvent, une intelligence proche, parfois supérieure à la normale. L'entretien avec eux est donc possible.

Mais nous avons largement dépassé l'heure. J'entends une de mes collaboratrices qui dit à sa voisine :

— Oh, mon Dieu! Tu as vu l'heure qu'il est?

Il ne me reste plus qu'à lever la séance. Avant de nous séparer, je dis aux participants :

— Je vous propose de retenir dans ce dont nous avons discuté le problème de la « permissivité », du « laisser-faire-ce-qui-plaît-à-l'enfant ». Nous parlerons donc la prochaine fois de l'utilité d'un encadrement éducatif et de ses inconvénients éventuels... Préparez ce débat.

C'est la ruée vers la porte. Que mes collaborateurs n'aient pas prêté attention à l'heure est un signe réjouissant. Ils ont été captivés par le débat. Pour ma part, je veille habituellement à respecter nos horaires pour que mes collaborateurs aient une vie personnelle et reviennent au travail avec les enfants, reposés et disponibles.

Dans le hall, Mlle Pithiviers s'est attardée avec une de ses camarades dont je sais qu'elle passe ses soirées dans la solitude. Je l'entends affirmer avec véhémence :

— Mais Freud a déjà dit que tout se décide dans la toute première enfance!

J'interviens :

— Quelqu'un l'a nié, Mlle Pithiviers?

— Mais, Monsieur, vous aviez l'air de me contester, tout à l'heure!

Cette fois, j'éclate de rire.

— Ah? Je vous ai contestée? J'avais donc compris à l'envers!

Mais pourquoi pas? Je ne suis pas encore si vieux que je ne puisse contester, moi aussi. Et puis, je n'appartiens pas aux puissants de ce monde. Tout ce que je vous demande est de ne pas oublier une certaine efficacité en ce qui concerne nos enfants. Vous avez le droit de tout dire, de tout défendre si cela apporte quelque chose à notre travail.

— J'ai bien le droit de citer Freud?

— Bien sûr, et même d'autres opinions plus récentes puisque Freud aurait, tout compte fait, près de cent quinze ans aujourd'hui.

— Et vous ne voyez pas d'inconvénient à ce que j'applique les méthodes qui me semblent convenir?

— Aucun! A condition de vérifier constamment si elles donnent des résultats. Vous n'êtes pas seulement responsable devant moi, mais devant vous-même, et il faut vous demander tous les soirs si vous avez vraiment fait ce qu'il fallait pour que l'enfant qui est à votre charge tire quelque profit des faibles ressources dont il dispose, ou si vous les lui avez fait perdre...

Du coup, la jeune personne m'a regardé, effarée, et en sortant, a oublié de dire bonsoir.

Le lendemain matin, Susie n'est pas là. J'attends toute la matinée. La secrétaire fait un saut jusqu'à la loge de Mme Palloti.

Nous comprenons soudain quelle place cette enfant et sa mère ont déjà prise dans nos préoccupations.

Puis, c'est mercredi, jeudi, vendredi. Toujours pas de nouvelles de Susie. Faut-il aller voir encore?

Mme Laîné a l'impression que Mme Palloti s'est affolée en voyant tous ces enfants fortement handicapés, alors que Susie est une belle fillette.

Françoise est d'avis qu'il n'est pas bon d'avoir l'air de vouloir garder Susie à tout prix. Il faut que la mère vienne spontanément.

Je dis :

— Mais peut-être que simplement elle n'ose pas?

La secrétaire retourne une fois de plus à la loge qui est fermée à clef.

Nous voici au mois de juillet. Les vacances d'été commencent dans dix jours. Le travail quotidien ne nous laisse pas le loisir de penser davantage à la famille Palloti.

Les vacances d'été arrivent. Puis vient la rentrée de septembre. Les demandes d'admission sont très nombreuses et nous ne pouvons accepter tous les enfants.

Mi-octobre : je reçois la visite d'un médecin âgé. Il habite l'immeuble dont Mme Palloti est la concierge. Ainsi, apprenons-nous ce qui s'est passé au sujet de Susie.

Effectivement, Mme Palloti semble s'être affolée à l'idée de confier Susie à un centre aussi « spécialisé » que le nôtre. Elle aurait dit à une voisine : « Elle n'est tout de même pas folle, ma fille! »

A la rentrée de septembre, elle a présenté Susie à la directrice d'un cours préparatoire public, et Susie y a passé quelques jours. C'était à la directrice d'être affolée. Elle a réussi à se débarrasser de l'enfant en la dirigeant sur une classe de perfectionnement où, au bout d'une journée, l'enseignante a déclaré que cette enfant ne relevait pas de sa compétence.

Depuis plus d'un mois donc, Susie se trouvait à la maison, dans la petite loge, tantôt repliée sur elle-même dans un coin, tantôt rageuse comme un animal en cage. Ses cris, ses hurlements, ont alerté les locataires de l'immeuble, et c'est ainsi que mon visiteur s'est intéressé au sort de Susie.

— Il faut la reprendre, Monsieur, il n'y a que votre centre pour s'en charger. Je vous connais bien, je vous suis depuis des années à distance...

L'année scolaire a commencé depuis septembre déjà, et il n'y a plus de place disponible. Et pourtant, il faut reprendre Susie, il le faut.

C'est ainsi que, le 23 octobre, Susie est revenue chez nous, en surnombre. Tant pis pour le règlement. Je ne pouvais pas laisser cette enfant sans soins. Françoise a écrit à la Sécurité sociale pour expliquer la situation. Le médecin-inspecteur a bien compris la situation et a pris, lui aussi, ses responsabilités. Mme Laîné ajoute une table et une chaise, dans sa classe. Elle n'a pas hésité un instant.

Susie arrive, et, sans s'arrêter dans le hall, se dirige vers la classe de Mme Laîné où elle n'a pourtant passé que bien peu de temps. Elle quitte son manteau, le suspend seule à un cintre. Elle va vers la place où elle était assise, il y a quatre mois. Un autre enfant l'occupe. Un moment, elle balance entre la crise d'angoisse en voyant qu'elle a perdu « sa » place, et l'attaque furieuse contre l'occupant. Mais, Mme Laîné a déjà saisi la main de l'autre enfant. De mon côté, j'ai pris celle de Susie et, freinant sa ruée, je la conduis vers la chaise que Mme Laîné a libérée avec douceur. Un désastre a été évité de justesse.

Susie s'empare du crayon d'un voisin, d'une feuille de papier sur le rayonnage et se met à dessiner un bonhomme têtard.

A ce moment, Françoise entre, et joue la surprise :

— Mais qui donc est là ? Je connais cette petite fille !

Susie lève à peine la tête, une fraction de seconde, mais le regard est monté vers Françoise. Distinctement, nous entendons :

— ...u...sie !

Susie a parlé !

J'ai l'impression d'avoir gagné la bataille de Waterloo.

Toute la journée se passe sans incident. Certes, Susie manipule le matériel sans vraiment faire des exercices.

« Elle joue au lieu de travailler », disent les éducatrices dans un tel cas. Mais son attention est réelle, soutenue. Elle observe les autres enfants.

Ceux qui ne vivent pas avec des enfants comme les nôtres ne peuvent pas comprendre que l'on porte un intérêt aussi passionné à un mot. Or, un premier mot articulé, dans la bouche d'un enfant autistique, c'est un événement ! La nouvelle a couru d'une classe à l'autre, je ne sais trop comment car les portes semblent fermées : « Susie a dit son nom ! »

Au cours de la matinée, des têtes d'éducatrices passent furtivement par la porte entrebâillée, pour voir Susie. Françoise est venue à deux reprises déjà. Alors, je ne résiste pas, et moi aussi, je reviens voir Susie, en passant.

Elle se lève d'un bond en m'apercevant et me tend un papier recouvert de gribouillis. Elle me connaît donc déjà. Encouragé, je m'assieds sur une petite chaise, à côté de la fillette. Mon succès est tel que Susie se glisse doucement sur mes genoux et s'installe comme dans un fauteuil, le dos appuyé contre moi, position caractéristique pour bien des enfants autistiques. Elle reste assise ainsi, le pouce dans la bouche entrouverte et deux doigts de la même main dans les narines. La tête est baissée, le menton dans la poitrine. Un penseur épuisé par l'effort.

Je ne me rappelle pas s'il y a eu un événement particulier pendant le repas. Au cours de la sieste pendant laquelle le groupe des plus jeunes était allongé sur des matelas, j'ai vu Susie couchée en chien de fusil, dormant profondément.

Bien sûr, au cours de la réunion du lundi suivant, nous avons parlé de Susie. Mme Laîné a donné des précisions sur les particularités de la fillette et sur ce qu'elle a déjà pu obtenir d'elle. Je décris, pour ma part, dans quelle condition Susie a prononcé les deux syllabes qui forment son prénom.

Au-delà de l'anecdote, il s'agit de faire ressortir, à l'intention de nos collaborateurs, l'essentiel du phénomène « langage » chez les enfants psychotiques. Peu de temps auparavant, une observation qui se situe sur un plan comparable a été faite dans la maison. Il s'agissait de Michel, qui était encore dans le groupe des enfants très déficitaires, il y a donc plus d'un an. Michel avait déjà émis quelques sons, mais jamais aucun mot. Ce jour-là, il se tenait debout, près de la fenêtre, en attendant l'arrivée du repas. Devant la vitre, il faisait des mouvements stéréotypés des mains, sans doute pour voir l'image reflétée dans le verre. L'éducatrice avait raconté la scène :

— Subitement, il y a eu un bruit dans la rue Allard, mais je n'y ai pas fait attention, du moins pas consciemment. Et aussitôt, j'ai entendu dire, très distinctement : « au-to -é-mo-lie... ». Cela venait du côté de la fenêtre et il n'y avait là que Michel. Était-ce lui qui avait parlé? J'ai cru que le docteur était entré dans la pièce, car cela *ne pouvait pas* être Michel. Alors, très fort, le nez pressé contre la vitre, il a répété : « au-to -é-molie! ». Je me suis précipitée pour voir ce qui se passait et j'ai vu un camion qui ne pouvait pas passer dans la rue étroite à cause d'une voiture arrêtée en double file. Le chauffeur du camion klaxonnait; sur son véhicule, il y avait une épave d'auto vraiment en piteux état.

— Et vous avez ajouté, Mademoiselle : Cela doit l'avoir tellement impressionné ou effrayé qu'il a dit toute une phrase! Je crois qu'en disant cela, vous avez instinctivement mis le doigt sur l'essentiel. Voyons maintenant ce qui s'est passé pour Susie : La journée passée chez nous doit l'avoir beaucoup impressionnée. Elle en a gardé le souvenir tout l'été au point de retrouver, sans la moindre hésitation, sa classe et sa chaise, et cela après avoir passé quatre mois dans la loge de sa mère. C'est dans cette situation de grande émotion que le docteur lui pose la question : « Mais qui est cette petite fille-là? » Et Susie prononce son nom. Ainsi, l'émotion aide l'enfant à vaincre un obstacle ou une difficulté qui, habituellement, s'oppose à l'émission vocale.

— Donc, se demande Françoise, il s'agirait d'un dysfonctionnement, mais qui obéirait à certains impératifs psychologiques.

Mlle Pithiviers est parmi nous. Depuis la rentrée, elle a nettement diminué son agressivité, d'autant plus que je lui laisse bien des occasions de montrer son érudition. Cette fois, elle jubile :

— Vous voyez bien que vous y arrivez! Comme le mot l'indique : Susie est « mutique » et non « muette »...

J'interviens :

— Le mot « mutique » n'existe pas dans la langue française : c'est un néologisme formé d'après « mutisme » qui est un silence volontaire. Mais continuez!

— Je veux donc dire qu'elle refuse de parler, mais qu'elle peut parler si elle veut, ou si elle ne peut s'en empêcher, sous le coup d'une émotion comme vous l'avez démontré.

Cette fois, la discussion démarre sur une base solide. Toute l'équipe en est consciente et suit le débat avec une attention passionnée. L'important, pour moi, est d'éviter coûte que coûte que l'échange d'idées redevienne agressif, hostile. J'encourage Mlle Pithiviers à aller jusqu'au bout de sa démonstration.

— Et l'enfant refuse de parler parce que.,. Dites-le!

— Eh bien! parce que ses expériences avec une mère hostile ou rejetante l'y ont amenée. Du moins, je le pense.

— C'est important. Car cela signifie, sur un plan pratique, que l'enfant placé dans un entourage rassurant et non hostile, devrait retrouver son langage, vous croyez que Susie dira donc d'autres mots encore?

— Je l'espère. Seulement, les expériences de la première enfance peuvent créer des situations irréversibles. Il peut être trop tard.

Françoise intervient, car elle aussi veut éviter que Mlle Pithiviers soit acculée à la défensive.

— C'est très important, dit-elle. Car ainsi, nous trouvons dans l'interprétation psychogénétique[2], une explication à la différence qui existe entre tel ou tel cas d'absence de langage. La gravité et la durée des premières expériences de l'enfant dans la vie en sont les facteurs. Selon d'autres auteurs cette différence est

---

2. Interprétation fondée sur des raisons psychologiques, causes psychiques exclusivement.

due au fait que le cerveau est atteint plus ou moins gravement. Pour bien des psychiatres, l'état du langage est déterminant pour le pronostic. Cela est souvent vrai, mais pas toujours. Vivien a appris les premiers mots à neuf ans.

Les questions viennent de tous les côtés. Chaque éducatrice voudrait connaître le pronostic pour l'un de ses enfants autistiques.

Je ne suis pas d'accord avec la tournure que prend le débat. J'ai l'impression que l'on veut établir des règles en tenant pour acquis que l'absence du langage est plus ou moins définitive.

— En posant ainsi vos questions, vous risquez de prononcer des condamnations définitives à la mutité, pour un certain nombre d'enfants. Or, personne ne peut savoir si l'atteinte — psychologique ou organique, peu importe — est très grave ou améliorable. Les premiers mots de Susie et de Michel en sont la preuve. Tout évolue, et il nous faut agir comme si, dans tous les cas, tous les espoirs étaient permis. L'irréversibilité existe peut-être. Mais nous ne nous inclinerons pas tant que l'enfant est jeune. Et dans l'éventail thérapeutique, l'émotion reste un moyen utile.

Nos collaborateurs en sortant, poursuivent la discussion. J'entends à plusieurs reprises le mot « langage ». Une de mes plus anciennes collaboratrices me dit en souriant :

— Cela nous fait deux succès d'un coup! Susie et Mlle Pithiviers.

La tentation est grande de relater ici par le menu tous les « progrès » de Susie au cours des semaines et des mois.

Chaque matin, je m'arrange pour trouver quelques moments afin de voir la fillette dans son groupe. Quand le temps le permet, je prends ma caméra de 16 mm sous le bras pour pouvoir filmer, si l'occasion s'en présente, quelque attitude particulière de Susie — ou d'un autre enfant qui m'intéresse. Mme Laîné, dès que j'entre, m'annonce comme une victoire :

— Elle a fait un enfilage, et aux perles fines! Vous n'en croirez pas vos yeux!

— Vous avez de la chance, Madame. Je vous laisse ma place au bureau, laissez-moi la vôtre!

— Pour rien au monde, Monsieur : je veux bien croire que votre travail n'est pas drôle, mais le mien est passionnant!

En réalité, les choses ne sont pas aussi simples. Tous les

matins, Mme Laîné attend avec inquiétude de voir dans quelles dispositions Susie franchira le seuil. Si elle arrive en colère, c'est qu'elle aura connu quelque contrariété dont on ne saura jamais en quoi elle a consisté : une porte de l'immeuble fermée au lieu d'être ouverte, la tartine du déjeuner trop fine ou trop grosse, le feu rouge du carrefour trop long. Un tel détail peut l'indisposer pour le reste de la journée. Si elle a le sourire, elle fera des miracles pendant toute la matinée. A moins qu'un autre enfant lui « emprunte » un objet, ou en possède un que Susie lui envie. Alors, c'est le déchaînement. Hurlements, cris, pleurs, coups, morsures, sorties en trombe hors de la classe, hors de la maison.

Le groupe tout entier vit anxieux, à l'heure de Susie et c'est cela que je ne peux admettre trop longtemps. Chaque enfant de ce groupe est un « cas » aussi, et il faut tout le savoir-faire de Mme Laîné, pour faire face à tout ce qui se passe de minute en minute.

Françoise propose de lui adjoindre une monitrice qui l'aiderait. Beaucoup d'éducatrices n'acceptent pas d'être avec une autre personne :

— On n'est pas aussi bien avec les enfants quand il y a quelqu'un avec nous. Je préfère rester seule.

Deux jours plus tard pourtant, Mme Laîné doit s'incliner devant la réalité. Elle accepte. Je lui dis :

— Quand vous vous serez fait pousser une autre paire de bras, vous pourrez travailler seule, je vous le promets.

Tous ces enfants manquent d'autonomie. Il faut les habiller, les déshabiller, les conduire aux toilettes qui, certes, sont à côté de la porte, mais cela n'empêche que pendant ce laps de temps, les autres enfants sont moins observés.

La jeune personne que j'ai trouvée est une stagiaire, une future éducatrice. Elle aura son diplôme dans un an. Elle n'a pas la moindre expérience des enfants autistiques. L'enseignement théorique qu'elle a reçu ne lui sert strictement à rien. Elle est assez angoissée devant le spectacle qui s'offre à son regard.

Les enfants autistiques, ceux-là dont on dit qu'ils sont complètement fermés au monde, ont un instinct très sûr. Ils sentent l'inquiétude de notre stagiaire et ils réagissent en conséquence. Aucun des autistiques ne se laisse approcher ni toucher par elle. Pourtant, Raymonde a un sourire agréable. Il est difficile de savoir ce qui fait que Carole régresse depuis que Raymonde est ici : est-ce à cause de Susie ou de Mlle Raymonde?

Une fois de plus, c'est un événement sans grande importance qui change les choses.

Nous avons l'habitude de fêter les anniversaires de tous les enfants. C'est le tour de Pierre, un mongolien, qui aura sept ans jeudi et de Susie, qui aura huit ans, vendredi. Je propose de réunir les deux anniversaires, le même jour, pour que Susie voie comment réagit Pierre. Et l'assiste sans jalousie.

Je me libère pour être présent au moment où les enfants sont groupés autour des gâteaux. Il y aura une auto pour Pierre et un baigneur pour Susie. Rapide comme un chat, la fillette arrache l'auto à son voisin et essaie de la mettre dans sa bouche. Pierre hurle. Par chance, j'ai une autre petite voiture dans mon bureau. Pierre est aussitôt consolé. Susie se contente de sa première proie. Puis, elle broie le baigneur entre les dents.

Mme Laîné tente d'enlever les débris de la bouche de Susie. Elle se débat. Alors, j'allume les bougies des deux gâteaux. Susie s'arrête, fascinée. Elle abandonne l'auto, crache les débris du baigneur et s'approche. Son corps se met à balancer et je vois que ses yeux fixent les lueurs. Elle lève les doigts et les fait aller et venir entre ses yeux et les bougies.

Mme Laîné a soulevé Pierre sur ses genoux et lui demande de souffler les bougies. Qu'il est maladroit!

— Regarde, comme ça!

J'ai pris Susie sur mes genoux, et, miracle, elle se laisse faire. Elle se serre contre moi comme prise de peur. Je fais trembloter la flamme des bougies en soufflant légèrement dessus. Alors, Susie, faisant éclater ses joues gonflées, en éteint trois, puis encore deux, puis les autres!

Chaque enfant a un morceau de gâteau. Certains l'avalent d'autres l'émiettent. Susie fixe toujours la fumée des bougies. Je lui tends le gâteau coupé en tranches pour qu'elle en prenne. Elle en saisit un morceau, le regarde, le pousse vers la bouche de Mme Laîné.

— Elle n'en veut pas! constate la stagiaire.

Au même moment, je sens contre ma bouche, l'arrivée brutale d'un autre morceau de gâteau que j'attrape pour éviter qu'il ne tombe. D'un troisième élan, Susie fourre dans sa bouche tout ce qui peut y tenir.

La nouvelle se répand dans la maison : Susie a partagé son gâteau! Elle sait distinguer entre elle-même et les autres!

Françoise a les yeux tristes des jours difficiles.

Tu penses à Susie, mais nous avons tout autant la responsabilité de Véronique et des autres enfants du groupe! me dit-elle.

Je dois l'admettre, j'ai pensé surtout à Susie. Le reproche de Françoise me touche d'autant plus que, effectivement, il y a dans la concentration de mes efforts sur cette enfant, un brin d'orgueil déçu. Je ne veux à aucun prix admettre l'échec même si aucune faute n'a été commise.

— L'erreur réside dans notre forme de travail, dis-je. On ne peut admettre autant d'enfants difficiles dans une aussi petite maison. Tes confrères choisissent la facilité en dirigeant sur nous tous ceux que d'autres ne veulent pas prendre en charge.

— Dans ce cas, réplique Françoise, tu dois avoir le courage de dire non au téléphone, dès qu'un cas trop lourd t'est proposé. Mais pour cela, tu es trop fier!

— Il y aurait une autre solution : agrandir les locaux, répartir les enfants sur un plus grand nombre de groupes avec un personnel soignant plus nombreux...

— C'est de l'utopie. Cela fait bientôt vingt ans que nous luttons pour équiper cette petite maison, avec des moyens ridicules!

Notre discussion est arrivée au point où elle aboutit souvent quand tout va très mal. La solution dépasse nos possibilités et de loin. Cette maison était parmi les toutes premières en France, à un moment où le traitement éducatif d'enfants aussi atteints n'était pas encore envisagé. Nous sommes ce qui s'appelle une « initiative privée ». Cela supposait des moyens matériels que nous n'avons jamais eus, nous ne possédions que des idées, quelques connaissances, beaucoup de bonne volonté et du courage.

Tout en signant quelques certificats, sans lever la tête, Françoise me dit :

— Ne penses-tu pas qu'il est temps de laisser aux pouvoirs publics et aux associations de parents le soin de créer et gérer des institutions qui disposeraient de locaux vastes, d'équipes nombreuses? Le temps des pionniers est fini.

Françoise n'est jamais découragée devant les difficultés du travail médical, mais cette fois, elle baisse les bras devant l'insuffisance des locaux, le manque de moyens matériels, devant aussi le vent d'opposition de principe qui souffle partout depuis

Mai 1968, alors que, de cœur, nous sommes entièrement du côté des jeunes.

Il faut que j'arrive à bout des difficultés. Je vais demander à Luis, notre bricoleur universel, d'installer une petite cloison dans la classe de Mme Laîné. Susie y trouvera un refuge, un semblant de retraite qui lui permettra de s'isoler des autres.

Il s'agit d'une cloison de moins d'un mètre de hauteur. Elle cerne un espace de deux mètres sur un mètre cinquante en prenant appui sur un coin de la salle. A l'intérieur, je dispose quatre coussins carrés de 60 centimètres de côté d'un jaune assez lumineux, avec des fleurs. Françoise m'a aidé à choisir le tissu, et l'une de nos plus anciennes collaboratrices, excellente couturière à qui nos fêtes doivent tous les costumes, a confectionné les coussins en l'espace d'une heure.

Susie a aussitôt compris. Elle va s'allonger dans le réduit et elle entasse au-dessus d'elle les quatre coussins, en vrac.

— Tu as rétabli la paix en surface, dit Françoise.

— Un armistice, c'est déjà beaucoup. Dans son coin, elle se calmera.

— Sans doute, mais ce que nous devons atteindre est qu'elle vive parmi d'autres, et non qu'elle se réfugie dans son autisme sous une pile de coussins.

En fait d'autisme, Susie se charge de prouver qu'il n'est qu'apparent. Entre deux coussins, j'aperçois un œil qui me fixe.

Je fais bouger mes doigts devant le créneau d'où elle me guette. Susie, d'un mouvement énergique, renverse sa construction et, comme je suis assis sur les talons, elle vient s'allonger contre mes jambes.

Les journées passent. Le coin fait miracle. Susie y entasse tout ce qu'elle peut saisir, mais ne s'oppose pas à ce que Mme Laîné reprenne quelques-uns de ses trésors. Un poisson en matière plastique cependant ne quitte plus sa main gauche.

A la maison, cependant tout va mal. Susie a découvert que, dans notre monde, bien des choses sont combustibles. Elle entasse sur la cuisinière à mazout tout ce qui lui semble digne de faire de la fumée. Mme Palloti est affolée. Elle n'ose plus sortir de sa loge quand Susie est là. Elle a même acheté un petit extincteur. Sa meilleure paire de chaussures est carbonisée. Elle regarde Mme Laîné droit dans les yeux comme si elle voulait demander : « Vous ne me direz tout de même pas qu'il faut cela pour la thérapeutique? »

Dans le groupe, la situation change d'un jour à l'autre. Il y a des cris, puis des silences. Pendant des heures, Susie reste blottie dans son coin. Véronique est dans un autre groupe, depuis longtemps, et Susie ne la poursuit plus.

Pendant la sieste, Susie dort toujours. Comme elle a l'habitude de rejeter ses habits, Mme Laîné la couvre dès qu'elle est endormie. Je suis entré, mon appareil photo à la main. Je veux garder quelques traces de cette période difficile. Filmer Susie est difficile quand elle est éveillée, et inutile quand elle est immobile. Rien ne dépasse la couverture.

— On ne distingue pas grand-chose, remarque Mme Laîné. Voulez-vous que je soulève un peu la couverture?

— Elle va se réveiller!

— Ne craignez rien...

Quand Mme Laîné retire lentement la couverture, nous trouvons Susie enroulée sur elle-même, le pouce dans la bouche, les deux autres doigts dans les narines, tandis que l'autre pouce est profondément enfoui dans l'anus.

Tous les accès à sa petite personne sont obstrués.

Quand le lendemain, j'arrive dans la classe, la caméra à la main, pour prendre quelques images d'une autre enfant dont les progrès subits méritent d'être fixés sur la pellicule, je trouve Susie dans son coin, un miroir à la main, exécutant des contorsions incroyables pour découvrir dans la glace la partie postérieure de sa personne. La caméra a eu le temps de saisir le tableau avant que Susie ait pu s'en apercevoir.

— Elle n'a pas lâché pour autant le poisson qu'elle tient toujours dans la main gauche, remarque Mme Laîné.

Lundi, avant la réunion, Raymonde, la stagiaire, m'aborde.

— J'aimerais vous poser une question, mais pas devant les autres.

Sur un signe d'encouragement de ma part, elle reprend :

— Ce poisson que Susie ne lâche pas depuis plusieurs semaines, même en fourrant son pouce... quelque part, cela signifie quoi?

Françoise qui s'est approchée pour me parler, a entendu :

— Très jolie question, Raymonde. Je demanderai que quelqu'un la pose pendant la réunion. Elle mérite d'être discutée.

Madeleine, notre orthophoniste et musicienne accepte. Excellente comédienne, elle fait sienne la question, avec l'air de quelqu'un qui n'avait jamais vu chose pareille.

Le psychologue sent d'autant plus qu'il se doit de répondre que je le regarde avec insistance. Je regrette aussitôt de l'avoir mis dans l'embarras. J'ai seulement voulu éviter qu'une fois de plus, Françoise soit obligée de fournir une explication qu'il est facile de mettre en doute. Le psychologue, après quelques généralités, conclut :

— ... Avec une enfant sans langage, il est difficile, vous en conviendrez de découvrir quelle valeur symbolique peut avoir ce poisson. Je propose de questionner la mère pour savoir si, dans le passé... je veux dire en somme : d'où peut venir le symbole « poisson »?

J'essaie de venir à son secours.

— En dehors de l'objet dont il s'agit ici, donc du poisson, le fait de garder un objet par-devers soi est important. Beaucoup d'enfants autistiques triturent un objet mou, une poupée de chiffon par exemple, qu'ils ne lâchent jamais.

— Le cas est d'autant plus intéressant, dit le psychologue, qu'il ne s'agit pas d'un objet mou. C'est donc que le symbole du poisson reste l'essentiel.

— La classe de Mlle Simone (le groupe où est Véronique) a un aquarium, signale Mme Laîné.

— Et s'il s'agissait d'une sorte de fétiche? intervient Françoise.

La discussion reprend, mais en prenant le mot « fétiche » dans le sens de porte-bonheur. En regardant Françoise, je dis :

— Je pense que tu utilises ce mot plutôt dans le sens d'un objet qui représente une certitude, comme par exemple une croix, pour un croyant, figure la confiance dans une force protectrice. L'enfant se cramponne à un objet qui représente la continuité dans un monde tout en mouvement.

— C'est cela, confirme Françoise. Je pense à l' « immutabilité » des choses à laquelle se cramponne l'enfant psychotique pour faire taire son angoisse...

Nous avons parlé pendant une demi-heure des moyens dont disposent nos enfants, dont disposent toutes les personnes angoissées, pour se rassurer. Bien au-delà du cas de Susie, cela a été une excellente discussion.

Pour en revenir à Susie, Françoise annonce qu'elle a décidé de la mettre sous médication. Elle en indique la posologie, mais propose de ne rien dire, pour le moment, de l'effet thérapeutique attendu. Mme Laîné, la stagiaire et les spécialistes qui sont en rapport avec Susie noteront leurs observations, au jour le jour. Les doses seront progressivement renforcées.

La secrétaire annonce la visite de Mme Hénault, la mère de Pierre, le mongolien, qui est dans le groupe de Susie et dont nous avons fêté l'anniversaire en même temps que celui de la petite Réunionnaise. Françoise me demande de la recevoir, bien qu'elle n'ait pas demandé de rendez-vous.

Je comprends très vite pourquoi Mme Hénault est venue sans s'annoncer. Il s'agit d'une offensive et, dans un tel cas, la surprise est importante.

— Monsieur, me dit-elle, toute rouge, je ne suis pas une mère qui vous ennuie souvent, mais cette fois c'en est trop. J'exige que vous fassiez sortir cette Susie du centre ou je porte plainte devant la Sécurité sociale. Vous n'avez pas le droit de garder ici des cas de perversité notoire. J'ai fait mon enquête. C'est une perverse et même si mon fils est mongolien, c'est néanmoins un enfant pur, vous m'entendez! Pur! Je n'admets pas...

Pendant cinq minutes encore, l'attaque se poursuit avec la même vigueur et je n'essaye pas de la contenir. Quand, épuisée, mon interlocutrice, se tait. Je lui demande :

— Qu'est-il arrivé, Madame Hénault?

— Parce que, par surcroît, vous ne vous doutez de rien! Eh bien! moi, je vous l'apprendrai. Mais vous, allez donc faire un autre métier plutôt que de mettre des enfants propres en danger moral! Eh bien! mon Pierrot, il met maintenant son pouce dans son cul, excusez le mot, et quand je lui ai demandé où il a appris ça, il m'a dit « Susie ». Parce que, maintenant, il sait dire ce qu'il veut dire!

— Donc, Madame Hénault, il a appris à parler un peu, et puis il a appris des choses moins désirables. C'est exact qu'il a vu Susie faire ce geste. Seulement ce n'est pas de la perversité, c'est un signe de son angoisse. Quand votre Pierre est entré au centre j'ai eu la visite de la maman d'une de nos enfants, Christine. Vous voyez, je ne cache pas son nom. Cette dame m'a dit, très gentiment d'ailleurs, que Christine faisait, depuis peu, des grimaces affreuses : elle sortait la langue et grinçait des dents, tenait la tête oblique, que sais-je encore. Et elle m'a demandé s'il n'y avait pas un enfant dans le groupe qu'elle imitait? Et si dans ce cas je ne voulais pas retirer l'enfant grimaçant du groupe pour le mettre ailleurs... Vous voyez, Madame Hénault, à l'époque, c'était votre Pierre qui donnait le mauvais exemple.

— Ah ça alors! La mère de Christine, vous dites? Mais Pierre ne fait plus du tout de grimaces!

— C'est exact. Il n'en fait plus! Il ne se mouille plus, il ne se salit plus, et il commence à parler un peu. Mais, au début, il faisait des grimaces pas belles du tout, et Christine, eh bien! ces grimaces lui ont fait peur et elle les a imitées. Je n'ai pas écarté Pierrot du groupe. J'ai expliqué à cette maman que nous devions prendre ici tous les enfants quelles que soient leurs mauvaises habitudes, dans l'espoir qu'ils les perdraient.

— Je comprends, Monsieur Brauner, je comprends. Mais une telle habitude de mettre le doigt dans le trou du.... Mais, c'est de la masturbation! Mon mari est d'accord avec moi!

Je lui ai expliqué ce qu'est la masturbation, sans faire d'ailleurs une distinction trop sévère entre tel geste et un autre, d'autant que Susie, se frottait souvent de toutes ses forces, un peu partout. Mme Hénault s'est donc calmée. Elle m'a promis d'expliquer les choses à son mari, car c'est lui, surtout, m'a-t-elle dit, qui est horrifié par ces gestes-là! Au moment où elle s'en allait j'ai ajouté :

— Il y a seulement une dizaine d'années, certaines mamans se glissaient dans notre maison en rasant les murs. Il ne fallait à aucun prix appeler les enfants par leur patronyme de crainte que parmi les autres personnes présentes quelqu'un apprenne qu'il y a, dans telle famille, un mongolien, un idiot. Ces enfants étaient une honte, une catastrophe, ils étaient pire qu'une fille déshonorée dans le temps! Aujourd'hui, tout Paris commence à savoir qu'il existe des dizaines de milliers d'enfants atteints de certaines déficiences, qu'aucune famille n'est à l'abri de ce malheur. Quant aux parents, comme vous, ils sont fiers parce que leur enfant fait des progrès, qu'il ne sort plus la langue, ne fait plus de grimaces. L'intolérance des autres vous a fait mal. Alors, ne soyez pas intolérante avec d'autres. Il y a des familles plus malheureuses que vous ne l'êtes. La famille de Susie par exemple. Et ce n'est presque plus une famille, tellement elle est malheureuse!

Mme Hénault a sorti son mouchoir.

— C'est vrai que j'ai eu de la chance. Il y a des gens que je connais qui n'ont pas trouvé de centre pour caser leur gosse,

parce qu'il est complètement, mais alors complètement dingue...
Merci, laissez-la où elle est, la petite Susie. Merci, Monsieur.

Je ne peux discuter ici des avantages ou des inconvénients des
médicaments employés dans le traitement des maladies mentales.
Françoise les utilise avec beaucoup de prudence. Mais le fait est
que Susie a changé au cours des semaines. Voici les notes de
Mme Laîné, au cours du mois d'avril, avant et après l'instaura-
tion de la chimiothérapie pour Susie :

23 avril. — Nombreuses ébauches de colère. Une colère
violente à 10 heures. Lance le matériel à travers la pièce,
renverse table, chaise, enfants. Contorsions extravagantes. A la
sieste, gigote beaucoup, mais consent à se coucher et s'endort.
Position habituelle.

24 avril. — Plusieurs colères sans raison apparente. Jette le
manger de Carole par terre, mange son dessert à elle. Pendant
les travaux, lance ciseaux. Pénètre dans la classe en face et la
perturbe. Impulsions subites. Jubile à la vue des dégâts.

25 avril. — En arrivant le matin, ouvre la porte du secrétariat,
brusquement et casse la vitre. Jubile. Fait sa tournée de la
maison. Angoisse de certains enfants. Longs moments d'autisme
l'après-midi. Euphorie pendant la récréation. Manipule matériel
à vide.

29 avril. — Arrive très calme, le matin. Fait son tour habituel
à travers les autres classes, mais ne perturbe pas. Ne veut pas de
couvercles sur les boîtes de matériel et les fait valser les uns après
les autres. Accepte de travailler à sa table. Légère colère avant le
repas de midi en voyant le plat de tomates qu'elle n'aime pas.
Prend le matériel de Dominique, le provoque, mais s'assied sur
ma demande. Ne veut pas descendre au moment du départ le
soir. Mme Palloti fait semblant de tenir un chewing-gum à la
main. Susie se précipite. Déçue, elle fait une colère terrible.

30 avril. — Arrivée particulièrement calme. C'est son père qui
l'a conduite. Très sage toute la matinée. Enfile perles, emboîte
jeu de cubes, réalise un puzzle de 2e série, veut faire un dessin.
En récréation, participe spontanément à une ronde. Légère
colère à la fin de la récréation. Elle accepte, au repas, la viande
rouge! A consenti à attendre son tour! Euphorie, et rires
immotivés. La journée se termine sans incident.

6 mai. — Susie est très détendue et attentive. Période
particulièrement bonne. Joue avec Gérard, pour la première fois.

L'observe avec une sorte d'admiration et imite chacun de ses gestes, assez habilement. Seul incident : j'ai pressé les oranges pour le goûter. Susie avale des portions de peau pelée presque sans mâcher.

8 mai. — Très bonne matinée. S'échappe après le repas. Je la cherche vers la salle de gymnastique. Elle est au 2ᵉ étage, en train de lécher les pots de yaourts vides. Sieste : dort profondément, les bras en croix! Participe en rythmique, l'après-midi.

Ainsi, pendant plusieurs semaines, l'amélioration est constante. En réunion de synthèse, d'autres enfants ont pris la place de Susie dans la discussion. Je rends visite à Susie aussi souvent que je le peux sans me faire suspecter de m'intéresser à elle plus qu'à d'autres enfants.

Mᵐᵉ Palloti sort du cabinet médical. Je la croise dans le hall. Elle est épanouie. Je ne l'ai jamais vue ainsi. Elle serre la main de la secrétaire en lui disant « merci ». Quand elle m'aperçoit, elle revient sur ses pas et me dit « merci » à moi aussi. Au moment de franchir la porte, elle se retourne encore une fois :

— Je l'ai dit au docteur : Susie est comme transformée. Elle fait des courses avec moi, imaginez-vous, sans histoires! Je ne peux pas le croire. Enfin, maintenant, j'ai une fille! Ma fille!

Début juillet. — L'amélioration se maintient. Susie accepte de rester calmement à sa place, elle participe à bien des jeux. Avec Carole, elle aime baigner la poupée, la dévêtir, la rhabiller. Quand je rentre dans la classe avec ma caméra, elle me regarde avec malice. Elle sait qu'elle ne devrait pas regarder la caméra pour être plus jolie. J'ai projeté une bobine devant les enfants, Susie n'a pas regardé. Les autres ont hurlé de joie : « C'est Susie! C'est Carole! C'est Pierre! »

— Non Susie! Non Carole! Non Pierre! grommelle Susie. Elle a plus d'un mot (écorché) à sa disposition. Elle sait nommer un bon nombre d'objets et exprimer des désirs. Quand elle veut.

L'année scolaire est finie. Quand, à une dernière réunion, autour des coupes de champagne, nous faisons le bilan, Mᵐᵉ Laîné a les larmes aux yeux pendant que Françoise résume l'évolution de Susie. C'est à moi de conclure :

— Ça a été une année très difficile. Mais des succès comme celui que nous avons eu avec Patricia, avec Emmanuel, avec Susie, cela nous donne le courage de recommencer en septembre. Il faut surtout travailler en équipe, sans s'arrêter aux problèmes de détail et aux difficultés inévitables dans une vie à plusieurs. Reposez-vous bien! A septembre!

La rentrée, Susie revient, conduite par son père. Il demande à me voir.

— Ma femme est hospitalisée, m'annonça-t-il. Enceinte. Tout recommence!

Après un long silence, pendant lequel j'ai essayé de saisir la catastrophe dans toute son ampleur, je dis :

— Comment allez-vous faire, Monsieur, pour Susie?

Pendant deux semaines environ, cet homme nous a amené Susie, tous les matins, à l'heure exacte. Il a assuré la vie au foyer pour les deux autres enfants, tout en travaillant huit heures par jour dans une usine située à quarante-cinq minutes de métro de chez lui.

J'ai alerté l'assistante sociale du secteur. J'ai demandé que l'on trouve une aide familiale pour les Palloti. J'ai proposé de faire chercher l'enfant par un taxi si la dépense pouvait être payée sur le prix de journée. Françoise a demandé l'intervention du service hospitalier où Susie avait été suivie.

Je n'ai essuyé aucun refus. Quand on a connu, comme moi, un temps où l'assistance sociale n'était qu'une vue de l'esprit, on reste admiratif devant la réalité d'aujourd'hui. Mais les assistantes sociales n'ont pas beaucoup de moyens. Les semaines ont passé. Le père est à bout de force. Mais Susie reste calme. La médication a-t-elle accompli un miracle?

— Pas seulement la médication, dit Françoise. Susie adore son père, et cet homme très simple sait la prendre exactement comme il faut. Mais il ne pourra pas tenir longtemps.

Trois semaines plus tard, une assistante sociale a trouvé une place pour Susie dans un internat. J'ai écrit à cet établissement pour exposer ce « cas », pour que Susie ne perde pas ce qu'elle a acquis.

Le directeur a accusé réception de ma lettre. Il se trouve que, lui aussi, connaît cette espèce d'enfants.

Nous attendons, avec angoisse, l'arrivée de l'enfant qui sera le frère ou la sœur de Susie.

Susie n'est plus jamais revenue dans sa famille. Elle n'est pas restée non plus à l'internat. « Les troubles extrêmement graves de cette enfant ne permettent pas son maintien dans une collectivité thérapeutique pour enfants », écrivait le directeur de l'internat dans sa lettre au directeur de l'hôpital psychiatrique départemental où Susie a été admise dans la section des mineures.

Pourtant, la famille de Susie avait fait preuve d'un dévouement sans bornes. Il faut croire que cela ne suffit pas pour guérir un enfant malade mental. Je n'ai jamais pu oublier cet échec devant la maladie. Je n'ai qu'une seule consolation : j'ai constaté que la famille Palloti a pu se ressouder autour de ses autres enfants. Car dans une famille, il faut aussi compter avec les frères et les sœurs de l'enfant malade.

III

LA FRATRIE

Ce matin-là, Patrick, quatorze ans, est arrivé au centre avec une lettre à la main. Comme d'habitude, il a franchi la porte d'entrée, le tronc immobile sur les jambes qui avancent, le menton levé, la tête droite, les yeux bleu clair fixés sur un mur lointain. Il y a dans toute son apparence, un côté mécanique contre lequel viennent battre en vain les vagues de l'existence. Ses vêtements sont impeccablement propres, ils ont cette netteté qui fait que les mannequins des grandes vitrines dans leurs habits n'ont pas l'air vrai. Pour nous qui connaissons la mère, cette netteté est le reflet de sa personnalité obsessionnelle.

Patrick avance vers moi qui me trouve dans le hall d'entrée, par hasard. Il me tend la lettre d'un geste raide et me dit :

— Tu donneras cette lettre au docteur Brauner. Tu n'oublieras pas! Répète.

— Merci, Patrick. Mais cette lettre est pour Mme le docteur Brauner. Tu sais bien où est son bureau. Tu donneras cette lettre à Mme le docteur Brauner. Tu n'oublieras pas

— Répète..., conclut Patrick, car je n'avais pas repris ce mot.

Toute la phrase était celle que textuellement, sa maman avait prononcée au moment où l'enfant quittait la maison et qu'elle lui avait fait répéter. Les enfants sont pris, le matin et le soir, par nos taxis, et le plus souvent, ce sont les chauffeurs qui se chargent de la transmission des messages écrits. Mais Françoise avait recommandé à la mère de Patrick de lui confier des tâches diverses.

Rigide comme une poupée de bois, Patrick fait une rotation sur lui-même et avance vers la porte du bureau médical. Il entre sans frapper et, au bout de son immense bras, au bout de sa magnifique main aux longs doigts, il tend la lettre à Françoise.

— Merci, lui dit Françoise avec un sourire.

— Tu donneras cette lettre au docteur Brauner, ânonne le garçon. Tu n'oublieras pas. Répète.

Françoise répond :

— Merci, Patrick. Maintenant, tu as donné la lettre au docteur Brauner. C'est moi, moi. Et toi, toi, tu as donné la lettre à moi. Merci. Tu n'as pas oublié. Patrick n'a pas oublié de donner la lettre. Bravo.

— Répète, ajoute Patrick.

Oui, il faut beaucoup de patience !

Patrick est ressorti du bureau, à reculons. Françoise secoue la tête. Elle pousse un profond soupir.

— On prétend que les enfants autistiques qui ont un langage offrent un pronostic moins défavorable, me dit-elle. Devant une telle écholalie [1], je me demande souvent si c'est exact.

Françoise, même en généralisant, pense toujours à l'enfant qui est devant elle. Pour ma part, davantage porté à la synthèse, je suis mon idée à moi.

— Chez Patrick, l'inversion des pronoms personnels est particulièrement marquée. Ce n'est pas tant l'inversion que le maintien du pronom qui est utilisé dans la première phase du discours. Sa maman lui avait dit : Tu, donc il poursuit avec ce pronom.

— Patrick ne se ressent pas comme une personne à part, il n'a pas encore isolé son moi.

— Le moi, on l'isole dans la mesure où l'on ressent les différences que présentent les autres par rapport à ce que l'on désire. Je me demande si l'on fait bien d'insister tant sur les distinctions entre « moi » et « toi », « je » et « tu ». La distinction première devrait être celle entre « moi-toi » d'une part, et l'« autre » (il, lui, le garçon, la fille), d'autre part. La différence est plus nette, plus évidente. L'autre, le troisième est absent, n'est pas visible, mais « toi-moi », nous sommes tous les deux présents, dans la même situation.

---

1. Répétition automatique des paroles de l'interlocuteur sans intention de communication verbale.

— Exact, reconnaît Françoise. Mais tu escamotes une difficulté, celle de l'identification. Avec l'autre, l'absent, il n'est pas question de se mettre à sa place. Mais entre deux interlocuteurs, il est indispensable de faire la distinction à tout moment. Il faut séparer les positions pour pouvoir les défendre.

— Quand ils sont agressifs, ces enfants distinguent bien entre eux-mêmes et celui d'en face.

— Peut-être. Mais ils peuvent aussi être fortement auto-agressifs et alors, ils ne distinguent pas entre eux-mêmes, en dépit de la douleur qu'ils se causent, et l'autre qu'ils visent dans leur détresse...

Nous voici à nouveau sur le terrain passionnant de la discussion pour essayer de voir clair dans notre tâche quotidienne. L'auto-agressivité vient de faire l'objet d'une très longue enquête, réalisée avec l'aide de l'une de nos éducatrices les plus dévouées, sur une fillette : Maryse, avec un résultat si précis que nous avons décidé d'en faire une communication lors d'un prochain congrès. Le langage cependant est mon domaine propre et je m'y trouve très seul. Françoise ne peut pas s'éparpiller davantage et refuse de mettre le pied dans les marais de la linguistique générale. Effectivement, les linguistes se perdent dans la philosophie, et les psychologues qui se hasardent dans le domaine du langage, ignorent ce que sont les langues, dont on ne devrait pas détacher le langage.

Je reprends :

— L'opposition entre le « tu » et le « moi » est particulièrement nette dans la question... la question que je pose à l'autre...

Je remarque que Françoise ne m'écoute plus. Elle a ouvert la lettre remise par Patrick. Elle l'a lue et me la tend.

« Cher Docteur Brauner,

« En vous voyant hier, je n'ai pas osé vous poser une question qui me travaille depuis quelque temps.

« J'ai à vous demander un grand service et je sais que vous me le refuserez, parce que c'est quelque chose qui ne se fait pas dans votre centre, et je le comprends parfaitement, remarquez.

« D'un autre côté, je ne sais plus comment faire et je me demande s'il n'y a pas quand même un moyen, et je vous pose donc la question et vous me répondrez comme vous l'entendez, mais j'en aurai au moins le cœur net et peut-être quand même que vous verrez une possibilité.

« Vous savez que j'ai Patrick et Félice, sa sœur jumelle qui est normale comme vous savez et d'ailleurs, tous les autres sont tous normaux. Alors, Félice voudrait choisir le métier d'éducatrice plus tard quand elle aura son baccalauréat qu'elle aura sûrement, mais ce n'est pas encore pour demain. Mais elle ne voudrait pas perdre du temps et préparer ce beau métier depuis qu'elle a vu chez vous vos éducatrices qui font ce magnifique métier, et elle m'a demandé de vous demander s'il n'y aurait pas moyen qu'elle vienne un peu au centre en dehors de ses heures de classe, le mercredi surtout, et travailler avec ces malheureux enfants et voir ce qu'elle peut faire aussi pour notre Patrick... »

La lettre continue encore sur deux pages où tous les détails pratiques du stage projeté sont précisés.

Je regarde Françoise. Nous avons toujours, refusé la présence des familles dans le centre. Au moment des fêtes, des mères volontaires se mêlent aux éducatrices avec joie et zèle, mais à la fin de la journée, l'équipe est unanime pour déclarer que la présence de membres de leurs familles perturbe bien des enfants. Ainsi, Gilles qui ne fait jamais de caprices au centre, s'est déchaîné dès qu'il a aperçu sa mère dans la salle ; il a refusé de manger, a lancé la nourriture sur les autres enfants et, finalement, a oublié de demander à aller aux W.C., ce qui ne lui était plus arrivé depuis deux ans.

Lors des jeux olympiques spéciaux pour handicapés, la mère de Paul avait accepté de se charger de la distribution du repas de midi. Il n'y avait pas de reproche à lui faire : tous les enfants ont eu leur part, elle a aidé les plus petits tout comme si c'étaient les siens. Mais pour ce qui est de Paul elle l'a gavé, bourré de tartines, de bananes, de bonbons, jusqu'au moment où le garçon a tout rendu sur la pelouse. Or, Paul est obèse et sa mère nous jure à chaque entretien qu'elle respecte nos consignes sur le plan de l'alimentation.

— Au moins, on connaîtra mieux les mamans ! constate une de nos éducatrices lorsque nous soumettons la lettre à la réunion de synthèse.

La discussion est animée, ce lundi-là. La majorité de nos collaborateurs sont opposés à l'admission de Félice.

— Elle n'a que treize ans.

— Elle a plus de quatorze ans. Et puis, elle est drôlement sérieuse !

— On ne dit pas le contraire. Mais c'est pas une ambiance pour une jeune fille de cet âge; elle ferait mieux de se reposer le mercredi au lieu de passer sa journée avec des handicapés.

— Surtout qu'elle a déjà la charge d'un handicapé toute l'année.

— Oui, mais elle veut apprendre à bien faire et je trouve qu'on doit la soutenir pour cela!

— Et tu crois qu'elle va tenir longtemps? Elle va lâcher un jour quand elle en aura assez et les enfants qui se seront habitués à elle...

— Faudrait savoir encore si les enfants s'habitueront à elle. Elle n'est pas gaie.

— Ah! non, elle n'est pas gaie.

— Pour ce qui est de se faire accepter, au contraire, je suis sûr qu'elle y arrivera parce que je ne sais pas pourquoi, elle a le chic pour attirer les enfants. Quand elle vient chercher Patrick, le mercredi soir, il y a toujours des enfants qui vont vers elle. Ils sentent qu'elle les aime.

— Si elle vient ici, avec qui la mettra-t-on?

— Alors, moi, je n'en veux pas dans mon groupe. J'ai assez de mal comme ça avec des enfants comme André!

— Pourtant, elle pourrait vous aider, Mademoiselle, vous ne croyez pas?

— Non, non! J'aime autant me crever : mais je ne veux pas de stagiaires ni de gens comme ça!

— Mesdames, Mesdemoiselles! Si personne ne veut accepter Félice, la discussion devient inutile!

— Moi, je la prendrais bien! dit le chef d'atelier de l'imprimerie. Ça ne me gêne pas, et si ça lui fait plaisir d'être parmi les enfants handicapés... Faut soutenir les bonnes volontés, je crois...

Ici, il me faut préciser que nous possédons deux centres, celui des jeunes enfants, et l'annexe pré-professionnelle. Lorsque, vers 1966, les premiers de nos enfants ont approché de la limite d'âge de quatorze ans le problème s'est posé de préparer la « suite ». Une fois de plus, il m'a fallu agir sans argent. Après bien des recherches, j'ai trouvé un pavillon de banlieue avec un bon bout de terrain, à cinq cents mètres du centre. Avec la collaboration des parents du centre, nous avons pu le louer provisoirement, en attendant de l'acheter. Ensuite, il a fallu équiper le bâtiment et construire des ateliers. Il fallait au moins trente places pour pouvoir accueillir tous nos « grands », et les conduire jusqu'à l'âge de vingt ans.

C'est un véritable miracle qui s'est produit au cours de cette année-là. Le père d'une fillette nous a conseillé pour le gros œuvre. On est venu nous aider de tous les côtés. Un maçon italien a construit pour un prix de pure forme l'escalier de secours en béton armé, selon un croquis que j'ai fait. Luis, notre homme chargé de l'entretien, a fait tous les métiers pour que les ateliers puissent fonctionner au moins provisoirement, sans que nous nous ruinions « à payer des factures ».

Dans ces ateliers, il n'est pas question de bricolage ni de travail rentable. Les adolescents doivent apprendre des gestes de base qui leur permettront de faire tous les travaux simples, dans n'importe quelle activité : menuiserie, cartonnage, imprimerie, soudure, et ce, même devant les machines que nous évitions, au début, de placer dans nos locaux. Et voilà, que des adolescents, qui n'ont jamais pu apprendre à lire, composent des cartes de visites pour leur famille et des papiers à en-tête pour les fournisseurs amis, que des mongoliens mal orientés dans l'espace, à en croire les tests, font sur la machine électrique des coutures droites et autres et que des psychotiques incapables de tenir en place plus de deux minutes, rabotent et polissent du bois avec une patience d'ange.

Après dix minutes de discussion nous sommes d'accord : Félice ira à l'atelier d'imprimerie-cartonnage pour y donner un coup de main selon ses possibilités. Ce sera aussi l'occasion d'y transférer son jumeau Patrick qui aura quinze ans à Pâques et dont le passage du centre des petits à celui des grands nous avait posé un problème. Peut-être auprès de sa sœur, s'adaptera-t-il. Habituellement, le moindre changement affole notre Patrick.

C'est ainsi que Patrick est allé chez les « grands » et que Félice est devenue notre première « volontaire ».

Au cours des années, nous avons eu beaucoup de jeunes volontaires dont certains et certaines ont su s'attacher les enfants les plus difficiles. Mais « Fée » comme nous avons appelé Félice, était une personnalité à part.

Je n'ai pas souvent la chance de passer assez de temps dans les ateliers pour observer les enfants et les adultes. Mais je me suis assis un jour près d'une machine pour observer le groupe de deux enfants dont Fée avait pris la charge. Fée parle à peine, un mot par-ci, par-là. Elle met l'essentiel dans les gestes qui sont tout en douceur. Elle ne touche pas l'objet que tient l'enfant handicapé mais approche de telle manière que l'enfant suit sa main et réalise le mouvement utile. Elle ne s'occupe pas de son frère; toutefois, de l'endroit où elle s'est installée, et s'il se trouve dans le même atelier, elle peut le voir. Justement, Patrick est capable de réaliser un travail de conditionnement ou de classement de sorte que le contremaître l'emploie avec plaisir dans le cartonnage.

Je demande à Fée :

— Vous ne voudriez pas prendre votre frère dans votre petit groupe?

— Oh! non, je ne veux pas que les autres enfants soient jaloux.

Voilà. Elle aurait pu dire autre chose, par exemple que l'on penserait qu'elle favorise son frère. Elle pense aux autres enfants.

— Mais vous pensez à votre frère quand vous travaillez avec les autres.

— Je ne fais que ça.

Le lendemain me parvient une lettre de la mère de Patrick et Félice. Elle tient à remercier le docteur d'avoir accepté sa petite Félice mais elle ne veut pas déranger ma femme parce qu'elle sait combien elle est occupée et elle me prie de lui transmettre ses remerciements et l'expression de sa gratitude. Félice, m'apprend-elle, est radieuse. En rentrant la veille à la maison, après avoir passé la journée au centre, elle chantonnait — ce qui ne lui arrivait jamais —, elle chantonnait un air appris au centre, inventé par nous.

Quant à Patrick, il n'arrête pas de demander si sa sœur reviendra « demain ».

— Non, mais elle reviendra mercredi prochain.

— Pourquoi mercredi, pourquoi pas demain?

— Parce qu'elle doit aller à l'école.

— Pourquoi pas à l'école comme mercredi?

Dans sa logique à la fois simple et complexe, Patrick ne comprend pas pourquoi, le mercredi, sa sœur peut aller dans son école à lui, et qu'elle ne le peut pas demain, c'est-à-dire un autre jour. Finalement, il se résigne.

— Mercredi, ce n'est pas demain, remarque-t-il.

Je demande à l'éducatrice scolaire d'apprendre les jours de la semaine à Patrick.

Vous croyez qu'il les saura un jour?

Il suffit de deux répétitions à Patrick pour réciter les jours de la semaine. L'éducatrice est à la fois étonnée et confuse. En me racontant son succès, elle craint que je puisse douter de ses efforts antérieurs.

— Je vous jure que j'ai essayé plus d'une fois!

— Oui, mais les jours de la semaine ont pris de l'importance dans l'existence de Patrick, une importance concrète. Il en fera même une obsession, je crois.

On se souviendra longtemps de l'obsession des jours de la semaine.

— Mercredi, c'est après mardi?

— Oui, Patrick.

— Demain, ce n'est pas mardi, demain c'est vendredi. Après vendredi, je ne vais pas en atelier.

— Non, le samedi et le dimanche, tu ne vas pas en atelier.

— Mais le lundi, je vais en atelier. Et après, c'est mardi. Et mercredi, c'est après mardi...

L'éducatrice scolaire a fait confectionner des calendriers. Un éphéméride d'abord, mais Patrick voulait que le mercredi soit marqué en rouge, et non pas le dimanche. Les enfants ont dessiné un calendrier pour une période de six mois et, cette fois, Patrick a pu mettre les mercredis en rouge.

Félice, ce mercredi, n'a pu venir que vers onze heures et, de ce fait, elle n'a pas accompagné les enfants à la piscine. Je me rappellerai toujours l'entrevue que j'ai eue avec elle quand je suis venu lui apporter la clef puisque je travaille dans le centre des petits, à cinq cents mètres des ateliers pré-professionnels.

— Il ne fallait pas vous déranger, Monsieur, je pouvais attendre devant le portail, ces vingt minutes.

— Je serais venu de toute façon... Alors, vous vous plaisez ici?

— Oh! oui, je suis très heureuse, je vous remercie beaucoup, et le docteur aussi.

— Les enfants vous attendent tous, le mercredi. Ils demandent : « Elle viendra Fée? » Quelle idée de vous avoir appelée Félice!

Elle ne répond pas. J'ai l'impression que les larmes lui montent aux yeux. Je me demande justement quelle fibre sensible j'ai touchée quand elle dit d'une voix curieusement enrouée :

— Mes parents m'ont appelée ainsi parce que j'avais la chance d'être bien portante à la naissance, tandis que mon frère risquait de mourir... Maman a fait un mauvais accouchement; c'est lui qui a souffert et pas moi... J'aurais préféré que ce soit le contraire.

Voilà donc tout le drame de cette petite fille de moins de quinze ans, si sérieuse, si triste. Elle s'en veut à mort d'être la cause, selon elle, de l'existence manquée de son frère. En venant au centre, elle cherchait, j'en suis certain, non seulement à aider son frère, mais à se préparer à une vie de sacrifice.

Françoise a décidé de convoquer la mère. Habituellement, je n'assiste pas aux entretiens dans le cabinet médical, mais Françoise me demande d'être présent quand il s'agit de problèmes de portée plus générale.

La mère des deux jumeaux est une grande femme maigre, avec les mêmes yeux bleus que Patrick et Félice, les mêmes traits fins aussi. Elle a quatre enfants : un garçon, René, qui doit passer son baccalauréat, en juin, ensuite les deux jumeaux, enfin la petite Joëlle qui est venue au monde quand Patrick était déjà au centre.

— Joëlle doit avoir trois ans?

— Oui, Monsieur, trois ans et demi. Maintenant, depuis que Patrick est au centre des grands, ça va!

Derrière ce « maintenant, ça va! » se cache une tragédie. Patrick avait très mal accepté l'arrivée d'une nouvelle sœur. Son état s'était fortement aggravé, aussi bien à la maison qu'au centre. Pour la première fois depuis la première enfance, Patrick avait fait une crise épileptique. Son langage s'était destructuré. Nous avons assisté impuissants à cette dégradation.

Mais le plus grave était son agressivité envers le bébé. Un jour, il est allé renverser le landau et c'est un véritable miracle que Joëlle s'en soit tirée indemne, sans autre mal qu'une écorchure au front. Un autre jour, Patrick a mis des bouts d'allumettes dans la bouillie de sa sœur. En s'approchant du berceau, ses traits se durcissaient. Il s'était constitué un vocabulaire à lui pour insulter la petite, des mots incompréhensibles mais dont la consonance avait un caractère manifestement méchant, agressif :

— Proussotati! Joellouppp!

Si bien qu'il a fallu, pendant des années, monter la garde à côté de la petite dès que Patrick était à la maison.

Au centre, nous avions l'écho de cette haine. A l'atelier de modelage, Patrick qui n'était nullement malhabile, formait des bonshommes de toute sorte, puis, d'un coup de poinçon, les perforait de part en part, ou les lardait de coups innombrables, avec l'acharnement de la fureur. L'éducatrice venait nous montrer ces travaux.

— Faut-il que je laisse faire? C'est affreux!

— Mieux vaut la terre à modeler que la petite sœur! lui répondit Françoise.

— Mais s'il en prend l'habitude, un jour il pourra s'acharner aussi sur la petite.

Juste à cette époque, l'un de nos enfants psychotiques avait, lui aussi, dans un état d'esprit comparable « blessé » une de ces créatures. Son bonhomme de terre représentait, selon l'éducatrice d'atelier, un de ses camarades de groupe qu'il détestait. L'éducatrice se demandait si Éric ne s'était inspiré des violences de Patrick.

Or, Éric connaissait une bonne période dont nous n'ignorions d'ailleurs pas les causes. Ce matin-là, après avoir blessé son bonhomme à la joue, avec un outil de l'atelier, il alla lui coller un pansement en terre, bien proprement, en croix, comme Françoise avait l'habitude de le faire pour les petites blessures, avec des bandes d'Albuplast.

Patrick était à l'atelier, en face d'Éric quand l'éducatrice d'atelier me montra ce « pansement ». Je pris le modelage en main, et, le tenant de sorte que Patrick puisse le voir, je dis :

— Voilà qui est guéri!

C'est plus d'une semaine après cette scène que Patrick modela un bébé et, après l'avoir effleuré avec la pointe du poinçon lui colla un pansement plus gros que la tête.

— Donc, de ce côté, cela va mieux! reprend Françoise. Patrick, en ce moment, a une excellente période au centre. Comment est-ce que ça va à la maison?

— Je trouve aussi qu'à la maison, ça va mieux, beaucoup mieux. Et il répète moins les mêmes phrases. Le mérite vous en revient, je vous en remercie et je vous prie de remercier pour moi les éducatrices.

Je confirme :

— C'est vrai. Son langage s'est fortement structuré. Il dit des phrases entières formées par lui-même.

Nous parlons ainsi, pendant quelques minutes, de Patrick et

de son comportement au centre et à la maison. Puis, Françoise aborde le problème qui lui semble le plus brûlant.

— Et Félice? Cela lui fait du bien de venir, le mercredi?

— ... Euh... oui...

L'hésitation est nette. Cette femme a été, me semble-t-il, surprise par notre question qui prouve que nous sommes au courant de quelque chose.

— ... Elle vous a parlé?

— Un peu. Mais l'essentiel est ce qu'elle ne dit pas.

Cette fois, notre interlocutrice ne retient plus ses larmes. Pendant plusieurs minutes, elle essaie de retrouver son calme.

— J'ai tellement peur pour elle...

Il n'est pas possible de donner en quelques mots un compte rendu exact de cette entrevue.

Toute la famille, jusqu'à présent, s'est présentée comme unie dans le malheur. Le père, quand il vient au centre, pour une exposition de travaux ou pour une fête, paraît être un homme affectueux. La mère a les mêmes gestes doux que sa fille. Quant au grand frère, je ne l'ai vu qu'une seule fois. Il venait chercher Patrick un peu avant l'heure pour partir à la campagne. Il avait l'air sympathique, et la manière dont il prit la main de Patrick qui le suivit aussitôt, nous faisait penser que ce garçon acceptait bien son petit frère autistique.

Ce que nous entendons en ce moment, détruit cette image rassurante. Cette famille vit un enfer et ce qui la maintient n'est que la volonté de mener les enfants sains au bout de leurs études et de trouver une « solution » pour Patrick.

— Après, je ne sais pas ce que nous ferons... D'abord, le grand, René : Il ne veut plus rester avec nous. Il passera son baccalauréat cette année; il l'attend pour partir de la maison. Il nous hait. Il hait son frère. Quand il parle de lui, il dit toujours l' « idiot », le « crétin », « dire que j'ai un frère crétin! ». Il ne veut pas se marier pour ne pas avoir d'enfant imbécile... Oui, il a toutes les chances de réussir son bac. Ses professeurs nous disent qu'il est supérieurement intelligent, mais qu'il est très nerveux. Il se ronge les ongles, il a des tics. Cela lui fera du tort dans la vie. Mais qu'est-ce que je peux faire? Si vous pouviez lui parler un jour, docteur! Mais il ne voudra pas venir. Le centre, pour lui, c'est une maison de fous...

« La petite Joëlle est belle, très belle. Mais si nerveuse, elle aussi. Elle pleure pour un rien. A trois ans et demi, elle n'est pas encore propre. Elle bégaie souvent. Et pourtant, elle est très intelligente, elle est en avance sur tous les enfants de la maternelle. L'institutrice me dit toujours de la montrer à un psychiatre parce qu'elle est trop nerveuse! Mais je n'ose pas. Que va-t-il me dire encore? Cela suffit tout de même, d'en avoir un comme Patrick...

« Et puis, oui Félice... Pour elle, je ne sais plus. Elle est si triste, si sérieuse. Elle ne parle que de devenir éducatrice et de rester avec son frère, toute la vie. Qu'est-ce que vous en dites, Monsieur? Elle m'a dit que vous êtes gentil pour elle quand vous venez à l'atelier.

— Ce serait une excellente éducatrice! dis-je. Elle se conduit avec les enfants comme si elle avait toujours fait ce métier.

— Il y aura tout de même encore trois ans d'études à faire... Comment allons-nous tenir si longtemps?

— Nous verrons cela quand elle en sera là.

— Mon mari n'en dort pas la nuit; il pense à ce qui nous attend avec les enfants, avec Patrick surtout. Qu'est-ce qu'il deviendra quand nous ne serons plus là? Ce n'est tout de même pas possible que Félice renonce à se faire une vie à cause de son frère! C'est comme si elle devenait religieuse! Mon mari dit... il m'a demandé de vous en parler... s'il n'existe pas un centre comme le vôtre, où Patrick puisse rester pour toujours, mais je voudrais qu'il n'y soit pas malheureux. (Elle pleure silencieusement.) Mon mari, parfois, dit qu'on aurait dû le laisser mourir à la maternité au lieu de le sauver. Il demande ça sert à quoi, quand, après il n'y a plus personne pour les enfants comme cela? Mais quand même, il est gentil, cet enfant, il a droit à sa vie!

Françoise interroge :

— Mais au fond, il l'accepte bien, votre mari?

— Je ne sais pas. Ce n'est pas un homme méchant, mais il est aigri. Maintenant, de plus en plus, il crie et casse des choses, il ne supporte plus personne, il n'aime plus personne. Sauf Félice. Pour elle, il ferait n'importe quoi. C'est pour ça qu'il ne veut pas qu'elle se sacrifie pour son frère. Ce serait trop dommage, dit-il, une si belle fille pour un... Enfin, Docteur, Monsieur, je vous raconte tout ça, mais ça doit vous ennuyer. Vous ne pouvez pas m'aider, vous m'aidez déjà assez comme ça. Si je savais seulement comment faire.

Françoise est un excellent médecin, je me le dis souvent en l'observant à la tâche. Mais il ne faut pas qu'un médecin engage trop sa personne, sinon il ne peut supporter autant de misères humaines, surtout dans un univers comme le nôtre, avec des enfants comme ceux que nous soignons. Or, en quittant son travail, longtemps après les autres, le soir, elle monte dans la voiture et repense à tel enfant, à telle famille. Arrivée à la maison subitement, elle reparle des enfants, de Patrick, de Félice, de Joëlle, des parents. Et moi, je pense au grand frère. Je ne me souviens même plus de son prénom, mais je pense à lui. J'imagine combien il doit être malheureux, mais il me semble qu'il serait mieux dans sa peau si l'on pouvait lui faire accepter la situation telle qu'elle est.

Voilà le genre de conversation que nous avons ma femme et moi, après une journée de travail. Au bout d'une heure, je coupe court, en prenant une voix courroucée :

— Assez de ces problèmes! Il faut penser à autre chose!

Françoise ne dit plus rien, mais je vois bien que ces questions continuent à lui trotter dans la tête. D'ailleurs, après le dîner, elle enchaîne très naturellement comme si nous n'avions pas cessé de parler de cette affaire :

— Et si nous allions parler avec Félice et René?

Ça y est! Il s'appelle René!

— Je suis d'accord. Je me charge de René.

Là-dessus, nous avons pu changer de sujet... pour ce soir. Au lieu de penser à la famille de Patrick, nous avons discuté des dessins que Jean-Michel avait faits la veille.

— C'est extraordinaire! Une série de trois dessins que...

Françoise verra Félice après l'atelier, mercredi prochain. Pour ma part, j'éprouve bien des difficultés à rencontrer René. Il est certain qu'il refusera de venir au centre, et j'hésite à accepter une invitation de la mère de venir à la maison. D'ailleurs, cela ne me permettra pas de parler seul avec René.

Je décide d'attendre René à la sortie de son lycée. La mère me renseigne sur ses horaires.

Il est midi quand je le vois sortir avec un groupe de garçons et filles, tous vêtus de jeans, les cheveux le plus souvent en désordre. René écoute un camarade qui parle avec de grands gestes. Il se tient mal, les épaules avancées.

Par chance, le groupe se désagrège et René part seul quand

une jeune fille le rejoint. Avant qu'elle ne puisse engager une conversation, j'aborde le garçon et lui demande si je peux lui parler un instant. La demoiselle paraît déçue, tant pis. René ne m'a pas reconnu; il hésite à mettre un nom sur mon visage.

— J'ai absolument besoin de vous parler. Vous pouvez m'aider ainsi que vos parents. Vous m'avez vu, rue Allard, à Saint-Mandé.

— Ah! Oui!

Il a un geste de recul, puis se résigne.

Je lui propose :

— Pourriez-vous venir avec moi dans le petit restaurant, de l'avenue...? Nous y serions plus tranquilles.

— Ma mère m'attend pour déjeuner...

— Je lui donnerai un coup de fil.

Sa réponse m'a étonné. Son réflexe a été de penser à sa mère et au repas à la maison. René n'est pas un révolté.

J'avais repéré en arrivant un petit local agréable et René qui ne doit pas avoir souvent l'occasion de déjeuner au restaurant s'installe avec un plaisir manifeste. Il commande un plat qu'il a choisi longuement sur la carte pendant que je téléphonais chez lui. Je tiens à le rassurer :

— N'ayez pas peur. Ce n'est pas un guet-apens, rien n'a été « arrangé » avec vos parents. C'est le docteur Brauner et moi-même qui avons décidé de faire appel à vous pour nous aider, aussi bien pour Félice que pour Patrick.

— Vous l'appelez « Fée », chez vous. (Il sourit.) C'est joli!

— Vous avez une sœur gentille, fine, jolie. D'ailleurs Patrick aussi est un beau garçon (René fait la moue.) Disons qu'il aurait été très beau garçon sans son accident! (René me regarde.) Les choses étant ce qu'elles sont, il faut faire face et sauver ce qui peut être sauvé, à savoir : votre vie à vous, celle de Fée, celle de Joëlle, et ce qui reste de la vie de vos parents.

Le grand gaillard a les larmes aux yeux.

— Vous croyez qu'il y a quelque chose à sauver? Moi, j'ai décidé de partir de la maison après mon bac.

— Je le sais. Et après? D'abord, un bac ce n'est pas encore grand-chose...

— C'est vrai, mais je ne tiens plus à la maison.

— Comme cela, il y aura toutes les vies ratées : la vôtre et celles des membres de votre famille que vous laissez tomber.

— Vous êtes venu pour me dire que je dois rester à la maison?

— Non, je suis venu pour trouver une solution. Je n'en ai pas encore. Une solution qui consiste à assurer votre avenir, mais aussi celui de votre sœur, de vos sœurs, et celui de Patrick.

— Et pourquoi on ne le mettrait pas dans un internat, celui-là ? Notre vie à nous tous serait sauvée, même celle de notre père et de notre mère. Je me demande si Patrick ne serait pas mieux dans un établissement au lieu de supporter ma mère !

— Supporter sa mère ?

— Je sais ce que je dis. Alors, l'idée de l'internat ?

— Il n'existe pas beaucoup d'établissements de qualité fonctionnant en internat. Ensuite, c'est une solution que je réserverais aux enfants qui ne peuvent vraiment pas être pris en charge par leur famille, avec l'aide d'un établissement en externat. Je peux en témoigner : quelles que soient les qualités du directeur et de son équipe, un internat reste une solution pénible. Voulez-vous donc que Patrick soit malheureux ?

René secoue la tête...

Le garçon se présente pour prendre la commande. René plonge les regards dans la carte des plats, avec un plaisir de petit garçon à qui il arrive de pouvoir demander tout ce qu'il désire.

— Un châteaubriant !...

René est tout ému quand le garçon lui désigne sur la carte la liste des boissons.

— Non, pas de vin, je n'en bois jamais...

Le garçon est parti avec la commande. René ayant perdu le fil je l'aide à reprendre la conversation :

— Fée veut devenir éducatrice pour rester avec Patrick toute sa vie, m'a dit votre mère.

— Elle est complètement toquée, celle-là !

— Non, mais elle se sent responsable, coupable de ce qui est arrivé à son frère jumeau.

— Écoutez-moi, j'ai quelque chose à vous demander qui est sérieux. Cela fait deux fois que vous faites allusion à l'accident survenu au moment de l'accouchement. Moi, puisque j'ai un frère comme ça, j'ai lu des trucs, j'ai même beaucoup lu pour me faire une idée précise. D'abord ceci : Patrick, c'est bien un « autisme » qu'il a ? Un autisme infantile précoce, syndrome de Kanner ?

— Je vois que vous êtes réellement documenté.

— Bon. Vous voyez que je ne parle pas à la légère et que j'ai cherché à comprendre. Et même que notre prof' de philo nous en a parlé, avec justement un film fait par vous! Il voulait même que vous veniez au lycée, vous ou votre femme, mais il n'en a plus parlé. Bref, je crois savoir de quoi je parle. Eh bien, cette maladie, il semble qu'elle n'a aucun rapport avec l'accouchement de ma mère, ni avec ma sœur, la jumelle de Patrick. D'après ce que je sais, et je peux vous donner les titres des bouquins que j'ai lus, c'est entièrement de la faute de ma mère si Patrick est comme ça!

Le garçon vient poser les plats commandés sur la table. René s'efface pour lui faciliter les mouvements. Ce garçon n'est sûrement pas égoïste.

Nous nous taisons aussi longtemps que le garçon est auprès de nous. Enfin, il a fini. Mais cette fois, René n'a pas perdu le fil. Il reprend sa dernière phrase :

— Je peux vous dire que tout est entièrement de la faute de ma mère. Les troubles mentaux remontent toujours à la toute première enfance. C'est Freud qui a formulé cette idée et actuellement, toute la psychologie reconnaît qu'il a eu raison.

— Je ne vous répondrai pas sur un plan général et je ne me permettrai pas de semer le doute dans votre esprit quant aux thèses psychanalytiques. Mais je voudrais que nous restions dans le contexte de votre famille. Vous connaissez bien votre père et votre mère. Pourriez-vous m'expliquer pour quelle raison votre mère serait coupable, fût-ce inconsciemment?

— Je vais vous le dire. A moi aussi cela m'a paru monstrueux.

Je ne peux m'empêcher de sourire. Voilà que ce mot terrible de « monstrueux » se trouve atténué par la grande bouchée de salade que René essaie de placer dans sa bouche. J'entame mon repas à mon tour pour laisser tout son temps à cet enfant qui se débat, à la fois avec les problèmes relevant des sciences humaines théoriques, et avec ses propres questions. La liaison ne semble pas complètement faite. Enfin, il poursuit :

— La véritable raison, vous m'entendez, c'est que ma mère n'en voulait pas, de ces enfants, qu'elle les a rejetés, qu'en réalité elle voulait se consacrer à mon éducation à moi et que les deux qui sont arrivés quatre ans après, je vous le répète, elle n'en voulait pas. Voilà, pourquoi Patrick s'est renfermé en lui-même, qu'il est autistique, et l'histoire de l'accouchement, c'est des histoires pour se justifier. C'est pour ça que j'en veux à ma mère.

— Elle vous a trahi!

— Exactement!

— Pourquoi alors Fée n'est-elle pas autistique, elle?

— Ça, j'avoue que je ne le comprends pas encore, mais je n'ai pas trouvé beaucoup de documentation sur ce point précis concernant les jumeaux. Certains spécialistes disent seulement que lorsqu'il s'agit de jumeaux monovitellins, qu'il y a donc deux garçons ou deux filles, tous deux peuvent être psychotiques, mais quand ils sont bivitellins, lorsqu'il s'agit de « faux jumeaux », ils peuvent être, l'un psychotique, l'autre normal.

— Tous mes compliments pour vos connaissances. Et cela ne vous dérange pas, scientifiquement parlant, que sur deux enfants non désirés, l'un seulement soit psychotique?

— Si. Peut-être que maman aurait accepté la fille puisqu'elle avait déjà un garçon, mais pas un deuxième garçon? D'ailleurs, elle prétend qu'elle les voulait bien, tous les deux. Comment savoir la vérité?

— Patrick est aussi épileptique...

— Je sais. Paraît que ça aussi, c'est psychologique.

— Peut-être. Mais sa première crise date des premiers jours après la naissance. Il est donc probable qu'il s'agissait d'une lésion cérébrale et que c'est sur ce terrain fragile que s'est installée la psychose. Tout cela ne fait pas partie de notre problème, je veux dire de celui qu'il faut discuter aujourd'hui. Il faut parler de l'avenir...

— Voilà que vous évitez de répondre à la seule question qui me préoccupe vraiment. Je veux savoir, absolument, si sa mère est pour quelque chose dans la maladie de Patrick, si elle est coupable ou non?

René me regarde droit dans les yeux, avec une inquiétude visible comme si de ma réponse dépendait tout le reste. Depuis des années, la question de la culpabilité des parents, ou du moins d'une certaine responsabilité consciente ou inconsciente, a été posée dans les discussions, dans les écrits psychiatriques et psychologiques. Les camps se sont nettement divisés sur ce point, surtout chez les non-médecins et les paramédicaux dont les questions sont plus tranchées dans la mesure où les problèmes se trouvent outrageusement simplifiés. Et voilà que cette question théorique se remplit, si je puis dire, de sang humain. Pour ce jeune garçon, la réponse qu'il recevra, décidera peut-être de ce qu'il fera de sa vie, le poussera à se séparer de sa famille ou, au contraire, à la soutenir.

Je réfléchis sur la manière de faire face. Ma formation

universitaire, ma vie parmi des médecins, m'ont appris à respecter les compétences d'autrui, et à ne pas donner un avis péremptoire dans un domaine qui n'est pas exactement le mien. Il me faudrait orienter René sur Françoise ou sur un médecin de nos amis pour qu'ils lui fournissent une réponse aussi précise que possible. Mais, René me regarde fixement ; il attend depuis plusieurs secondes déjà que je lui dise clairement mon opinion. Alors, je prends la décision de répondre selon mon âme et conscience, conformément à ce que je sais.

— Je suis convaincu que votre mère n'est pour rien dans l'origine de cette maladie. Ce n'est que plus tard, en réaction à l'état de votre frère, que son comportement s'est altéré, qu'elle a commis des erreurs. Personne ne sait encore quelle est la véritable cause de la psychose, de l'autisme en particulier. Sans doute y a-t-il plusieurs facteurs qui agissent. Votre mère souffre plus que vous ne pouvez l'imaginer.

René reste silencieux. Pendant un long moment. Et puis :

— J'aime bien ma mère, elle est très douce... Que faut-il que je fasse pour l'aider ?

— Ne rien ajouter aux difficultés qu'elle connaît.

— Que je reste alors à la maison, avec mes parents ? Un jour, il faudra bien que je m'en aille !

— Rester ou ne pas rester, là n'est pas la question. Si vous voulez vivre une vie personnelle, partez. Mais partez pour vous et non par désespoir, par refus de cohabiter avec les vôtres.

— Je vais vous dire la vérité : je n'ai pas envie de partir. Je voulais seulement ne plus assister à cette tragédie de tous les jours. Je ne sais même pas où aller, ni comment gagner ma vie. C'est vous dire à quel point j'étais dégoûté de l'existence à la maison... J'aime bien maman, je ne veux pas lui faire de la peine. Mais au moins, il faut que je sache comment faire pour... pour tenir le coup ?

A partir de cet aveu, l'entretien est devenu facile. Il se déroule avec une sobriété étonnante. Avec René, je passe en revue tous les problèmes quotidiens, problèmes de détails qui reflètent le désarroi d'ensemble. C'est étrange de constater à quel point, une crise en apparence morale peut être réduite, dans une certaine mesure, à des éléments matériels.

Est-ce que les théoriciens qui élaborent une théorie sont conscients des conséquences que leur thèse peut avoir sur d'autres êtres humains ? En admettant même que l'hypothèse d'une origine psychogénétique soit entièrement fondée, ces auteurs, philosophes et psychologues, tiennent-ils compte des vies des frères et sœurs? Il me semble insensé que l'on vulgarise de telles théories, quelle que puisse être leur valeur. Cela n'empêche nullement qu'au cours d'un entretien psychothérapeutique avec les parents — si on le croit utile — on remonte loin dans le passé pour mettre en relief un éventuel rejet inconscient. Et surtout, je ne mets pas en cause la méthode de l'entretien thérapeutique puisque les troubles existent, ne serait-ce qu'à titre secondaire, c'est-à-dire comme conséquence de la vie avec l'enfant. Mais les discussions dans les journaux à grand tirage, à la radio et à la télévision, les débats menés par des journalistes qui parleraient tout aussi bien de la prostitution ou de la pollution des rivières, voilà qui est abusif, dangereux, inadmissible.

Le temps passe. Nous parlons à cœur ouvert. Je fais remarquer à René qu'il ne reste plus que quelques minutes s'il ne veut pas arriver en retard au lycée.

— Encore une question, Monsieur, la plus importante : Fée, je ne veux pas qu'elle devienne éducatrice pour handicapés. Elle devra se marier comme tout le monde. Ça n'a pas de sens qu'elle se sacrifie uniquement parce qu'elle est la sœur d'un autistique. Ça ne changera en rien le destin de Patrick.

— Je pense que le métier d'éducatrice est un métier comme un autre. Si votre sœur s'enfermait avec Patrick, dans un centre quelconque, je veux dire : si elle choisissait cette profession seulement pour partager la vie de son frère comme elle semble l'avoir envisagé, ce serait effectivement une sorte de suicide moral. Mais si nous trouvons une solution d'avenir pour Patrick, pourquoi ne deviendrait-elle pas éducatrice spécialisée? Elle connaît mieux que quiconque les besoins des enfants autistiques. Et rien ne l'empêcherait de se marier.

— Mais elle pensera jour et nuit à son frère! Ce sera une pénitence de tous les instants! Et puis... je sais que je ne connais pas bien ce qui se fait dans un centre, mais je crois que ce métier n'est pas un véritable métier!

— Qu'est-ce qui vous fait dire cela? Parlez franchement, je ne suis pas éducateur, mais vingt éducateurs ou spécialistes similaires vivent autour de moi...

— Comment vous dire? C'est une profession qui demande... beaucoup de sensibilité, de doigté, d'intuition, un tas de choses encore, mais en fait, peu de connaissances dans le sens exact du terme. Une orthophoniste a une technique, une kinésithérapeute a une technique et des connaissances. Les éducateurs travaillent... avec leur cœur comme on dit. Cela ne satisfait pas le scientifique que je veux être...

Ce garçon est d'une maturité étonnante. Il y a du vrai dans ce qu'il dit, mais cela tient surtout à la formation telle qu'elle est donnée en France. Tout en mettant mon manteau, je parle à René de la réalité quotidienne d'un centre.

— Et puis, lui dis-je, quand toutes les sciences n'ont pas réussi à trouver une solution au fait psychotique, c'est-à-dire au dérèglement psychique et mental, il est réconfortant de constater que l'homme, avec ses mains nues et sa seule présence, peut effectivement apporter des améliorations à cet état de chose immatériel. Même si un jour, la science découvre les causes de cette maladie, la présence d'hommes et de femmes équilibrées et rassurants gardera son importance pour les malades.

— Fée... elle est très intelligente!

René a dit cela au moment où il passait par la porte du restaurant. Il n'a pas désarmé sur le point de savoir ce que deviendra sa sœur. Cet intérêt pour elle prouve combien il est attaché à sa famille, cette famille qui risque de se briser si Françoise et moi ne parvenons pas à l'aider.

L'air frais de la rue redonne à notre entretien un ton objectif.

Il est très tard pour René, je le pousse pour qu'il se hâte.

— Nous n'avons pas fini notre entretien, René. Voulez-vous que nous nous revoyions?

— Oh! oui! Volontiers!

Je sors mon agenda et nous prenons rendez-vous pour le jeudi suivant au même restaurant. René aussitôt se met à courir pour arriver à l'heure. Il traverse l'avenue entre les voitures et monte le grand escalier du lycée quatre à quatre.

Françoise a eu un entretien tout aussi positif avec Félice. Elle me l'a résumé dans ses grandes lignes, mais il m'est évidemment difficile de le rapporter. L'essentiel est de laisser Félice choisir le métier qui lui plaît, mais en évitant qu'elle se laisse enfermer dans une obsession de culpabilité, qu'elle se croie obligée de racheter sa « faute ».

Enfin, nous avons, ma femme et moi, reçu le père. C'est un homme profondément démoralisé qui a renoncé à lutter.

Françoise l'avait déjà vu lors de l'admission de Patrick au centre. Mais moi aussi, je le reconnaissais! Effectivement, il était venu me voir, il y a dix ans. A l'époque, je ne pouvais admettre des enfants de moins de six ans alors que Patrick n'en avait que quatre.

— Vous m'avez conseillé de le mettre, en attendant, dans une classe maternelle normale avec d'autres enfants puisque Patrick est un garçon doux et calme. Mais, on ne me l'a gardé qu'une journée. On me l'a rendu...

« La présence de Patrick dans la famille est un poids terrible. Mais le plus insupportable est le reproche de l'aîné, de René, comme si tout était de notre faute, la faute des parents!

« L'autre jour, il m'a dit : "Tu sais, Pa'! L'autisme, c'est la grande colère d'un enfant dont la mère sans amour n'a pas voulu!" D'où peut-il avoir de telles paroles? (Je reconnais une citation approximative tirée d'un ouvrage du psychologue américain Bettelheim.) Si c'était notre cas, Monsieur, alors c'est René qui devrait être autistique! C'est lui que nous n'avions pas attendu! Nous n'étions pas encore mariés, je n'avais pas encore de métier, et pas un sou! Mais Félice et Patrick, nous les avons désirés et aimés d'avance! »

Je lui réponds :

— Ne vous laissez donc pas entraîner dans ces ruminations stériles. Il est tout aussi probable que le développement *in utero* ait été perturbé par la présence de l'autre jumeau, Félice l'a bien compris. Il serait plus urgent de bien analyser le présent; votre famille est en train de se disloquer si vous n'agissez pas, sans tarder!

— Ma famille?

Je crois qu'il est sorti de chez nous décidé à reprendre la vie en main. Il avait un pas ferme, il se tenait droit.

A la seconde rencontre avec René, j'en eus la confirmation. Sa première parole était pour me dire que « quelque chose a changé », à la maison, que « l'ambiance devient respirable ». Ensuite, après avoir choisi son menu, il sort un papier de sa poche où il a inscrit des notes avec des numéros en tête de ligne. Sans doute s'agit-il d'une liste de problèmes à me soumettre.

— J'ai réfléchi, Monsieur, à tout ce que vous m'avez dit la semaine dernière. Je commence à voir un peu clair. Mais j'ai des questions à vous poser. Pas toujours théoriques, rassurez-vous. En ce qui concerne Patrick, d'abord. Parfois, je me dis que c'est idiot, qu'il n'entend pas, ne voit pas, ne comprend rien, et puis, subitement, il a une réaction... comment dirais-je? presque normale et même plus que normale, et il témoigne d'une grande sensibilité à laquelle je ne m'attendais pas. Et même dans la vie quotidienne... Par exemple, il va ouvrir le poste de télé à l'heure des informations, à la minute près alors que, dans la pièce où est le poste, il n'y a pas de pendule. Ou encore, il va chercher un stylo quand le facteur apporte une lettre recommandée... Non, non, je ne vous demande pas un exposé sur la sensibilité des psychotiques! J'ai vu trois de vos films et j'ai écouté vos commentaires. C'est une sensibilité toute particulière, excessive et déviée, avez-vous dit. Mais la question que j'aimerais poser et dont dépend toute mon attitude à l'égard de mon frère, c'est de savoir si ces enfants autistiques souffrent ou s'ils ne souffrent pas.

Sur ce point, je peux fournir une réponse nette. Je suis tout à fait certain que ces enfants souffrent énormément. J'expose la réponse en l'étayant de plusieurs exemples. Je parle des enfants du centre, d'un garçon, entre autres, que Fée connaît bien. Et d'autres encore. Ils souffrent, notamment de ne pas pouvoir s'exprimer quand ils n'ont pas de langage. Je ne crois absolument pas à la notion de mutisme en quelque sorte volontaire, des enfants autistiques. Ils souffrent aussi de leurs fantasmes dans lesquels s'expriment leurs états d'angoisse...

— Mais ces états d'angoisse viennent de quoi? Il n'y a pas de raison...

— Si on le savait, le voile serait levé en grande partie sur la nature de la psychose.

— C'est la même chose que la peur?

— Non, je n'éprouve pour ma part, jamais d'angoisse à l'état quasi permanent. Mais il m'est arrivé d'avoir peur, surtout pendant la guerre. Je me sentais impuissant à faire quoi que ce soit. Supposez que quelqu'un vous place au milieu de cette avenue, les yeux bandés, sans vous dire où vous êtes. Ce bruit infernal créera une crainte obscure... Attendez! J'ai un meilleur exemple. Savez-vous skier?

— Oui, assez convenablement...

— Bon. Il m'est arrivé de me trouver en haute montagne, dans un brouillard épais. J'avançais sur mes skis, mais je ne savais pas si je me déplaçais vraiment, si je montais ou si je descendais. Alors, j'ai été saisi d'une incertitude qui me donnait le vertige... C'est peut-être cela l'angoisse... C'est un état pénible, parce que les sens ne servent plus à rien, on n'a plus de point de repère dans la réalité, la perception est nulle, le système nerveux central n'est plus renseigné sur ce qui se passe autour de soi. Je crois que c'est cela, l'angoisse. La perte de contrôle sur le monde réel. Alors, on doit se raccrocher à quelque chose, à n'importe quoi, même à quelque chose de fantasmagorique. On cherche des structures, n'importe lesquelles, pourvu qu'elles paraissent solides... Les moyens intellectuels des enfants psychotiques sont souvent très réduits, donc leurs structures sont dérisoires et paradoxales! Alors pour eux, le monde environnant devient incompréhensible, illogique, effrayant, angoissant, et ils hurlent d'effroi! Voilà.

— Je vois, je vois très bien même...

René mange avec appétit le plat qu'il a choisi. J'ai l'impression que toute son attention est accaparée. Je me trompe. Il pose un instant fourchette et couteau dans son assiette et pointe l'index sur la question suivante :

— Puisque vous n'êtes pas convaincu du caractère purement psychogène de la maladie, il y aurait donc aussi (ou seulement)... mettons aussi, un aspect organique. Qui dit organique, dit aussi héréditaire dans certains cas. Je voudrais savoir si d'autres membres de la famille d'un autistique pourraient être porteurs de cette maladie?

Il recommence à manger, avec plaisir. Quant à moi, je sens peser sur ma poitrine une responsabilité qui m'inquiète. La question de ce garçon est bien sûr motivée par la crainte qu'il éprouve et il est trop intelligent pour se laisser tromper. J'hésite un peu. Pour gagner du temps, pour éviter d'éveiller ses soupçons je commence par dire :

— C'est une question qui relève de la médecine...

Je sais bien que je ne pourrai rester sur cette question de repli, qu'il me demandera mon opinion, que... Mais voilà qu'il continue sa question :

— Je vais vous dire : Maman, elle est souvent pénible, elle est, comment dirai-je : pédante, maniaque. Elle n'admet pas que l'on varie une habitude établie, que l'on modifie un projet. Alors, je me suis dit : voilà une rigidité qui rappelle bien la « sameness », l' « immutabilité des autistiques ». Qu'en pensez-vous? Je vous dirai franchement : j'ai l'impression que, moi aussi, j'en ai hérité un bout. Il m'arrive d'être un peu... disons : excessif dans mon ordre.

J'éclate de rire.

— On finira par voir des psychotiques partout! Si tous les gens trop ordonnés, tous ceux qui craignent les changements apparaissent comme des porteurs potentiels de la maladie, elle sera bientôt la plus répandue du monde alors qu'il n'y a actuellement que deux ou trois enfants autistiques sur dix mille naissances. Non rassurez-vous. La maladie se développe certes sur un terrain prédisposé, mais ça s'arrête là...

Pourtant, devant moi, je vois clairement les gestes méticuleux de la mère de ces enfants, j'entends sa voix qui me répète, avec une insistance parfois pénible, les consignes que déjà, j'ai entendues à trois reprises. Cette fois, je ne suis pas sûr d'avoir bien su répondre, je me sens mal à l'aise.

Je lui demande, petite diversion, s'il veut du café :

— Non, pas de café pour moi. Non je ne fume pas! Vous non plus, je crois. Pourquoi m'offrez-vous des cigarettes?

Je croyais qu'il fumait et c'est pour cette raison que j'avais acheté des cigarettes. Les questions continuent à défiler les unes après les autres. René m'interroge sur l'« antipsychiatrie », sur la méthode « permissive », sur le « conditionnement opérant ». Je suis surpris de constater qu'il est au courant de tous les problèmes et de bien des théories en matière de psychose. Enfin, le dernier problème :

— Vous ne m'en voudrez pas, j'espère. Je ne devrais pas vous poser cette question. Mais je me la pose parfois, et alors, il est plus honnête que je ne la refoule pas : ne pensez-vous pas que les médecins feraient mieux de laisser mourir les enfants autistiques très jeunes, dès que la maladie est évidente?

La question me fait mal, mais je ne bronche pas.

— Votre question aurait un sens si l'on pouvait diagnostiquer la maladie avant la naissance. Ainsi, la rubéole comporte de très gros risques de malformations si la mère est en contact avec un malade dans les trois premiers mois de sa grossesse, et dans certains pays, en Suède par exemple, la mère est autorisée à se faire avorter dans ce cas. Malheureusement, on ne sait pas si l'enfant à naître sera autistique... Donc, ce serait un meurtre...

— Mais si un jour, on le savait dès la grossesse? Si vous étiez un gynécologue-accoucheur, que feriez-vous?

— Je vais vous répondre franchement : je ne connais pas ma réponse. L'autisme infantile est une maladie si terrible que je ne souhaite à aucun être vivant de passer ainsi une vie, et je voudrais bien pouvoir éviter aux familles d'avoir à souffrir. D'un autre côté, il m'arrive de faire éclater de joie quelque enfant habituellement replié sur lui-même, et alors je constate qu'il est un être humain heureux de vivre!

Nous avons prévu une nouvelle rencontre deux semaines plus tard avec Françoise et Fée, dans ce même restaurant. Mais un événement imprévu a contrecarré notre projet. La mère a demandé un rendez-vous, pour nous annoncer que l'entreprise où travaille son mari envisageait sa mutation dans une ville du Midi. Il s'agit là d'une promotion sur le plan financier et cela a son importance. Son directeur l'apprécie beaucoup.

D'autre part, en cas de refus, il est possible que, tôt ou tard, il perde sa place, car la firme devra réduire son personnel dans la région parisienne, et à quarante-trois ans, on a du mal à retrouver un travail à son niveau.

Nous avons discuté avec la famille les difficultés et les responsabilités, point par point :

Pour Patrick, j'ai pu trouver un centre, à une dizaine de kilomètres de la ville où le père est transféré. Il est même question d'y installer plus tard un foyer pour handicapés adultes. Certes les méthodes n'y sont pas les mêmes que chez nous, mais une de nos éducatrices y a passé un an de stage et elle affirme que l'ambiance y est très bonne.

René restera à Paris, jusqu'en été, chez une parente, pour finir l'année scolaire et passer son baccalauréat. Il rejoindra ensuite sa famille pour poursuivre ses études dans une grande école d'électronique à proximité de leur nouveau domicile.

Nous regretterons tous le départ de Fée.

En nous tendant la main une dernière fois, la mère a dit :

— Ce que les gens ne savent pas, c'est qu'un handicapé ce n'est pas un enfant seul, c'est lui et ses frères et ses sœurs... Sans parler de ses parents.

Le fait d'avoir pu aider cette famille nous a procuré à Françoise et à moi une joie indicible. Nous avons trouvé dans cette action des forces pour toute l'année — une année qui, pourtant, devait être une des plus difficiles que nous ayons connues.

Il existe des moments dans le travail avec ces enfants où tout semble s'écrouler d'un coup. Cela me fait souvent penser à ces barrages hardis que, dans mon enfance, je construisais sur un torrent près de notre maison. Je posais prudemment une pierre sur l'autre en soutenant le mur d'une main, et cette main, je la retirais pour savoir si tout était vraiment stable. Et subitement, sous la poussée des eaux, quelque chose cédait, un tassement se faisait quelque part et tout était à recommencer! Peut-on prévoir tous les « incidents »?

IV

L'INCIDENT

Notre « Centre de traitement éducatif pour enfants inadaptés mentaux » est, je le rappelle, logé dans deux petits bâtiments, tous deux situés à Saint-Mandé, à la lisière de Paris et distants l'un de l'autre d'environ cinq cents mètres à vol d'oiseau. Le cabinet médical et mon bureau se trouvent dans le centre des jeunes enfants âgés de trois à quatorze ans, tandis que l'annexe pré-professionnelle accueille les « grands », de quinze à vingt ans, dans des ateliers bien équipés. Certains de ces grands viennent seuls au centre, le matin, et en repartent seuls avec, bien entendu, l'accord des parents. Les autres sont convoyés par des taxis ou par leur famille.

Cette distance entre les deux centres est assez brève; elle n'en représente pas moins, pour Françoise et moi-même une difficulté supplémentaire dont nous nous serions bien passés. Au moins une fois par jour, nous devons nous rendre à l'annexe pré-professionnelle pour suivre les enfants de près, et chaque fois qu'un problème se pose.

L'autre jour, je me suis fâché, ce qui ne m'arrive pas souvent. Pour remettre une lettre destinée à une famille, je voulais faire un rapide aller et retour, quand Françoise décide de prendre la voiture pour voir Valérie, une adolescente qui passe par une mauvaise période. Il n'était encore que quatre heures moins cinq, mais déjà, le portail du centre était grand ouvert et plusieurs enfants se trouvaient sur le trottoir, guettant le taxi ou l'auto familiale. Quant aux cadres pédagogiques, trois éducatrices se tenaient au milieu de la cour, si absorbées par leur conversation qu'elles ne nous virent même pas approcher d'elles.

J'ai horreur de tout ce qui ressemble de près ou de loin, à un contrôle du travail de mon équipe. Mais en revanche, je dois pouvoir faire confiance à ceux qui sont responsables de la sécurité des enfants. D'ailleurs, je me suis contenté de lancer avec ironie :

— Vous êtes bien nombreuses aujourd'hui à surveiller la sortie! (En règle générale, il suffit de deux éducateurs, par roulement, pour assurer cette tâche.)

Mais elles ont bien compris que je ne plaisantais pas. Deux des éducatrices se sont dirigées vers le portail, avec un sourire un peu embarrassé. La troisième, Mme Alphand, qui n'était pas de service, a contre-attaqué :

— Je trouve que vous surestimez les risques. D'ailleurs la notion de surveillance me semble en contradiction absolue avec les méthodes de permissivité que vous préconisez : « L'enfant inadapté doit apprendre à être autonome », avez-vous affirmé l'autre jour!... N'est-ce pas?

C'était dit sur un ton aigu très peu bienveillant, c'est le moins que l'on puisse dire.

— Ces principes n'ont rien à voir avec certaines règles de sécurité. Nous n'avons pas eu un seul accident depuis 1954 grâce à la conscience professionnelle de vos camarades. Il serait bon que cela continue! Je compte sur vous.

L'affaire semblait close. Je proposai à Françoise de mettre le problème de la sécurité sur le tapis à la prochaine réunion de l'équipe.

— Non, laisse cela, me dit-elle. Il ne faut pas gonfler ce petit incident. Normalement, elles font leur travail.

Sollicitée par des mamans, Françoise a passé encore un quart d'heure avec elles. Pour ma part, j'ai examiné les travaux à la menuiserie et à l'imprimerie. On fait de la bonne besogne dans ces ateliers.

Effectivement, nous avons confiance en nos collaborateurs, surtout au centre annexe. Notre métier, tel que nous le concevons, ne serait pas supportable si chacun ne faisait son devoir envers l'enfant malade, en son âme et conscience. Notre rôle est de conseiller, de rectifier si nécessaire, d'encourager et surtout d'expliquer le pourquoi de ce que nous faisons.

En remontant les marches vers le hall d'entrée, j'ai dit à Françoise :

— « Permissivité! » As-tu relevé le terme? Nous n'avons encore jamais discuté de cette notion, sans parler de l'affreux néologisme. J'aurais aimé savoir comment Mme Alphand entend le mot.

— Je t'en prie! pas de philologie en ce moment, il y a du travail qui nous attend!

Voilà donc ce qui s'est passé, il y a deux jours, ou plutôt trois jours, puisque nous sommes lundi.

Je suis dans mon bureau quand la secrétaire me passe un appel téléphonique du centre annexe. Je n'ai pas le temps de dire « bonjour » que déjà j'entends, dans l'écouteur :

— Monsieur! Ali a disparu! Venez vite!

Je ne m'affole jamais.

— Expliquez-vous! Qu'est-ce que ça veut dire : disparu? Mais parlez donc calmement et lentement, je ne comprends pas un mot. Restez donc calme, voyons, vous perdez votre temps si vous pleurez!

J'ai enfin pu comprendre qu'au moment où la sœur d'Ali s'est présentée pour prendre l'enfant, à la sortie, celui-ci était introuvable, alors qu'il était bien là, près du portail, quelques instants plus tôt.

— Boiteux comme il est, dis-je, il ne peut être allé bien loin; cherchez tranquillement et surtout systématiquement.

En voiture, il faut compter cinq bonnes minutes pour faire les cinq cents mètres qui séparent les deux centres, tant il y a de sens uniques à respecter et de carrefours à franchir. Devant moi, une voiture d'auto-école a calé; sa conductrice ne parvient pas à redémarrer, le feu vert passe à nouveau au rouge. Je ne possède pas assez d'éléments sur la disparition d'Ali pour pouvoir réfléchir utilement à l'affaire, j'ai toujours sous les yeux l'inscription « Auto-École » et toute mon impatience se déchaîne contre l'imbécile qui le premier, a introduit cette dénomination dans la langue française. Dira-t-on un jour : « Langue-École », « Ski-École »? Voilà que la malheureuse candidate au suicide a fait faire un bond en avant à la petite Renault, laquelle se trouve maintenant bien avancée dans le carrefour. Je me glisse en montant quelque peu sur le trottoir. Deux minutes plus tard, je suis au centre annexe.

La sœur d'Ali est là, en pleurs. Le père aussi est présent. C'est curieux. Habituellement, c'est le père qui vient chercher l'enfant en voiture et c'est seulement lorsqu'il est empêché que la sœur le remplace.

Il s'agit d'une famille nord-africaine très simple, très unie et qui couve ce malheureux Ali : en fait, le garçon ne peut faire un pas sans qu'un membre de la famille n'intervienne. Le père est un homme athlétique, la mère est usée par je ne sais combien de naissances. L'homme est inscrit au chômage depuis de longs mois, mais il a acheté cette voiture neuve, un « break » où il peut embarquer toute la famille. Il est vêtu d'un complet bleu impeccable, neuf lui aussi.

Je n'ai pas le temps de penser à cette présence simultanée; je dois, d'abord, essayer de comprendre la situation. L'équipe se tient devant le portail, à l'exception de Mme Alphand, l'éducatrice agressive, qui est absente. Je vois qu'une mère est entrée dans la cour, s'empare de sa fillette et l'entraîne vers sa voiture stationnée sur l'autre trottoir.

— Mme Villard a pris sa Sylvie, l'avez-vous vue?

— Non, Monsieur, mais je ne sais plus où j'ai la tête!

L'éducatrice est pourtant l'une de mes plus anciennes collaboratrices, elle est consciencieuse et intelligente.

D'autres mères de famille se sont groupées autour de nous et donnent leur avis sur ce qui se passe. Je fais rentrer tout le monde, mais le portail reste ouvert afin de permettre la reconstitution des événements. Voici ce que j'ai pu tirer des informations données par les éducateurs :

— Ali ne participant pas, ce jour-là, à la séance de rythmique, de quatre à cinq heures, il a pris son manteau et s'en est allé attendre près du portail, avec les élèves qui sortent à quatre heures. Les autres enfants qui attendaient leur rythmique avec impatience se sont dirigés vers la salle située au fond de la cour. Quand la sœur d'Ali s'est présentée pour prendre l'enfant en charge, Ali est demeuré introuvable.

Une éducatrice m'explique :

— Oui, nous avons immédiatement cherché. Deux de nos chauffeurs de taxi ont pris l'avenue en enfilade et se sont partagé les rues qui longent le bois. Moi, j'ai couru vers le métro. On ne vous a pas téléphoné tout de suite pour ne pas vous inquiéter et aussi pour éviter toute perte de temps.

Il n'y a aucun reproche à faire à qui que ce soit. Le bois de Vincennes est à six cents mètres, trop loin pour que l'enfant y arrive en si peu de temps. D'ailleurs, c'est un enfant gauche, passif, timide en dépit de ses colères. Amblyope, il ne voit pas à plus de trois mètres. Il faut le pousser pour tout. Je ne le vois pas prendre l'initiative d'une fugue alors qu'il attendait les siens.

Les deux chauffeurs de taxi reviennent bredouilles. Je demande à l'éducatrice de me montrer exactement l'endroit où se tenait Ali pour attendre sa sœur au moment où il a été vu la dernière fois.

— Là! Appuyé contre le pilier en briques qui supporte le portail, mais à l'intérieur. D'ici il peut voir arriver sa sœur, son père.

Elle s'adresse au père d'Ali :

— Je vous ai déjà demandé de ne pas prendre l'enfant sans nous prévenir. Vous le sifflez en passant devant le portail. Et votre fille, elle, s'empare de son frère en le prenant simplement par le bras, en évitant de mettre le pied à l'intérieur.

— Bon, dis-je, ce n'est pas la peine d'en discuter maintenant. Monsieur, vous êtes venu, ici, ce soir, avec votre fille?

— Non, répond le père, moi j'ai attendu dans la petite rue, dans ma voiture. Moi, je ne savais pas que ma fille allait venir aussi. Je croyais que je n'aurais pas le temps aujourd'hui, alors j'ai dit à ma fille : Peut-être c'est toi qui vas chercher Ali, peut-être c'est moi.

Tout ça n'est pas très clair. Je demande que Mme Alphand participe aux recherches. Elle descend, maussade. Elle boude depuis vendredi.

— Vous étiez de service, Madame?

— Vous avez dit, vendredi, qu'on était trop nombreux au portail!

Je n'insiste pas. Il y a des absences de logique qui m'exaspèrent. J'entre dans la maison et je téléphone au commissariat de police. Ensuite, je demande à l'un des chauffeurs de taxi, au père et à une mère d'enfant inadapté s'ils veulent bien nous aider d'explorer un secteur de Saint-Mandé, en leur recommandant de bien passer par toutes les rues. J'en ferai moi-même autant. Je ne crois pas à une fugue.

Nous revenons sans rien avoir trouvé, une demi-heure plus tard.

La séance de rythmique se déroule comme à l'accoutumée : il ne faut surtout pas inquiéter les enfants. Un chef d'atelier s'occupe de l'accueil des parents afin de permettre à l'éducatrice de rédiger un rapport. Nous attendons toujours l'inspecteur de police qui doit venir.

A cinq heures, d'autres parents se groupent sur le trottoir pour attendre les enfants qui vont sortir de la rythmique. Déjà, je ne sais comment, tout le monde est au courant de la disparition d'Ali. Mais les parents ne connaissent pas bien ce garçon. La famille d'Ali se tient toujours à l'écart, ne demande jamais rien à personne. Quant à Ali lui-même, il est trop difforme pour susciter une sympathie particulière chez les autres parents.

Je retéléphone au commissariat, d'où l'on me répond sans aménité. Je reprends ma voiture et je m'y rends. Je connais un officier de police qui me reçoit et fait le nécessaire pour que l'enquête puisse démarrer.

L'inspecteur qui se présente enfin déambule dans les locaux et dans la cour, selon la plus pure tradition d'un film policier. On jurerait qu'il recherche le cadavre caché. Il pose quelques questions banales sur un ton qui exprime sa profonde méfiance à mon égard. On ne peut plaire à tout le monde.

Je me permets de suggérer qu'un chien policier pourrait faire du bon travail. Le regard qu'il me lance en guise de réponse montre assez qu'il me tient pour un ignare, un individu qui se mêle de ce qui ne le regarde pas.

— Je ferai mon rapport. C'est le grmgrmm... qui se chargera de l'affaire!... Monsieur!

J'aurais donné cher pour démêler quel est le service compétent qui se cache derrière le borborygme « grmgrmm ». Je lui dis : « Bonsoir, Monsieur », et je n'ose ajouter qu'il faudrait faire vite.

Françoise m'a rejoint au centre annexe. Je lui résume la situation. Elle insiste pour que l'on n'interrompe pas les recherches. Le jour commence à tomber.

— Dans quel état nous reviendra-t-il! dit Françoise.

— Je voudrais qu'il soit déjà ici pour que tu puisses le constater!

Je m'en veux aussitôt d'avoir répondu sur un ton pareil. Françoise a raison de penser au-delà du souci de l'instant. A nous deux, dans notre manière de réagir et d'aborder les problèmes, Françoise et moi nous nous complétons. Nous examinons les situations de façon complémentaire.

En attendant, ni elle ni moi ne savons comment se terminera l'histoire de cet enfant.

J'essaie de réagir. Je demande à la Radio de lancer un appel. On me fait passer d'un service à l'autre pendant une demi-heure. Finalement, un homme me répond d'une voix énergique qu'il y a trop de disparitions d'enfants pour que la Radio puisse assurer un tel travail.

La nuit est là. Tout le monde a quitté le centre. Le père a déclaré qu'il chercherait dans le bois, mais il n'a pas précisé dans quelle direction il comptait aller. Je ramène Françoise à la maison et je me mets à circuler moi aussi dans le bois de Vincennes. Je le traverse dans tous les sens, systématiquement. Je ne pense pas avoir oublié un seul chemin carrossable, mais il existe d'innombrables chemins de traverse. Si l'enfant est dans le bois, il s'est sans doute terré dans quelque endroit d'où il n'ose plus sortir. Il ne réagira pas à mes appels, je le connais. Il faut le prendre par la main pour qu'il se mette en mouvement.

Serait-il capable de retrouver son chemin? Nous nous sommes posé la question, Françoise et moi, en rentrant à la maison. Si c'était un enfant autistique caractérisé, son sens de l'orientation pourrait jouer. Il est même extraordinairement efficace chez ces enfants qui, pourtant, ont l'air de ne jamais rien regarder. C'est autre chose qu'un instinct animal, me semble-t-il : ils remarquent sur leurs parcours des détails qui auraient échappé à tout individu normal, trop sollicité par des perceptions de natures différentes. Eux voient un caillou rond ou un papier d'emballage et en font des repères. Et ils seraient affolés si ce détail avait changé lors du passage suivant.

Mais Ali n'est pas un autistique. Son dossier parle d'un « traumatisme crânien avec coma » après une chute d'une fenêtre située à un étage élevé. Les diverses déformations physiques qu'il présente laissent toutefois supposer qu'il s'agit d'un enfant anormal dès la naissance, sa chute pourrait en somme s'expliquer par son manque d'équilibre et de réflexe. Les déficients mentaux « encéphalopathes » ont généralement une mauvaise orientation et manquent totalement d'attention. Ali a cependant quelques attitudes qui rappellent celles des psychotiques...

Non, il ne faut pas s'attendre à le voir revenir seul. En outre, il a une très mauvaise vue. Il entend mal aussi.

Deux policiers à bicyclette me font stopper.

— Vos papiers!... Que faites-vous ici? Il est interdit de circuler la nuit, dans le bois.

J'explique posément les raisons de ma « promenade » nocturne. Et d'autant plus tranquillement que je ne sais plus où chercher. Ils auront peut-être un conseil à me donner.

En effet, ils semblent réfléchir. Mais c'est pour me dire qu'ils ne croient pas un mot de ce que je raconte. J'insiste patiemment. Ils réfléchissent encore. Ils me font remarquer qu'il est onze heures et demie et que l'enfant en question est probablement déjà rentré, que je ferais mieux de me renseigner à son domicile. (Ils ont raison, je n'ai pas assez maintenu le contact avec la famille)... Puis ils ajoutent que c'est probablement autre chose que je cherche dans le bois. Qu'ils veulent bien croire que je cherche un enfant... ou plutôt une petite fille... ou une femme de préférence seule...

J'ai enfin compris. Ce que je fais alors est contraire au bon sens et c'est sans doute ce qu'il ne faut jamais faire : j' « engueule » les deux agents, je leur dis que leur rôle est d'aider les gens dans un tel cas et non pas d'imaginer des romans policiers! Que j'exige qu'ils viennent avec moi au commissariat, d'abord pour constater que je n'ai pas imaginé mon histoire, ensuite pour voir comment pourraient être organisées les recherches puisque l'enfant ne peut être loin! C'est à la police n'est-ce pas de centraliser les renseignements?

Il faut croire que les rôdeurs du Bois de Vincennes ne réagissent pas souvent de cette façon. Le fait est que les agents paraissent tous deux effrayés et consentent à chercher à leur tour en passant par les sentiers non carrossables. En réalité, ils ne sont plus de service et ils rentraient chez eux. Mais ils me conseillent de ne pas continuer ma ronde, car je pourrais tomber sur d'autres patrouilles moins compréhensives et aussi sur des individus dangereux.

Je prends le chemin du retour, mais j'ai mis une grosse clef à molette sur le siège à côté de moi. Je ne conseille à qui que ce soit de me demander mon portefeuille en ce moment : je suis de méchante humeur!

Revenu à la maison, je m'effondre sur le divan. Ce n'est pas tant la fatigue que l'abattement moral auquel, pourtant, je suis peu enclin. Je constate qu'en cas de difficultés nous ne pouvons compter sur ceux qui nous entourent. Où se trouve l' « équipe », c'est-à-dire ce groupe de spécialistes dont la cohésion doit garantir la « finalité » de l'entreprise thérapeutique?

Françoise se tait. Je sais qu'elle réfléchit de son côté, mais il ne peut rien sortir d'une discussion, en ce moment.

Je saurai très vite à quoi elle pense.

— Il ne faudrait pas que les autres enfants soient informés, dit-elle. Ils vont s'affoler, et une Patricia, par exemple, réagira violemment. Un incident comme celui-ci peut compromettre l'état de tous les enfants psychotiques.

J'avoue que je n'aurais pas pensé à cet instant à l'état psychique des autres enfants. Sur ce plan, la formation pédopsychiatrique donnera toujours à Françoise un avantage sur ma manière de raisonner.

— Les familles, poursuit-elle, ne parlent que de l'incident, ce soir. Ce qu'il faut faire, c'est donner aux enfants la certitude d'une recherche bien organisée pour qu'ils puissent s'appuyer sur cette structure. Il faut éviter qu'ils s'égarent dans les fantasmes d'une disparition.

A six heures et demie, le lendemain matin, je suis de retour au centre. Il a plu toute la nuit, une pluie fine, capable de transpercer n'importe quel manteau. Si vraiment Ali se trouve en plein air par ce temps, il doit être trempé jusqu'aux os.

Vers huit heures et demie arrivent deux policiers avec une chienne de toute beauté. Le chef d'atelier de l'imprimerie, déjà là, est chargé d'écarter les enfants, au fur et à mesure qu'ils arrivent. Je me fais peu d'illusion sur l'efficacité d'une recherche entreprise quinze heures après la disparition de l'enfant, par temps de pluie. Mais le travail de l'homme avec sa bête force mon admiration. J'oublie pendant quelques instants que la vie d'Ali est en jeu et je l'observe. Le chien a reniflé attentivement la blouse d'Ali, puis il s'est mis en route. Il reste longuement à l'endroit précis où Ali se tient d'ordinaire, près du pilier de briques, à côté du portail. Lentement, il passe le seuil, avance vers le trottoir, revient un peu sur ses pas et repart, pour s'arrêter enfin au bord du trottoir, deux mètres plus loin.

— Non! dit le policier, avec cette pluie il ne pourra pas aller plus loin.

J'étais encore lancé dans mes réflexions, songeant que cette bête était bien mieux armée pour la vie que nos petits déficients mentaux...

Le chef d'atelier dit :

— Là où s'est arrêtée la chienne, c'est exactement l'endroit où stoppe la voiture du père, c'est là que l'enfant peut le voir à partir du pilier, et le père lui ouvre la portière.

Le policier ne s'intéresse pas à ces détails. Son rôle est de suivre une piste, et la piste ne va pas plus loin. C'est tout. Il s'en va avec son collègue et l'animal.

La réflexion du chef d'atelier est pourtant pertinente.

Françoise l'avait bien prévu : la réaction de la plupart des enfants est violente, Valérie, une adolescente qui sait lire et écrire et passe ses soirées devant l'écran de la télévision est déchaînée :

— Il faut tuer tous les hommes qui volent des enfants! crie-t-elle. Il faut leur interdire de rouler en voiture et d'appeler les enfants! Le président de la République doit dire au préfet de police qu'il ne fait pas bien son travail! Mais les policiers sont des braves gens surtout quand ils ont des chiens de berger qui trouvent les traces des malheureux enfants volés... Si tous les hommes avaient des chiens de cette race, il n'y aurait plus de criminels sur la terre! Mais je l'ai vu moi, l'homme au regard sinistre! Je l'ai vu passer par là pour prendre un enfant. Il était sûrement armé, ces gens sont toujours armés!

— Valérie, lui dis-je, calme-toi! Tu fais peur aux petits ici, et ce que tu racontes là n'est pas exact. Tu te trompes. Personne n'a vu ici d'homme au regard sinistre, et les criminels ne prennent pas de pauvres enfants comme Ali. Viens à l'atelier.

D'autres enfants répètent inlassablement des paroles qu'ils doivent avoir entendues à la maison, de façon stéréotypée et niaise. « On ne fait jamais assez attention aux enfants!... Le malheureux père!... Et la mère alors!... Ils doivent s'en faire des soucis en ce moment!... Croyez-vous que les enfants soient assez surveillés au centre? Mais si! Mais si!... Ah! Ce malheureux Ali!... »

A travers une dizaine de bouches d'enfants, ces phrases reflètent bien les idées des parents de nos élèves. Jamais, Ali n'avait eu autant d'amis, même parmi des gens qui ne lui avaient jamais accordé le moindre regard.

Les mamans m'abordent timidement pour avoir des nouvelles; elles m'expriment la certitude qu'Ali sera bientôt retrouvé. Que peuvent-elles dire d'autre, d'autant plus que je ne semble pas communicatif, ce matin.

— On le comprend, M. Brauner, dit l'une des dames à une autre. Il fait ce qu'il peut...

En fait, je ne sais plus ce que je pourrais faire.

Soudain, je m'accroche aux paroles de Valérie : l'homme au regard sinistre! « Les hommes qui volent des enfants... » Et pourquoi pas? L'hypothèse d'un rapt n'a pas été envisagée un seul instant, par personne. Et s'il s'agissait d'un enlèvement?

Ce que je pense là est absurde. Qui aurait intérêt à s'emparer d'un enfant handicapé aussi visiblement anormal? Non! Valérie fabule. C'est le propre des enfants psychotiques que de se perdre dans les fantasmes déclenchés par des simples associations d'idées. Jean-Michel a accusé un jour un livreur de l'avoir menacé. L'homme était complètement désemparé. Jean-Michel le confondait avec un receveur d'autobus parce qu'il portait une casquette... au sigle d'un grand magasin. Ce receveur d'autobus l'avait rappelé à l'ordre, d'après ce que nous a rapporté la mère de Jean-Michel, parce que le garçon disait des sottises à l'adresse d'une jeune personne qui lui plaisait. La puberté se manifeste aussi chez les psychotiques!

Je demande tout de même à l'éducatrice de questionner Valérie, pour savoir si elle a vraiment vu un homme rôder autour du portail. Valérie se lance dans des descriptions fantastiques : l'homme a des griffes de tigre. Il s'appelle Al Capone... Valérie est parmi nos enfants la moins déficitaire. A la fin de l'entretien, elle ne sait même plus qu'Ali a disparu et, quant à l'homme sinistre, elle déclare que tous les hommes peuvent être dangereux!

Je ne sais plus quoi tenter pour Ali. Je téléphone au commissariat. On me répond que tout le nécessaire a été fait et que j'aurai la visite de la brigade compétente, si elle n'est pas déjà venue.

A midi, se produit un incident, sans rapport avec la disparition d'Ali, mais explicable par la tension qui règne dans l'équipe. Plusieurs enfants sont sous médication antiépileptique, ou neuroleptique, les uns sur prescription de Françoise, d'autres sur ordonnance de leur médecin traitant. C'est une tâche qui demande toute l'attention de la part de la personne chargée de la distribution. J'ai donné mes consignes une fois pour toutes : les enfants concernés doivent être appelés dans la salle à manger, avant les autres qui ne reçoivent pas de médicaments afin que tout se passe dans le calme.

Une éducatrice assure l'administration des comprimés et des gouttes. Or, voilà qu'elle a commis une erreur, qu'elle a fait avaler un verre par un enfant à qui il n'était pas destiné.

Une fois de plus, la réaction de Mme Alphand m'exaspère. Elle cherche à se sortir d'affaire en rejetant la responsabilité sur une autre, qui avait rayé une ligne, mal écrit un mot sur le carnet des médications. Je l'interromps :

— Pourquoi êtes-vous si lâche, Madame? Vous savez bien que rien ne peut vous arriver. Reconnaissez au moins votre responsabilité!

Françoise est alertée. Elle arrive de l'autre centre et, posément, prend les mesures nécessaires.

A partir de ce moment, l'essentiel est de rétablir le calme dans la maison. Aux enfants, on dit que le chien a trouvé la bonne piste, ce qui les remplit de joie et fournit matière à des histoires qu'ils se racontent à eux-mêmes. L'équipe est réunie. Des consignes sont données pour mettre fin à toute effervescence.

— Rien ne doit être changé dans le déroulement des activités. L'horaire doit être respecté. Les adultes doivent s'abstenir de toute conversation en présence des enfants.

Pour ce qui est des enfants, la plupart des déficients mentaux ont déjà cessé de penser à Ali. Parmi les psychotiques le sujet subsiste encore.

Jacques un grand psychotique replié sur lui-même est assis à sa table où il colle des boîtes, et murmure tout bas :

— Il ne faut pas aller à la Seine. Très dangereux. Ali est dans la Seine. Le chien sait nager... Y a des baleines dans la Seine?

Guy dessine Ali au bout d'une longue cheminée, mais nous ne réussissons pas à savoir ce que cela signifie.

On m'annonce l'arrivée de deux policiers.

Leur va-et-vient ranime l'excitation des enfants. Mais je ne peux pas leur interdire les « recherches ».

Ils me demandent un entretien. En fait, c'est un interrogatoire en règle qu'ils me font subir :

— A quelle heure sortent les enfants? Pourquoi Ali était-il prêt avant les autres? Pourquoi ne participe-t-il pas à la séance de rythmique qui a lieu de quatre à cinq heures? Qui était de service à la porte?

Ils vérifient le plan où figure l'emploi du temps détaillé, heure par heure. J'aurais voulu savoir ce qu'aurait fait à cette occasion un directeur partisan d'activités totalement libres? Dans nos centres, le plan est destiné à fournir une base de répartition des élèves dans les diverses activités, et aussi à rassurer les enfants qui ont besoin d'une structure, pour s'y appuyer. Ils se cramponnent à cet horaire. Même ceux qui ne savent pas lire, connaissent par cœur l'emplacement de leur nom sur la grande feuille blanche et, consciencieusement, vont consulter le plan avant chaque changement d'atelier. L'équipe a toujours participé activement à l'élaboration de l'horaire et du plan.

Les questions des policiers continuent : Quelles sont les relations des éducateurs avec les parents? Des parents avec moi? Est-ce que je me connais des ennemis à Saint-Mandé?

Sur ce point, je peux les rassurer entièrement. Dans cette petite ville pourtant discrète, où l'anonymat de Paris (qui commence administrativement à cent mètres de chez nous) est tempéré par la curiosité habituelle dans les agglomérations où rien n'échappe à la vigilance des voisins, dans cette petite ville, donc, une certaine solidarité s'est aussitôt manifestée.

Les chauffeurs des taxis qui, matin et soir, conduisent les enfants entre leur domicile et le centre, viennent aux nouvelles et offrent leurs services bénévoles. Non, nous n'avons aucun ennemi dans la ville ni autour de nous.

Nouvelles questions : Est-ce que je dois de l'argent à la famille d'Ali? Est-ce que la famille d'Ali m'en doit? (Nous sommes sous tutelle de la Sécurité sociale, et ne demandons pas un sou aux familles.) Est-ce que je connais bien la sœur d'Ali? (Décidément, je dois avoir une tête suspecte!)

On examine mon contrat d'assurances. On s'étonne que les disparitions d'enfants ne soient pas expressément prévues!

— Et si elle étaient prévues, ma préméditation serait évidente?

Il est indéniable que Mme Alphand n'était pas à son poste près du portail, alors qu'elle était de service. Mais un contremaître avait pris sa place spontanément et ainsi tout était en règle.

Finalement, je cessai d'être le suspect numéro un, et les policiers acceptèrent de discuter avec moi pour envisager différentes autres hypothèses.

Une nouvelle nuit, celle du vendredi au samedi. Demain, les enfants ne seront pas au centre et le calme pourra revenir.

Je téléphone fréquemment à la famille d'Ali. La mère répond sur un ton larmoyant et confus. Le père semble parfaitement détaché. Il dit : « Toujours rien », comme s'il s'agissait d'une lettre en retard. Je ne suis pas à l'aise avec lui. J'éprouve comme un soulagement quand, le dimanche, il me demande un détail sur le déroulement de l'enquête. Au moins, il participe, même si c'est par mon truchement.

De temps à autre, je me demande pourquoi cet homme a attendu dans la rue transversale à un endroit d'où il ne voit pas le portail du centre et d'où il doit venir à pied puisque notre avenue est à sens unique. Il a toujours évité le contact avec les autres familles. Est-ce seulement un problème racial? Ne veut-il pas que l'on voie sa nouvelle voiture? Il me confirme :

— Oui, je suis toujours au chômage...

Non, non! C'est absurde de suspecter ce père. La plus grande qualité des Nord-Africains est leur sens de la famille.

Trois nuits, et trois fois vingt-quatre heures de pluie! Si l'enfant est vraiment parti seul, il n'est pas possible que quelqu'un, depuis, ne l'ait vu.

Au téléphone, le père répond :

— Ali? Il se cache dans un buisson et il ne bouge plus.

J'ignore quelle station de radio a parlé de la disparition d'Ali. Toujours est-il que les renseignements affluent. Des dizaines de personnes prétendent avoir aperçu l'enfant; l'une d'elles l'a vu dans la vallée de Chevreuse, errant, affamé, mais il s'était sauvé à l'approche des gens.

— Un petit garçon claudiquant, parfaitement! Les yeux bruns, les cheveux noirs! Plutôt joli. Et trempé par la pluie!...

— C'est bien lui! se lamente la mère.

Une femme l'a reconnu dans le métro. Mais elle ne savait pas encore que l'enfant était recherché. Sinon, évidemment, elle s'en serait occupée! On voyait bien qu'il n'était pas normal!

Porte de Clignancourt, un cantonnier l'a rencontré, traînant la jambe. Il semblait fatigué, le malheureux!

Il a été repéré ensuite, sur la route de Senlis, vers les champs de tulipes. Il était couvert de boue et ruisselant.

Cette fois, le père reconstitue l'itinéraire probable d'Ali. Écartant l'hypothèse que l'enfant ait gagné la vallée de Chevreuse, il trace une ligne de Saint-Mandé à la porte de Clignancourt et de là vers Senlis. Non, Ali n'avait pas un centime sur lui, d'ailleurs il ne sait pas prendre un billet de métro, il n'ose même pas y entrer. Donc il est allé à pied.

Françoise connaît Ali sous toutes les coutures, comme tous les enfants du centre.

— Il est exclu qu'Ali ait couvert à pied une douzaine de kilomètres!

Effectivement, pour nous rendre jusqu'à la piscine distante de cinq cents mètres, il nous faut le traîner, et souvent, je le prends dans ma voiture.

— Non, affirme le père, il marche comme vous et moi!

Les renseignements affluent. Chez un épicier, rue du Temple, il aurait volé à l'étalage. (Pauvre Ali, il doit avoir faim.) On l'a vu aussi sur les marches d'une église, très fatigué, dans le XVIIIe arrondissement. Deux personnes promettent des précisions si on les paye. On l'a vu, enfin, à trente kilomètres au nord de Paris et aussi dans la même direction, vers Écouen, mais bien loin de Senlis.

Lundi, dans la matinée, coup de téléphone de la police :

L'enfant a été retrouvé à une vingtaine de kilomètres au nord de Paris. Il est chez nous au commissariat. Son père est déjà arrivé. Inutile de vous déranger, il sera transporté à l'hôpital.

Impossible d'obtenir d'autres renseignements. Je n'en aurai d'autres que par le père qui me les donne d'une voix impassible :

— Un ouvrier agricole a vu l'enfant qui marchait du côté des marais. L'enfant était chancelant. Il marchait vers le nord. L'ouvrier a cru que l'enfant était malade et lui a adressé la parole. Ne recevant aucune réponse, il n'a pas insisté. Mais l'enfant s'est assis au bord de la route. Alors, l'ouvrier l'a pris par la main et l'a conduit à la gendarmerie.

« L'enfant a fait trente kilomètres à pied, c'est pourquoi il est épuisé! affirme le père qui maintient qu'Ali était capable de marcher longtemps. Sous la pluie et sans manger! » Il dit aussi que l'enfant lui a raconté comment après être parti du centre, il avait traversé Paris, puis avait continué pendant des heures et des heures le long des routes. Je me demande comment Ali a pu prononcer ces mots.

L'entêtement du père à vouloir prouver sa version des faits me paraît de plus en plus curieux. Mais je n'ai aucune preuve pour soutenir que ce ne sont là que pures inventions.

Dès le lundi suivant, Ali est de retour au centre. Il a un peu maigri, ses tics sont accentués, mais à part ces détails, il n'a pas changé. Il s'installe à sa place à l'atelier de menuiserie mais traîne sur ce qu'il doit faire encore plus qu'à l'habitude.

J'organise un « jeu » pour inciter Ali à parcourir une trentaine de mètres en ligne droite, dans l'avenue. Mais Ali, comme il le fait toujours, s'appuie contre le mur et attend que quelqu'un le tire par la main. Non, il n'est sûrement pas parti tout seul. Je le fais placer près du portail fermé comme il l'était le jour de la « fugue ». Ensuite, nous simulons la sortie des enfants. Le portail est ouvert. A plusieurs reprises, quelqu'un appelle : « Ali, ta sœur est là! Ton papa t'attend! » Un enfant le pousse même vers la porte. En vain, Ali n'a aucune envie de bouger tant qu'il n'est pas entraîné.

Par la suite, deux détails ont changé dans la vie du garçon : les enfants qui n'appréciaient guère sa compagnie, sont subitement gentils avec ce « pauvre Ali ». Quant au père, il consent désormais à se présenter avant de prendre l'enfant en charge, le soir. Il est vrai que le portail reste fermé jusqu'au moment où l'éducateur de service se trouve à la sortie.

Une seule observation curieuse m'est rapportée : le cantonnier de la ville est un Africain, à la peau assez foncée. A un moment de la matinée, le portail ayant été ouvert pour la livraison des repas, on a pu le voir balayer le trottoir. Ali a sursauté et s'est sauvé vers l'atelier.

Pauvre balayeur noir! Il a un regard d'enfant et il sourit à ceux qui le fixent. Je me garde bien de demander à Valérie si son fameux homme sinistre avait la peau noire. Elle m'aurait fait de lui une description mettant en cause tous les Africains du monde.

Au cours de la semaine, dans les journaux, un rapt d'enfant a été décrit. Un chauffeur de taxi chargé d'un ramassage scolaire pour un établissement privé a enlevé un enfant et a obtenu une rançon des parents. Il a récidivé et ainsi réussi plusieurs prises d'otages. Absorbé par mon travail, je n'ai guère prêté attention à ce fait divers, trop heureux aussi d'avoir récupéré mon Ali.

Mais un soir, j'entends dans le hall discuter les chauffeurs de nos taxis. Ils appartiennent tous à la même compagnie. Le standard lance l'appel tous les matins et tous les soirs afin d'assurer nos convoyages. Neuf taxis travaillent ainsi pour nous, mais tous ces chauffeurs guettent l'appel afin d'être certains d'obtenir la course. Car ils se sont attachés à ces enfants handicapés!

Ils discutent avec passion, car le ravisseur d'enfants arrêté est un de leurs collègues. A vrai dire, ils le connaissent mal, c'est un homme à la peau basanée que l'un ou l'autre ont déjà rencontré dans les files des voitures en stationnement.

Je prête l'oreille : un chauffeur de taxi à la peau basanée? On sait maintenant que le ravisseur a caché ses otages chez lui, dans sa maison située justement au nord de Paris. Dans la région où Ali avait erré...

Un autre renseignement me revient à l'esprit. C'est la mère d'un de nos enfants qui me l'a fourni le jour même de la disparition d'Ali, mais il n'avait pas retenu mon attention à ce moment. Un taxi s'était arrêté devant le centre des petits et le chauffeur avait dit : « Vous avez demandé un taxi pour les enfants? »

La secrétaire lui avait répondu que tous les enfants étaient déjà partis, que les taxis avaient été là à l'heure et qu'il devait s'agir d'une erreur de la part du standard. C'est alors que le chauffeur — cet homme n'était pas français — avait demandé à cette mère où se trouvait le centre pré-professionnel, que, sans doute, l'appel venait de là. La mère lui avait indiqué le chemin du centre annexe.

Pour moi, il y avait un lien entre ces divers indices. Le chauffeur était probablement à la recherche d'une nouvelle victime. Il s'est présenté au centre des petits d'abord, des grands, ensuite. Mais il n'avait pas répondu à l'appel du standard! Sur ce point, j'ai pu me renseigner. Il aurait alors aperçu Ali, debout contre le portail, l'aurait pris par la main et mis dans son taxi. Personne n'avait remarqué la scène; de tels « embarquements » sont du reste tout à fait naturels, dans les circonstances du ramassage scolaire.

J'ai fait part de mes soupçons à la police.

— Que le père porte plainte contre cet homme et nous ouvrirons une enquête dans ce sens.

Seulement, le père d'Ali n'a pas voulu entendre parler de plainte!

— Mais non! J'ai mon enfant et je ne veux pas d'histoires. Tout est bien comme ça maintenant, n'en parlons plus!

Il n'y a qu'en réunion de l'équipe que j'ai fait part de mon hypothèse. Maintenant que l'affaire est terminée, cela nous fait du bien de pouvoir en parler. Et puis, l'équipe du centre des petits n'a suivi nos problèmes que de loin. N'ai-je pas fait mon possible pour laisser au maximum ce centre hors de l'effervescence?

— Je ne comprends pas, dit une éducatrice du centre des petits, pourquoi le chauffeur aurait lâché Ali sans demander de rançon?

— Simplement, dis-je, parce qu'Ali, qui n'a pas de langage compréhensible, n'a pu lui indiquer ni son nom, ni l'adresse de ses parents! Ce qui écarte, de même coup, tout soupçon porté contre le père. L'homme a conduit l'enfant vers les marais pensant peut-être qu'Ali s'y perdrait.

— Cela expliquerait aussi qu'on l'ait retrouvé à une trentaine de kilomètres de Saint-Mandé...

— Et aussi qu'il n'avait pas tellement mauvaise mine comme on l'avait dit! Il a quand même eu à manger...

— Et puis, dites donc, il a fait drôlement froid ces jours-là, et il ne s'est même pas enrhumé!

— Le père prétend qu'on l'a retrouvé squelettique et mort d'épuisement!

— Quelle blague! Et il est déjà de retour au centre!

— Il y a quelque chose de bizarre dans l'entêtement du père!

J'ai fait dévier le débat sur les enseignements à tirer de cet incident en ce qui concerne l'attitude de l'équipe face aux autres enfants. Une discussion intéressante s'est engagée au cours de laquelle nous apprenons comment ont réagi la plupart des enfants du centre des grands.

Une très jeune éducatrice demande la parole :

— Je ne comprends pas pourquoi vous avez écarté les autres enfants de l'événement? Moi, j'aurais trouvé très intéressant de voir ce qui se serait passé si vous aviez fait vivre aux enfants tout le drame, d'heure en heure! Pour constater leurs réactions! Vous ne pensez pas que cela aurait été passionnant? Psychologiquement parlant!

— Passionnant peut-être, mais préjudiciable pour les enfants!

Certaines de mes collaboratrices me regardent pourtant comme si elles regrettaient que j'aie perdu l'occasion d'une « observation scientifique ».

Pourquoi donc ai-je raconté cet incident qui, à vrai dire, aurait pu se passer dans toute autre institution où l'on accueille des enfants? (A cela près qu'Ali n'avait pas de langage et qu'un enfant normal n'aurait peut-être pas été retrouvé dans les mêmes conditions.)

J'ai raconté l'événement avec tous les détails, non seulement ici dans ce livre, mais aussi devant mon équipe un soir alors qu'un autre « incident » avait eu lieu, tout aussi indépendant de notre bonne volonté.

La veille, vers cinq heures et demie, la mère de Nicole m'avait appelé au téléphone :

— Nicole n'est pas rentrée...

Nicole a seize ans, c'est une très belle fille brune grande, élancée. Et sa mère qui l'aime beaucoup, veille à ce qu'elle soit toujours habillée avec recherche. Cette adolescente est par moment profondément autistique, capable de rester immobile, presque inerte, dans les situations les plus diverses. Elle parle d'une voix très basse, alors qu'elle est parfaitement capable d'élever le ton quand elle veut protester ou refuser un ordre.

C'est seulement, depuis quelques semaines que Nicole est parmi les « grands » qui peuvent rentrer seuls à la maison, et qui arrivent seuls, le matin. Toutefois, au moindre retard, le centre alerte la famille par téléphone et vice-versa. Cela me semble indispensable.

Donc, ce soir-là, Nicole a déjà un retard de plus de vingt minutes.

Nous nous réunissons avec l'éducatrice-chef.

Il ne s'est rien passé d'anormal dans la journée. Nicole est partie seule. Il arrive qu'un de nos garçons l'attende, et ils partent alors ensemble comme deux grands enfants, jusqu'à la station de la Porte-Dorée. Mais ce garçon est absent depuis plusieurs jours déjà.

La première mesure à prendre consiste à faire faire le chemin jusqu'au métro, à cinq cents mètres environ de chez nous, par l'un de nos collaborateurs.

La décision de laisser partir Nicole seule avait été prise après quelques hésitations. Il nous a fallu convaincre la mère qu'il était bon pour Nicole de jouir d'une certaine autonomie : Françoise avait cependant émis des doutes quant à l'efficacité des conseils donnés par l'éducatrice-chef à l'enfant :

— Nicole, tu ne parleras à personne, dans la rue!

— Oui, Mademoiselle!

Toutes les tendances de la thérapeutique moderne vont dans le sens d'une liberté absolue de l'individu dit « malade » qui doit pouvoir s'épanouir puisque l'on estime que la maladie naît des contraintes insupportables que nous impose la société, ou notre entourage :

— D'accord pour tenter l'expérience de l'autonomie ! ai-je dit. N'empêche que je ne suis pas tranquille.

Un coup d'œil d'une de mes éducatrices m'a rappelé la suspicion qui pèse sur moi : on me tient pour un esprit désespérément conservateur.

Je ferai grâce au lecteur de toutes les péripéties des recherches que nous avons entreprises au cours de cette longue soirée.

Trois heures plus tard, la police téléphonait à la mère pour l'informer que Nicole l'attendait au commissariat du Xe arrondissement.

Ce qui s'était passé est simple :

Nicole, qui marche lentement, s'était fait aborder par un homme dans la rue, devant le musée de la France d'Outre-Mer, (devenu le Musée des Arts africains). L'individu lui avait dit qu'il la connaissait bien et lui avait demandé de venir avec lui. Nicole avait dit « oui », elle dit « oui » à tout le monde sauf à sa mère, et en toutes circonstances.

Dans quelle mesure, peut-on parler à son propos de désir charnel ? Une fois déjà, Nicole s'était arrêtée devant un chantier de construction regardant fixement les ouvriers qui y travaillaient. Eux, qui n'avaient pas fait vœu de chasteté, lui avaient lancé des propos gaillards d'abord, des offres plus précises ensuite. Si une éducatrice n'était pas arrivée, Nicole aurait peut-être rendu visite aux ouvriers.

Donc, Nicole a pris le métro avec son séducteur, jusqu'à la station Réaumur-Sébastopol. Il l'a fait monter dans sa chambre au sixième étage, l'a déshabillée sans qu'elle manifeste la moindre résistance, mais, découvrant qu'elle était indisposée, il n'a pas insisté. Il lui a tout de même pris son porte-monnaie et ses papiers et l'a éconduite. Nicole s'est adressée au premier uniforme qu'elle a distingué ; ce n'était pas un agent, mais un postier. Celui-ci, quelque peu dérouté, a accompagné Nicole jusqu'au commissariat où Nicole a su donner notre nom, et l'adresse de sa mère.

La question que j'ai posée à mes collaborateurs est la suivante :

— En admettant que la méthode qui consiste à laisser toute liberté aux enfants inadaptés soit la bonne, est-elle applicable dans le monde où nous vivons? Si vraiment les inadaptés, même ceux dont nous avons la charge, ne sont pas des « malades », mais seulement des individus qui aspirent à un certain équilibre dans l'existence, est-ce leur rendre service que de les livrer aux dangers d'une grande ville?

Peu importe finalement ce qu'ont déclaré les uns et les autres au cours d'une discussion qui a duré une heure. Cela revenait à dire :

« En théorie, c'est bon; dans la pratique, c'est irréalisable. »
Réponse peu satisfaisante.

Le soir même, avec Françoise, j'ai fait le guet autour du centre des adolescents. J'ai vu un jeune homme avancer vers Patricia, qui s'apprêtait à traverser le carrefour. J'ai senti la colère monter en moi et j'ai fait le cent mètres le plus réussi de ma carrière sportive. Le jeune homme a déguerpi, et notre Patricia n'a jamais rien su du danger qu'elle avait couru.

Je reprends mon souffle, mais j'en ai encore bien assez pour grommeler, à l'intention du fuyard :
— Salaud!

Françoise se tient devant moi. Elle a eu peur pour Patricia et, sur un tout autre plan, elle est mécontente de me voir en colère. Elle a son sourire désapprobateur que je connais bien.
— C'était un très jeune homme... Non, non, je ne parle pas de la vitesse de tes jambes! Mais, si demain, quelque service hospitalier nous l'envoyait au centre, la limite d'âge mise à part, avec un dossier médical, que ferais-tu? Tu dirais qu'il s'agit d'un salaud? Tu le prendrais en charge! pas vrai?
— Évidemment, évidemment...

Que faut-il entendre, au juste, par une « prise en charge »?

Je crains d'avoir donné tout au long de ce chapitre l'impression — fausse — que nos enfants évoluent dans un univers fermé où le portail joue un rôle démesuré autant que suranné.

Non, en réalité, tous nos locaux sont largement ouverts sur la vie et la réalité, sinon sur la rue avec sa circulation dangereuse. Les enfants vont dans les magasins, et les gens viennent chez nous. La « prise en charge » consiste non seulement à assurer le traitement médical, la para-scolarité et le travail éducatif, mais encore et surtout à amener l'enfant à un épanouissement psychique qui doit se répercuter sur la vie familiale. Car la famille est englobée, tout entière, dans cette évolution.

Mais s'il n'y a pas de famille ou si elle ne veut pas exister? Si elle se désintéresse de l'enfant « inadapté »?

Alors, je tente d'abord de remédier à cet état des choses. Et si j'échoue, alors toute l'équipe est là pour former une famille qui permettra à l'enfant d'évoluer dans un équilibre rassurant. Cela s'est passé ainsi pour notre Vivien.

V

VIVIEN LE MAL AIMÉ

Vivien, qui est entré au centre tout récemment, vit chez sa grand-mère maternelle. Sa mère, Mme Guimain, est remariée en province avec un horloger. Selon la grand-mère, Mme Guimain a voulu se débarrasser du garçon pour refaire sa vie et, après la naissance d'une fille, Monique, la présence de Vivien lui est devenue insupportable. Cela dit, il est parfaitement possible que Mme Guimain ait été de bonne foi, en demandant à sa mère d'accepter Vivien chez elle, dans la banlieue parisienne : ainsi le garçon pouvait-il être placé dans un centre de rééducation spécialisé. Dans le département où s'est établie Mme Guimain rien n'existe en effet pour des enfants inadaptés très atteints.

Le dossier médical est pratiquement vide : pas le moindre renseignement utile. Aucun diagnostic même n'y figure. L'enfant a été vu par une rééducatrice du langage, une orthophoniste, à l'âge de six ans et demi. Il ne disait pas un seul mot, et c'était pourtant la première fois que la famille se préoccupait de pareil retard.

Sans reconnaître qu'il s'agissait d'une psychose infantile précoce, maladie très grave, l'orthophoniste faisait pourtant ce qu'il fallait : elle dirigea Vivien sur l'hôpital Saint-Vincent-de-Paul. Il y bénéficia pendant trois ans d'une « psychothérapie analytique », un traitement inspiré par les théories de Freud, mais sans l'ombre d'un succès.

L'enfant avait déjà neuf ans quand sa grand-mère commença à s'impatienter. Comme elle me le dit lors de sa première visite :

— Ce n'est pas tellement qu'il ne parle pas, ils font ce qu'ils peuvent à l'hôpital! Mais cette attente à l'hôpital deux fois par semaine, ça me fatigue. J'ai donc été voir un autre médecin...

Ce médecin, un ami, a dirigé Vivien et sa grand-mère sur notre centre.

Françoise a convoqué Mme Guimain, pour pouvoir compléter le dossier médical. Sa première lettre est restée sans réponse. A la seconde, la mère a répondu qu'elle ne pouvait pas s'absenter de la boutique et qu'elle donnait tous pouvoirs à la grand-mère. La lettre était rédigée dans un français parfait, et écrite avec régularité, voire minutie. Malheureusement, la grand-mère ignorait tout de la grossesse et de la première enfance de Vivien, renseignements essentiels.

Vivien semble être un enfant intéressant : ce mot qui signifie pour nous qu'il y a quelques possibilités d'améliorer son état. Françoise est d'accord avec moi pour le garder si possible.

Je propose de prendre la voiture et d'aller voir la mère chez elle, à plus de deux cents kilomètres de Paris. J'emporte un questionnaire préparé par Françoise afin de recueillir des renseignements précis.

Tout le monde dans cette petite ville connaît l'horlogerie de M. Guimain. En arrivant devant la gare on m'indique : « C'est tout droit vers la place. » Le magasin est situé près de l'église.

A vrai dire, il s'agit d'une boutique, extérieurement assez vieillotte, mais l'intérieur est resplendissant de propreté et d'ordre.

L'homme est assis derrière sa table de travail, la loupe vissée à l'œil gauche. Une femme sort de l'arrière-boutique. J'ai eu le temps de remarquer que toutes les pendules marchent à la même cadence, donc avec des balanciers de même longueur bien que les modèles soient différents. Quelques pendules à balancier long sont arrêtées. Elles marquent uniformément six heures. Tout cela donne une curieuse impression.

Derrière la vitre de l'arrière-boutique, une petite fille écrase son nez contre le verre. Je suis d'ailleurs introduit aussitôt que je me suis présenté, dans cette pièce qui est une salle à manger. Là encore, tout est très propre. La fillette ressemble à l'homme.

— Monique, la sœur de Vivien, me dit Mme Guimain. Enfin, sa demi-sœur!

L'horloger nous rejoint après avoir soigneusement fermé la porte extérieure à clef.

J'ai un long entretien avec les Guimain, je m'efforce d'obtenir les réponses aux questions du dossier que m'a confié Françoise. Mais très vite, je me rends à l'évidence : ces gens-là ne se rendent pas compte de l'état véritable de Vivien. Pour la mère, « il est juste un peu en retard pour le langage, et puis il est plutôt nerveux!... Tout le reste, c'est des caprices : voilà tout, et sa grand-mère qui lui cède! Évidemment, il en profite »!

Le mari intervient, d'une voix très douce, quasi confidentielle :

— Il y a quand même une raison à tout cela. Ce n'est pas du côté de sa mère qu'il faut chercher, ni, à mon avis, de sa grand-mère! Mais du côté de son père. Le père de Vivien, je l'ai connu; eh bien Vivien, c'est tout à fait cet homme. C'était un instable qui ne voulait pas travailler.

— D'ailleurs, ajoute la mère, si c'était moi la fautive, alors pourquoi est-ce que la petite Monique est bien, et pas Vivien? C'est une enfant sans histoire, et intelligente, et tout. Donc les médecins qui ont prétendu que, dans ma famille, quelque chose n'était peut-être pas en ordre, ils me font rire!

J'écoute cette femme dont l'articulation m'étonne : sa diction est d'une netteté peu ordinaire, son débit parfaitement régulier, sa voix très haut placée.

— Elle est très jolie, votre Monique!

— Sûr qu'elle est jolie, et ce sera une belle fille. Mais moi, je peux vous dire une chose, Monsieur : jamais un homme ne me la souillera! Tant que je serai en vie!

Mme Guimain sert le café; elle en donne une tasse à la petite, mais avec du lait.

M. Guimain m'offre un cigare. Lui-même fume la pipe. Quand je lui dis que je ne fume pas, il lève les sourcils et a un sourire admiratif. Quand je refuse aussi l'alcool, c'est un hochement de la tête. Je lui explique :

— Je dois conduire tout à l'heure, dans le noir!

— Je vois, je vois.

Il n'aurait pas compris que je ne boive jamais.

Je dois poser encore quelques questions sur la grossesse, prévues par le dossier médical. Mme Guimain se lève précipitamment et, saisissant Monique par les épaules, la pousse dans une autre pièce. Quand elle revient, je remarque que sa robe n'est qu'une robe de chambre et que la chemise de nuit dépasse. Je suis pourtant arrivé dans l'après-midi.

M. Guimain aussi s'est levé.

— Il a ses comptes à faire, vous l'excuserez!

Seule avec moi, elle me répond très brièvement :

— Tout a été parfaitement normal. Ça vous suffit?

— Dernière question : Y a-t-il eu des médications prescrites antérieurement pour Vivien? (J'ai lu la question sur le questionnaire.)

— Des médications? Vous voulez dire : des médicaments. Et comment! Des tonnes. Quand les médecins ne savent pas quoi vous dire, ils vous prescrivent un tas de choses! Une seule fois j'ai essayé, le petit a tout vomi, alors j'ai tout mis à la poubelle! Il y a une voisine qui a eu une « chose » pas mal pour sa fille. J'en ai donné à Vivien à tout hasard, quand il braillait trop, ça l'a calmé radicalement. Mais ma mère, elle en donne des médicaments! Elle empoisonne le gosse! Je ne veux même plus le savoir!

Le questionnaire est rempli. Pour ma part, je voudrais savoir encore pourquoi Vivien a été confié à la grand-mère.

— Parce qu'ici, il n'y a rien. Il faut tout de même du spécialisé pour lui. Un gosse qui ne parle pas à neuf ans, ce n'est tout de même pas normal. Et moi, je suis certaine qu'il n'est pas plus sot qu'un autre et comme cela, je compte sur vous pour qu'il ait au moins son certificat d'études, même s'il a du retard. Vous me comprenez? Cela me coûte cher de le laisser chez la grand-mère. Il faut qu'on lui verse une pension pour Vivien. Elle vous l'a dit? Alors, à votre avis, il pourra apprendre chez vous, à parler, à écrire, à calculer?

— Madame, lui dis-je, le docteur Brauner aurait voulu vous rencontrer justement pour vous dire que Vivien a une maladie assez sérieuse. Cela s'appelle l' « austisme infantile » et beaucoup d'enfants ne guérissent pas. Nous ne connaissons pas encore assez Vivien pour vous dire comment il pourra évoluer, mais il ne s'agit pas de vous faire des promesses que personne ne pourra tenir.

— Autisme? demande la mère. Tiens! Ce serait alors la même chose que mon petit neveu, Paul, le fils de ma sœur. Encore un qui ne parle pas, mais il n'a que six ans, ça viendra, a dit le docteur de la maison où il est, parce qu'il est très, très intelligent!

C'est ainsi, en passant, que j'ai appris que dans cette famille, du côté de la mère, il y avait encore un autre enfant psychotique et que, par surcroît, la mère de Paul, donc la sœur de Mme Guimain, était dans une maison de santé en observation.

J'ai essayé pour finir, d'en savoir davantage sur le père de Vivien. Ce fut peine perdue.

— Pour moi, dit Mme Guimain, c'est comme s'il était mort. Un vaurien. Un coureur! Il ne faut même pas que jamais il retrouve Vivien!

On m'accompagne à la porte. La petite Monique qui tombe de fatigue, doit venir me donner la main. La mère me tend la sienne molle, les doigts écartés. Le père me serre les phalanges avec une force de paysan. La famille se tient devant la porte pendant que je gagne la voiture.

— Faut le tenir ferme, Vivien, me recommande, Mme Guimain. Je vous y autorise pour qu'il apprenne!

Je n'aime pas beaucoup rouler la nuit, et cette nationale est mauvaise. Sur plusieurs kilomètres, la ligne blanche est effacée. J'ai promis à Françoise de faire très attention, mais les renseignements que j'ai recueillis ce soir se bousculent dans ma tête.

Notre psychologue jubilera : voilà bien le cas rêvé d'un « rejet maternel », depuis le refus de concevoir un enfant par les moyens charnels jusqu'au regret d'avoir à débourser une pension mensuelle pour l'entretien de son fils. Pas un seul mot au cours de notre entretien n'a témoigné d'un minimum d'affection pour ce garçon sur lequel elle a reporté toute la haine qu'elle voue à son premier mari. Elle n'admet pas qu'il puisse s'agir d'une maladie.

On sait que certaines tendances de la psychologie moderne ramènent tous les troubles mentaux aux facteurs affectifs et sociaux, même dans les maladies mentales les plus graves. Notre psychologue est convaincu du bien-fondé de cette conception et je lui reproche de ne prendre en considération que ce seul point de vue.

Car il ne fait pas de doute que l'aspect « somatique » — organique —, ne saurait être écarté dans le cas de cette famille : voici deux cousins germains qui ne se sont jamais rencontrés et qui sont atteints du même mal avec quelques variantes; voici deux sœurs — les mères — dont le comportement est bizarre; voici enfin la grand-mère dont la rigidité nous promet bien des tracas. Je la connais encore mal la grand-mère. J'ai seulement vu qu'elle portait des gants blancs et me parlait avec une préciosité insolite chez une femme du peuple. Je sais aussi que dès les premiers jours, elle s'est heurtée à la secrétaire, une femme pourtant on ne peut plus aimable.

Je ne parviens pas à conclure mon raisonnement : un phare blanc vient m'éblouir. Je joue de mon éclairage pour demander au conducteur de se mettre en code. En vain.

Je conduis à vitesse constante. Devant moi, comme projeté sur la route, je vois le visage de Vivien, ses petits yeux, ses bras très longs qu'il balance comme un pantin. Il n'est pas beau. Pourtant, les enfants autistiques ont fréquemment des visages d'une grande beauté... Que pourrai-je faire, que pourrons-nous faire pour ce petit Vivien ?

J'ai rattrapé un camion qui monte vers les halles de Paris. Il est précédé d'une véritable colonne de véhicules. Pas question de doubler. L'odeur de mazout me donne la nausée, je roule à cinquante à l'heure. Pendant un instant, je pense au cousin de Vivien que j'aimerais connaître.

Un « Restoroute » à ma droite. Je décide de m'y arrêter. Toutes les tables sont occupées. Trois personnes sont autour de l'une d'elles. Je demande si la quatrième place est libre. Elle l'est. « Merci, Madame, Messieurs... »

C'est une famille : le père est grave, la mère fixe son assiette, le garçon, quinze ans environ, très grand, tapote son nez, renifle son verre de limonade, mange la mie de pain éparpillée sur la table, recrache quelque chose. Nul doute, voici encore un enfant comme tant d'autres que j'ai au centre : un psychotique. Quand je bois mon café, il ne me quitte pas des yeux et bouge les lèvres. Je lui souris. Ce sont les parents qui me rendent mon sourire.

Je repars.

Devant l'équipe du centre réunie, je rends compte de ma visite aux Guimain. Le travail est réparti et organisé.

Le lendemain, je me rends dans le groupe de Mme Laîné qui a pris Vivien en charge. Il m'observe, la tête baissée, du bas vers le haut, ce qui est une performance. Rien ne lui échappe. Françoise m'a demandé de filmer, si possible, ce « regard périphérique » caractéristique des enfants psychotiques.

— Tout son effort consiste à rester sans rien faire ! se plaint Mme Laîné. Regardez-le donc !

Du bout des doigts, il touche le matériel éducatif qu'il devrait ordonner, tout en émettant un curieux bruit qui vient du fond de la gorge tandis que les lèvres font : « mmm! mmm »! Il mâchonne à vide, parfois il fait la moue puis pince les lèvres. Tout est constamment en mouvement. Comme si son travail était achevé, il se rejette subitement en arrière en poussant un long « oh! » les bras pendant mollement des deux côtés de la chaise. Il roule des épaules. Vivien me montre les dents jusqu'à la gencive comme un lionceau après le repas. Je crois qu'il veut sourire.

La chaise de Vivien donne des signes de souffrances sous son poids appréciable. Vivien découvre ce grincement et, ravi, se met à le provoquer avec frénésie.

Les enfants réagissent et l'éducatrice dit, agacée :

— Arrête donc, Vivien, c'est insupportable à la fin!

Alors, Vivien cesse le mouvement, mais se met à gémir comme un lapin qui n'est pas tout à fait mort. C'est pénible!

J'ai fait monter une chaise neuve. Un directeur, c'est aussi celui qui fournit des chaises qui ne grincent pas. Le groupe s'apaise et l'éducatrice reprend courage.

Vivien a huit ans et demi, presque neuf. Non seulement il n'a aucun langage, mais surtout aucune éducation sociale. Il refuse le contact avec les autres enfants et semble les ignorer. Puis, un jour, il s'attaque à Jean-Paul, un « infirme moteur cérébral » doux et maladroit. Personne n'a vu ce qu'il lui a fait au juste. Jean-Paul ne peut rien expliquer. Mme Laîné avait le dos tourné. Je me trouve justement sur le palier et, entendant un cri et un vacarme, j'entre dans la classe. Vivien sautille, moins de-joie, me semble-t-il que de soulagement. Il avait besoin d'attaquer Jean-Paul. Maintenant, il roule des épaules, gigote avec les bras.

Mme Laîné s'attache habituellement très vite aux nouveaux. Mais elle proteste :

— Non, non! Avec celui-ci, je n'arriverai pas! Il est asocial, agressif et même dangereux! Je ne sais pas par quel bout le prendre!

— Je crois, Madame, que Vivien a peur des autres, et surtout de Jean-Paul avec ses gestes saccadés. Le Dr Brauner l'a expliqué l'autre jour : les I.M.C. inquiètent les psychotiques parce qu'ils sont « imparfaits ».

— Dites tout de suite qu'il frappe par amour!

Avec Françoise, nous discutons le problème de Vivien et il est décidé d'adjoindre une stagiaire à ce groupe très difficile. Le psychologue prend Vivien pour un entretien et un test. En l'espace de deux minutes, tout le matériel éducatif est éparpillé sur le sol. Mais en rentrant dans la classe, Vivien aperçoit un jeu de « puzzle » identique à celui que le psychologue lui a proposé et exécute la composition en un clin d'œil.

J'entre dans le groupe aussi souvent que possible, et Françoise de son côté, y passe de longs moments pour conseiller Mme Laîné. La matinée de ce jour-là s'est bien passée. Mme Laîné et la stagiaire nouent les serviettes autour des cous en attendant le repas. Vivien est installé entre Betty et Sylvie, deux mongoliennes douces et souriantes quand, subitement, avec une agilité extraordinaire, Vivien saisit des deux mains les nœuds qui retiennent les serviettes de ses deux voisines et tire de toutes ses forces. Ni l'une ni l'autre n'ont même pu pousser un cri. La stagiaire, par chance, s'est retournée. La figure de Sylvie est écarlate. A trois, nous avons du mal à desserrer les doigts de Vivien qui se met à hurler et à cracher. — Aïe! Il m'a mordu la main!

Mme Laîné tremble d'émotion :

— Docteur, j'ai peur, je vous le dis franchement. Je vous assure qu'il est trop grand pour mon groupe.

C'est vrai que Vivien est de loin le plus fort et le plus grand. Mais socialement, il est le plus inadapté parce qu'il est psychotique et totalement « inéduqué » si l'on peut utiliser le mot dans le cas d'une maladie mentale. Voilà trop de critères à respecter dans le recrutement des enfants : leur âge, leur niveau, leurs antécédents sociaux, leur maladie...

— Allons, allons, dit Françoise à Mme Laîné. Ce serait bien la première fois que vous chercheriez à vous débarrasser d'un enfant. Je vais voir avec M. Brauner ce que nous pourrons faire d'autre...

Je m'aperçois que je saigne au dos de la main droite.Il ne faut surtout pas se décourager. Nous avons chez nous un grand nombre d'enfants difficiles, très difficiles! Il faut souvent toute une année et davantage pour calmer des enfants ou pour les habituer à l'ambiance. Nous aurons gain de cause aussi avec Vivien.

Le soir, j'entre dans la salle de musique où se tient la réunion de synthèse. Personne ne prête attention à moi tant les éducatrices discutent avec animation.

— Ce matin encore il a voulu me serrer le cou, mais par derrière! raconte Mlle Pichet. Et puis, il me touche les seins! Là!

— Voyons, ce n'est pas le premier et pas le dernier. Vous vous souvenez de Jacques?

— Et de Jean-Michel qui a écrabouillé tous les têtards...

— Et les poissons rouges donc! Josette les a écrasés et mis entre les dents!

— Vous vous rappelez Astrigue? Vous ne l'avez pas connue? Elle m'a étouffé mon hamster...

Françoise est entrée. En passant, elle me dit :

— Tout le monde est bien excité aujourd'hui. Il sera difficile de discuter tranquillement.

Pourtant toute l'équipe écoute avec une attention soutenue l'exposé que Françoise fait sur le cas de Vivien et sur les problèmes de l'agressivité en général. Elle promet de consacrer toute une réunion à ce sujet.

Mlle Pichet en revient à son aventure du matin, en faisant mille manières. Elle s'adresse à moi :

— J'aimerais bien savoir pourquoi il s'en prend justement à moi et à... ma poitrine, dit-elle.

Françoise désamorce la provocation.

— C'est simple : parce que vous portez un corsage décolleté.

Je relate alors, avec quelques détails, le cas d'une ancienne éducatrice très coquette qui portait des corsages sans manches et largement échancrés, avec de nombreux bijoux clinquants.

— Josette, cette fillette autistique qui fait encore quelques difficultés à l'atelier pré-professionnel en ce moment, l'a agressée presque tous les jours. Elle l'a même blessée en lui arrachant ses boucles d'oreilles; elle lui a déchiré son corsage et volé des bracelets qu'elle avait laissés un jour au lavabo. De la part d'une fillette normale, je dirais simplement qu'il s'agit de jalousie, d'une jalousie excessive. Chez nos enfants, l'envie qu'ils éprouvent de ressembler à la jolie éducatrice, de posséder ses bijoux aboutit à un véritable malaise, avec une immense sensation d'angoisse. Finalement, c'est l'agression.

Mme Laîné, bonne observatrice, intervient :

— J'ai constaté qu'il s'attaque surtout aux fillettes, en général des mongoliennes et pas aux garçons. Je pense qu'au fond, il est peureux, donc lâche, et s'attaque aux plus faibles.

La stagiaire qui est dans le groupe depuis quelques semaines demande la parole :

— J'ai observé que Vivien cherche d'abord à jouer avec elles. Il s'approche gentiment d'elles, et puis, subitement, parce qu'elles reculent par crainte, je crois, il les frappe, comme en colère.

Cette jeune fille sera un jour une excellente éducatrice!

Françoise approuve d'un mouvement de la tête. Je lui glisse :

— Il y a aussi Monique, la demi-sœur de Vivien...

— C'est exact, dit Françoise. Chez plusieurs enfants déjà, nous avons observé qu'ils s'en prennent aux fillettes sur lesquelles ils reportent leur jalousie à l'égard de la sœur puînée...

Il nous faudra parler un jour de ce problème de la jalousie envers la fratrie et des répercussions qu'elle a ici, au centre.

Le lendemain, aucune éducatrice ne portait plus cette quincaillerie que l'on appelle la « bijouterie moderne ».

Quelques semaines passent. Vivien semble s'être habitué à son groupe; il n'y a presque plus d'incident à signaler. Quand, à nouveau, il s'attaque à Jean-Paul, Françoise constate que Vivien est fortement enrhumé.

— Il faut tenir compte de ces facteurs aussi, même s'il s'agit d'enfants inadaptés mentalement, me dit-elle.

Je mets un mot à la grand-mère pour lui demander de garder Vivien quelques jours au lit.

Le lendemain, la grand-mère arrive, poussant Vivien devant elle :

— Je vous le ramène, explique-t-elle à la secrétaire. Votre docteur, il est bien bon de me dire de le garder à la maison. Il n'a qu'à le guérir. Moi, je ne peux pas le garder, je ne suis pas assez bien portante. Vous savez, j'ai soixante-dix ans!

La voilà partie. La secrétaire n'a pas eu le temps de placer un mot. Or, les apparitions de la grand-mère sont trop rares pour qu'on la laisse s'éclipser ainsi. La secrétaire m'alerte, et je me précipite à sa poursuite. Elle a le pas encore alerte la vieille dame! Je la rattrape cent mètres plus loin et la ramène au centre.

Elle se laisse tomber dans le fauteuil de la secrétaire qui regarde avec inquiétude la lettre engagée dans la machine et qu'elle doit poster d'urgence.

Je déploie à l'adresse de la septuagénaire toute la courtoisie dont je témoignais autrefois à l'égard des personnes du beau sexe et je parviens à lui arracher un sourire. Je lui explique que Vivien a peut-être un rhume...

— Un rhume? Peut-être. Remarquez que je me doutais de quelque chose. Il n'est pas dans son assiette, en ce moment.

Savez-vous ce qu'il m'a fait hier soir? Il croyait que je ne le voyais pas, mais je l'ai vu! Il s'est mis devant la glace qui est sur la cheminée, il s'est fait des grimaces à lui-même, et il s'est même parlé, lui qui ne me parle jamais à moi. Mais je n'ai pas compris ce qu'il a dit, et puis, il a voulu se toucher là où il ne faut pas... alors, je suis entrée et je lui ai passé une raclée...

Françoise, discrètement alertée par le téléphone intérieur, est arrivée. Nous sommes debout autour de la grand-mère qui caresse le clavier de la machine à écrire. La scène est plutôt comique. Françoise secoue la tête pour montrer qu'elle n'approuve pas les sanctions corporelles.

— Ah! C'est vous! Bonjour, docteur! Je ne peux tout de même pas le laisser faire! En somme, il commence à faire comme l'autre, son cousin germain qui est en pension, dans le Midi. Qu'est-ce que j'ai donc fait au Bon Dieu? Eh bien! ça promet. Eh! eh! non! moi, je ne le garderai pas, Vivien. Que ses parents le mettent en pension aussi! Je n'en veux plus!

Sur quoi la grand-mère se lève et, secouant son parapluie, va vers la porte.

— Bon, alors pour son rhume, je le garderai au lit demain, mais pas un jour de plus, vous entendez, docteur?

La grand-mère s'en va en poussant Vivien devant elle :

— Allons, mon garçon, au lit! Et si tu bouges, je te ficelle au sommier, tu m'entends?

Elle se tourne vers moi :

— Ce n'est pas un mauvais garçon, mais il faut le tenir! Il est dur, et moi, j'ai soixante-dix ans passés!

Elle est partie. Voilà donc la bataille engagée sur deux fronts : celui de l'équipe qui n'a pas encore bien accepté ce garçon venu à nous bien trop âgé, et celui de la famille qui n'accepte pas la maladie. Je dis à Françoise :

— Nous aurons du mal à obtenir que sa grand-mère le garde!

Vivien nous revient au bout de quatre jours. Il entre dans la classe en trombe et s'installe à sa place habituelle, rayonnant de joie. A Sylvie, sa voisine mongolienne, il fait une grimace qui la fait reculer, mais je suis sûr qu'il voulait lui sourire.

Quand je reviens en classe, en fin de matinée, Mme Laîné et sa stagiaire sont radieuses :

— Il m'a fait tous les exercices, et même celui-ci qu'il n'avait encore jamais tenté, dit Mme Laîné. Il doit l'avoir vu faire par les autres.

— Faut-il donc qu'il reste à la maison pour reconnaître qu'il est bien chez nous ? ajoute la stagiaire.

Les jours suivants sont marqués par des progrès sensibles. Vivien accepte les autres enfants, qui l'acceptent en retour. Il n'a fait qu'une seule colère, parce qu'Éric, un petit déficient mental, lui a pris un jeu. Vivien va choisir seul ses mosaïques, ses puzzles et ses constructions, sur les rayonnages. Il ne reste plus jamais inactif. Et voilà qu'un jour, il dit « Oui »!

En arrivant au centre, il « avait » le « non ». Lorsqu'on lui demandait de faire quelque chose, il grognait une syllabe contenant un « o » et un « n ». Mais voilà qu'à la stagiaire, il a dit : « oui! »

Il a une curieuse façon de l'utiliser. Je lui dis :

— Vivien, fais-moi un joli bonhomme en terre!

— ... on! (non!)

— Vivien, fais un bonhomme pour moi!

Alors, Vivien soupire, gémit, répète le mot « (n) on » sur un ton pleurnichard, enfin, comme un soupir, c'est le « ouïh! »

Il a saisi, non pas la pâte à modeler, mais pour la première fois, une feuille de papier, un pinceau et, en éclaboussant la gouache autour de lui, trace une figure humaine parfaitement reconnaissable. Il me tend la feuille en disant distinctement :

— Ça y est!

Ce n'est pas possible! Vivien a dit : « Ça y est! »

Mme Laîné oublie que la gouache est sur le sol et sur la table, et elle embrasse Vivien. La stagiaire court répandre la nouvelle dans les classes voisines :

— Vivien a dit : « Ça y est », à M. Brauner!

L'orthophoniste s'empare de Vivien pour qu'il répète le mot et peut-être un autre, nouveau, dans son cabinet, mais Vivien estime qu'un mot suffit pour ce jour-là, et il reste muet.

Les éducatrices jubilent. La bataille sur ce front est gagnée.

Deux jours par semaine sont mauvais pour Vivien, et je les connais maintenant : le lundi et le mercredi.

Le lundi, c'est normal. Tous les enfants nous reviennent après la journée du dimanche, assez perturbés ou fatigués.

Jacques Prévert a chanté, autrefois : « Les enfants s'ennuient le dimanche! » Les interdictions, les contraintes, les invités... voilà qui fait du dimanche à la maison une journée pénible. Reste le mercredi : ce jour-là, Vivien reste devant sa table, le buste penché, la nuque raide, sans toucher aux exercices. Il ne cesse de bâiller et ne tourne pas la tête quand je l'appelle. Autrefois, le mercredi ressemblait aux autres jours; maintenant la différence est frappante. Le soir, Vivien se cramponne à son éducatrice et ne veut pas descendre pour partir.

Je suis certain que quelque chose de désagréable l'attend à la maison.

Grand-mère se présente au bureau pour faire signer un papier pour la mairie. Je mène l'attaque de front dès que, en guise de bonjour, elle m'a dit :

— Alors, vous vous en sortez avec Vivien!

— Oui, ça va très bien maintenant, sauf le mercredi : Qu'est-ce que vous faites avec lui, le mercredi soir?

— Le mercredi soir? Eh! bien, je vous le dirai : il va chez M. Martin. Comme toujours!...

— M. Martin? Vous ne voulez pas me dire qui est M. Martin?

— Si vous y tenez! Je n'ai pas voulu vous le dire avant parce que ce n'est peut-être pas agréable pour vous de savoir qu'il va chez la concurrence. Mais maintenant, je vous dirai tout. J'ai pensé que deux fers sur le feu valent mieux qu'un, et puisque le docteur Machin qui m'a envoyé chez vous, m'avait donné aussi l'adresse, autrefois, de M. Martin pour qu'il lui fasse de la... « psychothérapie »... — c'est comme cela que ça s'appelle? — eh! bien, je le conduis chez M. Martin, tous les mercredis... Remarquez que M. Martin voulait me la faire à moi aussi, sa psychothérapie, mais je lui ai dit : "Allez-y pour le Vivien, d'accord, et tâchez de réussir, mais moi, fichez-moi la paix, c'est trop tard, j'ai soixante-dix ans!" Il me fatigue cet homme!

J'ai essayé d'expliquer à la brave dame que la « concurrence » ne me gênait pas, que le docteur Brauner n'interrompait jamais un traitement en cours, qu'il lui appartenait à elle de juger de l'efficacité du traitement psychanalytique, mais que le fait important était le refus visible de Vivien de s'y rendre. Je lui demandai donc d'en parler à M. Martin.

Le problème était, en réalité, plus complexe que je ne pensais. J'ai appris par le médecin que le traitement psychothérapeutique chez M. Martin avait commencé il y a déjà deux ans, sans grand succès apparemment. Quand Vivien est venu dans notre centre, M. Martin avait saisi l'occasion d'abandonner ce cas décevant. Il avait dit à la grand-mère : « Une coupure fera du bien à

Vivien. Essayez avec le centre du docteur Brauner et revenez me voir dans trois mois! »

Avec la précision qui la caractérise, la grand-mère était retournée voir M. Martin, trois mois plus tard, jour pour jour.

M. Martin avait trouvé Vivien bien changé. L'enfant lui aurait même dit : « Bonjour, Monsieur! »

Ce Vivien amélioré a, à nouveau, intéressé le psychothérapeute. Il a dit à la grand-mère : « Vous voyez que la coupure était nécessaire! Nous allons reprendre les séances du mercredi. Vous allez voir il va progresser aussi au centre. N'en dites rien au Dr Brauner. Il s'en rendra bien compte, et ce sera d'autant plus intéressant! »

— Voilà pourquoi je ne vous l'avais pas dit. Maintenant, si vous voulez, j'arrête puisque cela me fatigue. Dommage, justement il avait démarré, le Vivien!

Décidément, M. Martin est un gros malin.

— Continuez, Madame, si vous en avez la force, moi cela ne me gêne pas! Mais ne contraignez jamais l'enfant s'il ne veut pas.

Quand j'ai rapporté ces renseignements à la réunion de l'équipe ça a été l'indignation générale.

— Pourquoi ne lui dites-vous pas votre opinion, à ce M. Martin? Je ne vous comprends pas, M. Brauner!

— Parce que l'essentiel est que Vivien fasse des progrès. On voit bien où il est à l'aise : ici, au centre.

— Si, cela a de l'importance! C'est notre travail qui a abouti et non le sien! Si vous le permettez, je lui téléphone, moi.

La bataille sur ce troisième front n'a pas eu lieu. Le surlendemain, mercredi, Vivien a refusé d'aller chez M. Martin, en disant clairement : « Ma'tin — non! » Sa grand-mère l'y a mené de force.

Nous avons su par la grand-mère que Vivien, ce mercredi-là, avait craché à la figure du psychologue qui dépité a conseillé lui-même de ne pas poursuivre.

Vivien, le lendemain, a prononcé un nouveau mot : « Fini! »

J'ai vu Vivien sauter, rire, jubiler et articuler une bouillabaisse de voyelles et de consonnes...

Au début de chaque année scolaire, nous regroupons les enfants. Vivien, avec ses dix ans, n'est plus du tout à sa place dans le groupe de Mme Laîné où se trouvent les plus jeunes enfants, et ceux qui viennent d'arriver au centre. Tout serait bien plus simple si les nouveaux étaient aussi les plus jeunes.

Un de mes amis psychologues m'a suggéré de mélanger les âges. « Comme dans la famille où les enfants sont de tous les âges... Comme dans la vie... des " groupes de vie "! »

Je pense pour ma part que la fratrie ne représente pas forcément la formule idéale même si elle est la réalité biologique. En tout cas, adaptation et travail éducatif se font plus facilement dans des groupes d'âge et de niveau mental homogènes, des « groupes de travail ».

Ce matin de la rentrée, nous discutons encore pour savoir si Vivien sera à sa place dans le groupe de Mlle Chénier, quand l'enfant franchit le seuil, tend la joue à Françoise pour qu'elle l'embrasse, puis se dirige droit vers la classe de Mme Lebel. Une chaise y étant libre, il s'y installe tout naturellement.

Le fait est que le groupe de Mme Lebel est celui où les enfants ont de neuf à onze ans. Si nous avons hésité à y intégrer Vivien, c'est que vraiment, il est très en retard par rapport aux autres enfants de ce groupe.

Vivien scrute les enfants les uns après les autres. Déjà, il a décidé pour qui il éprouve de la sympathie et qui il refuse. Didier C. devient aussitôt son souffre-douleur. C'est un garçon affublé de multiples déformations physiques. Vivien le bouscule, le harcèle, le poursuit et, pendant le repas où pourtant il se trouve loin de ce garçon, Vivien parvient à lancer dans sa direction un sifflement chuinté semblable à celui que la vipère émet avant d'attaquer. Cette agressivité linguale s'accompagne d'un roulement des épaules, de spasmes faciaux ou d'un balancement de tout le buste tandis que la partie inférieure du corps reste comme rivée à la chaise. En revanche, quand il est debout, Vivien n'ose jamais esquisser aucune attaque. Il se réfugie alors dans un coin de la salle. Une seule attitude trahit son inquiétude : il se tient sur la pointe des pieds en balançant légèrement le corps avant de reprendre appui sur les talons. Dans cette position, il observe, le menton serré contre la poitrine, avec un regard qui va du bas vers le haut et qui foudroie l'enfant qu'il déteste. Si l'autre lui tient tête alors, au comble de l'exaspération, il se jette sur le sol et, couché sur le dos, les yeux dirigés vers le plafond, se met à osciller vertigineusement comme un navire qui roule sur une mer démontée. Mme Lebel est déconcertée. Elle rêve d'un groupe

« mignon » où elle pourrait « materner » tout le monde à l'unisson. Elle se place au milieu de ses enfants attablés, comme une poule parmi ses poussins. Et voilà que ce rustre, insensible à son amour maternel, vient semer la panique et veut du mal à son Didier.

Mme Lebel est une jeune femme d'une très grande sensibilité, qui confine à la sensiblerie. En revanche, elle peut être imperméable au raisonnement surtout quand c'est moi qui cherche à lui expliquer un problème. Elle attend que j'aie fini ma phrase puis, comme si je n'avais rien dit, elle me parle de son « Axel qui a fait tant de progrès » et qui « sera malheureux à côté de ce Vivien ». « Ce serait bien malheureux si Axel et les autres régressaient cette année. » Quant à Didier la victime élue de Vivien, « il ne pourra pas s'épanouir à côté de l'autre »! Et puis, « n'oubliez pas que j'ai Lionel qui ne peut pas faire un pas sans aide et je n'ai que deux mains, vous savez... Bref, je n'en veux pas de votre Vivien! Je ne peux pas mieux vous dire! »

Tout cela est énoncé, tantôt sur un ton courroucé, tantôt boudeur ou pleurnichard. Avec les enfants, Mme Lebel est une très bonne éducatrice, mais avec moi elle joue à la petite fille.

Pour ma part, j'ai beaucoup de patience avec les enfants, mais un peu moins parfois avec les adultes. Je répète pourtant que Vivien doit se trouver avec des enfants de son âge et de sa taille, seuls critères auxquels il est sensible; qu'il est venu dans ce groupe de sa propre initiative, enfin que Françoise estime qu'elle est, elle, Mme Lebel, la plus apte à faire épanouir cet enfant.

— Bien, puisque vous y tenez tant, je m'incline! fait-elle avec une moue de petite fille.

Mme Lebel est plutôt jolie et elle le sait. Il y a quelques mois, à peine a-t-elle appris qu'elle ne pourrait jamais avoir d'enfant à elle qu'un changement s'est produit dans son comportement et aussi dans sa façon de travailler.

Autrefois, elle cherchait à parfaire les techniques de son métier notant avec application les moindres conseils, que Françoise ou moi lui donnions. Maintenant, elle aborde tout dans une optique sentimentale et affective. Pour son groupe, l'évolution semble avoir du bon, mais avec les adultes, la collaboration devient parfois difficile. Je feins de ne pas remarquer l'effort qu'elle fait sur le plan vestimentaire, ni ses minauderies. Je ne manque pas une occasion de souligner ses succès avec certains enfants.

Finalement, il me semble opportun que Françoise aide

Mme Lebel à prendre Vivien en charge. Il se trouve que pour ma part, j'ai beaucoup de travail administratif en ce moment.

Françoise qui ne manque pas de travail non plus, sourit. Elle comprend mes difficultés avec Mme Lebel et va pour l'encourager.

— Vous vous rappelez le mal que vous avez eu avec Axel il y a deux ans? Il était différent de Vivien, mais quand même : inaffectif, morveux, agressif, et j'en passe. Et regardez ce qu'il est devenu aujourd'hui grâce à vous!

Axel a-t-il compris? Toujours est-il qu'il vient se frotter contre Mme Lebel qui lui caresse les cheveux et lui gratouille la tête comme à un petit chien, à l'endroit où le cuir chevelu est à nu. C'est à ce point précis qu'Axel se « forait » le crâne comme nous disions, d'un mouvement constant de l'index, toute la journée. Avec Mme Lebel, il s'est calmé.

— Oh! oui! Tu es mon Axel chéri, dis? (Baiser de Mme Lebel.)

— Vous réussirez avec Vivien, dis-je à l'éducatrice.

— Vous croyez vraiment?

Tous les jours, Françoise vient conseiller Mme Lebel et, quand l'occasion se présente, j'entre également dans le groupe.

Il est évident que Vivien a du mal à s'adapter à un groupe dont les possibilités parascolaires le dépassent. A tour de rôle, Vivien pleure, crie, rit, s'excite ou reste apathique dans un coin. Il sent qu'il ne parvient pas à égaler les enfants de ce groupe qui a bénéficié de l'effort éducatif depuis plusieurs années déjà. Vivien, lui, reste un débutant sur tous les plans. Il est jaloux à en crever d'Isabelle, d'Axel, d'Éric, de Didier qui s'accordent bien, alors que, lui, reste isolé dans son coin, à observer les autres. Mme Lebel fait le maximum, mais elle se décourage devant ses accès de colère et cette passivité. Elle dit à Françoise et elle me le répète :

— Il m'exaspère! Il ne m'écoute pas. Je ne sais plus à quel saint me vouer... Là, regardez! il m'a craché à la figure, ce matin!

Elle se tourne vers la grande glace pour cacher son chagrin et aussi pour remettre de la poudre à l'endroit où une larme a coulé. Mais que voyons-nous dans la glace en même temps? Un regard d'une attention intense : c'est Vivien qui a deviné qu'il s'agit de lui et qui cherche à comprendre. Ses yeux regrettent ce que sa bouche a fait à son éducatrice. Chose curieuse : lui, qui n'a jamais supporté un regard d'autrui, il me fixe, ici, dans la glace, et il fixe sa maîtresse.

Une idée me vient : il faut employer des voies indirectes. Parce que toute demande qui lui est adressée directement est ressentie par lui comme une attaque.

J'explique :

— Il faut davantage vous adresser à Vivien en passant par la glace, ou en parlant à d'autres enfants...

Vivien a fait quelques pas vers la fenêtre. Nous continuons à l'observer dans la glace. Il s'arrête pour se balancer sur la pointe des pieds. Tout son corps est agité, il se tortille comme une toupie à bout de course, les bras pendant le long du corps, comme sortis des articulations. Il ouvre et ferme la bouche, cligne des yeux, émet un grognement.

Voici que Lionel revient de la séance de langage. Lionel est un infirme moteur cérébral; il ne marche que soutenu des deux côtés. Mme Lebel va à la rencontre des enfants qui le tiennent et me dit, en passant :

— Lionel commence à être très lourd... Viens, Lionel!

J'arrête Mme Lebel par le bras, et je dis en appuyant sur chaque mot :

— Il y a ici des garçons très, très forts. Quelqu'un devrait vous aider, pour soutenir Lionel qui ne peut pas marcher...

Mme Lebel a compris; elle joue le jeu :

— Mais qui donc est assez fort? Peut-être Isabelle?

Vivien a cessé de se balancer. Son visage est tendu par l'attention. Il fait un pas, puis dit :

— Vivien!

C'est la première fois qu'il articule son nom! Mais il ne bouge pas. Sur un signe de moi, les deux garçons qui soutiennent Lionel se sont arrêtés. Ils attendent.

Dans son coin, Vivien dit : « Ho-hisse », reprenant le refrain d'une chanson qu'il a souvent entendue chez nous. Il y a encore comme un hiatus entre sa volonté d'agir et l'exécution du mouvement. Je dis :

— C'est Vivien qui veut aider Lionel... Moi aussi!

Mme Lebel prend Vivien par la main et, ensemble, nous nous affairons autour de l'infirme. Depuis que ce garçon prend un nouveau médicament à base d'A.D.N., ses possibilités motrices se sont améliorées. Il avance et, quoique le soutien offert par

Vivien soit peu efficace, il parvient jusqu'à sa chaise. Lionel éclate de rire, et Vivien jubile.

A partir de ce moment, Vivien a une raison de vivre. Il entoure Lionel de mille attentions. Ce n'est guère « utile » puisqu'il ne sait comment rendre service. Mais, dès que Lionel se déplace dans sa voiture d'infirme, Vivien le suit en s'appuyant contre celle-ci, ce qui la fait avancer. Quand je reviens avec ma caméra, je vois Vivien assis sur sa chaise. A ce moment, Lionel cherche à se déplacer, et Vivien le suit en faisant glisser sa chaise, la main posée sur le bras de son nouvel ami. La figure de Vivien a pris une expression de tendresse. Je dis à Mme Lebel :

— Je le trouve beau, votre Vivien !

— Oui, il est sympa !

Le lendemain, un incident risque de tout remettre en question. Vivien a serré la serviette qu'Isabelle a nouée autour de son cou. Mme Lebel heureusement a pu intervenir à temps.

— Je l'ai pourtant assis exprès à côté d'Isabelle qu'il aime bien ! Je ne sais plus comment faire. Vilain garçon, toi !

Vivien a l'air perplexe. A ce moment précis, j'ai compris ce qui s'est passé.

Isabelle est assise entre Vivien et Lionel. Vivien a simplement voulu se mettre à côté de Lionel pour l' « aider » le cas échéant. Quel moyen plus efficace de se mettre à la place de quelqu'un que de le supprimer ? Les faits divers dans les journaux le prouvent tous les jours.

Mme Lebel installe Vivien à côté de Lionel. Pour la première fois, Vivien demande à aller en récréation, dans la cour. Il y suit la voiturette de Lionel, une main toujours posée sur le guidon. Si Lionel s'arrête, Vivien s'immobilise.

Deux fois, pendant la récréation, Vivien pousse un cri strident. Tout le monde se retourne vers lui.

Mais c'est probablement un simple cri de joie.

Avec l'aide de Mme Lebel, je fais l'inventaire du « vocabulaire » de Vivien : il se limite à quatre ou cinq noms propres mal prononcés et quelques syllabes dont on devine le sens.

Toutefois, dans cette indigence linguistique déprimante, un problème se pose. Je distingue très nettement d'ordinaire entre la pauvreté du langage d'un déficient mental et l'inadaptation à la situation du langage d'un psychotique. Dans les deux cas, les mots et structures disponibles peuvent aller de la mutité complète à un discours apparemment bien structuré mais vide de signification. Le déficient mental parvient à exprimer les maigres pensées qui lui viennent à l'esprit en se servant des syllabes, des mots, des phrases disponibles, en y ajoutant un langage « plaqué » dont il a pu s'emparer en singeant l'entourage. Tandis que l'enfant psychotique, parlant bien ou mal, beaucoup ou peu, se sert du langage sans tenir compte de la réalité sociale.

Or, Vivien, qui dispose de quelques syllabes ou mots, sait les articuler au bon moment, et il dit ce qu'il veut dire. C'est cela qui est exceptionnel et qui m'intrigue.

Voilà que mon passé universitaire surgit avec force. L'intérêt pour ce qui touche au langage humain revient à la surface. Le soir à la maison, je note tout ce que j'ai pu voir et entendre au centre sur le plan linguistique. C'est passionnant.

Françoise à qui je fais part de mon enthousiasme murmure un reproche :

— Tu n'aurais jamais dû abandonner ton domaine...

C'est son grand chagrin. La guerre, la Résistance nous ont coûté des années sur le plan professionnel, mais Françoise au moins, est restée médecin, alors que, moi, j'ai voulu changer de profession.

En fait, même dans le travail avec les enfants inadaptés, le langage a gardé pour moi une priorité. Aidé par une ancienne enseignante, Marie Dussourd, j'ai bâti une progression qui doit conduire l'enfant depuis les exercices perceptuels, « sensoriels » — couleurs, formes, dimensions, position... — à la première lecture de lettres.

Avec l'enfant normal, on fait le saut, en franchissant un vide dans lequel sont escamotées cent difficultés d'organisation de la pensée. Les enfants intelligents gagnent l'autre bord, les autres qui le sont moins ne parviennent pas à maîtriser le langage écrit. Cet ouvrage, très connu dans les milieux spécialisés et intitulé *Pré-lecture,* ne cherche pas à enseigner la lecture, mais à consolider les aptitudes que la lecture demande à la pensée de l'enfant.

— Il faut absolument trouver le temps d'approfondir le problème du langage psychotique, dis-je à Françoise.

— Trouve! trouve! me répond-elle, sceptique. D'ailleurs, tu te rappelles la discussion avec les Britanniques? Pour eux, l'absence du langage explique pour l'essentiel la psychose infantile. Le manque de contact social n'en serait qu'une conséquence. Cela me paraît un peu sommaire.

— Pas plus sommaire que de tout attribuer à l'absence d'amour maternel. Curieux qu'il faille partout un seul point à partir duquel le chercheur élimine tout le reste !

Je reviens au centre le lendemain, décidé à travailler dans le domaine du langage. J'entre dans la classe de Mme Lebel. Axel, Isabelle et Éric y forment un petit groupe. Ils réalisent un jeu-exercice proposé dans *Pré-lecture*. Il y a là une difficulté qui les bloque. Nul doute, je n'ai pas assez tenu compte de ce facteur. Je me penche sur les enfants, je propose une étape intermédiaire, et ils parviennent à terminer le jeu. Il faut rester lié à la pratique, vérifier constamment ce que pourtant l'on croyait parfait.

Avec Lionel et Caroline, une mongolienne, Mme Lebel applique les « mélodies de soutien » : chaque lettre peut être représentée par une suite de sons très simples qui correspond à la forme de la lettre.

— Dommage, dit Mme Lebel, je chante faux. Il faudrait que Madeleine (notre musicienne) enregistre les mélodies sur bande magnétique.

— Ce sera fait.

Mme Lebel propose des lettres en bois à Lionel, afin qu'il transcrive en musique les phonèmes qu'il vient d'entendre. Au même moment, je vois que Vivien s'incline vers Lionel et, par-dessus son épaule, suit du doigt deux lettres déjà assemblées :

-m-a !

Lionel compose : *Lili,* puis : *mémé.*

Comme un écho, j'entends la voix cassée de Vivien qui répète ces mots : l-i-l-i, m-é-é... non : m é m é ! Ma mémé ?...

Je regarde Mme Lebel. Elle s'écrie :

— Mais, il lit, mon Vivien ? Il lit !

— Oui, il lit, mais surtout, il comprend, il applique !

Mme Lebel se précipite pour embrasser Vivien. Lui se dégage, saisit deux lettres en bois et compose : « l-i... » (lit)

— Je peux aller le dire au docteur Brauner ? fait Mme Lebel. Vous restez ici ?

Elle court. Ce besoin de communiquer avec le médecin est certainement l'aspect le plus positif de notre centre. Une idée me saisit : ce que je viens de voir est une façon tout à fait inédite chez ces enfants inadaptés de conquérir le langage parlé. Habituellement, on transpose le langage oral en sa forme écrite.

Ici, Vivien a commencé à parler de manière organisée, en partant de la forme écrite.

Quelques mois plus tard, avec Michel, un garçon profondément autistique, sans langage, âgé déjà de onze ans, l'observation se confirme. Michel émet le premier son de sa vie en reconnaissant une forme de lettre.

Françoise est pensive :

— C'est l'énorme jalousie à l'égard des autres enfants qui explique cet effort mental.

— Il doit y avoir davantage, dis-je. En venant par la voie visuelle, le passage à l'expression verbale doit être plus facile pour ces enfants.

La question est trop technique pour que j'en parle en détail ici. Quoi qu'il en soit, l'aspect émotionnel du problème est essentiel. Quelques semaines après, en voyant arriver Mme Lebel avec une nouvelle robe fleurie, Vivien, ébloui, s'exclame :

— Belle-robe!

Encore un peu plus tard, Vivien me voyant entrer avec des cahiers, se lève en tendant le bras :

— Oh! ca-é! ca-é à moi!

Il faut bien connaître cette catégorie d'enfants psychotiques pour apprécier ce que signifie un pronom personnel de la première personne ainsi employé!

Une difficulté administrative a surgi au sujet de Vivien : la Caisse de maladie à laquelle appartient le père en sa qualité d'artisan a refusé de poursuivre la prise en charge de l'enfant au titre de la longue maladie. La position de la Caisse est administrativement fondée, mais elle s'explique surtout par l'importance des frais de prise en charge pour une Caisse aux moyens limités.

Je partirai dans le département où il demeure, pour en discuter de vive voix avec les responsables. Françoise s'incline devant cette nécessité, avec son sourire désabusé :

— Utilisation de tes compétences linguistiques?

Le fait est que, pendant près d'un mois, mon intérêt ressuscité pour les problèmes du langage a dû être remisé.

En sortant, je trouve ma réponse à la remarque de Françoise :

— Je pourrais écrire, sur les problèmes du langage, tranquillement à la maison et abandonner le centre et les soucis, mais je n'aurais pas ce que je trouve ici : les enfants vivants et leurs problèmes.

Mon bloc-notes se remplit de mots et propos plus ou moins adaptés à la situation tels que je les surprends dans la bouche des enfants. Mais c'est Vivien surtout que je suis de près. Très gourmand, il s'intéresse au menu et, un jour, il articule clairement en attendant les plats :

— Quoi mang'?

Deux semaines plus tard, il ajoute un mot qui sonne comme « o-jui » — ce qui ressemble à « aujourd'hui ».

Vendredi, il arrive enrhumé, car la température a subitement baissé. Il tousse et éternue. Il commente :

— Oh là là!... atchoum moi!... atsou-é! (à tes souhaits!).

Et, éternuant à nouveau, il s'exclame :

— Ah! mince alors!

Tout cela est si bien adapté à la situation que je commence à remettre en question tout ce qui a été dit et écrit sur le langage psychotique si loin du monde. L'ambiance chaleureuse du groupe aurait-elle accompli ce miracle à elle seule?

Mais voilà que je surprends une phrase qui place le problème dans le bon contexte.

Le groupe est allé en récréation, dans la cour, et Vivien suit la chaise roulante de Lionel en y posant la main dessus comme s'il la poussait réellement. Je lui souris et, en levant obliquement le menton comme c'est sa manière, il explique :

— Lionel... aider... moi...

Bien évidemment, Vivien veut dire que, lui, aide Lionel. Il est clair que le garçon reste incapable d'analyser les relations entre les diverses réalités de ce monde, et son langage reflète cette inaptitude : il y a lui-même Vivien, il y a l'aide qu'il donne et qui s'exprime par un verbe à l'infinitif, forme la plus générale possible, il y a enfin Lionel. Mais qui aide qui? Dans quelle direction va l'action? Voilà où se situe l'échec et je me demande comment je pourrai parvenir un jour à démontrer à l'enfant la corrélation telle qu'elle existe. Sur le coup, j'essaie de rectifier. Mais Vivien s'impatiente :

— Aider aider... Vivien...

Il est de plus en plus évident que je ne parviendrai à approfondir ces problèmes de langage psychotique qu'en participant de près à la vie des enfants en groupe. Mais cela n'est pas réalisable. D'abord, j'ai effectivement mon travail quotidien qui me cloue à ma chaise, dans mon bureau. Dès que je me trouve dans un groupe pour voir et entendre, la secrétaire, essoufflée, arrive pour me demander de venir au téléphone ou pour recevoir une de ces visites qui surviennent à toute heure, d'un peu partout.

Ensuite, pour rester dans un groupe, il me faut une tâche, une fonction, une raison d'être. Je me suis composé un personnage qui a du succès auprès des enfants, celui du « bêta ». Justement, je participe au jeu qui consiste à nommer des objets, et consciencieusement, je me trompe à chaque coup. Même les plus retardés des déficients mentaux comprennent que je joue, leurs éclats de rire le prouvent. Il n'y a que les psychotiques qui ne savent pas jouer et Vivien, l'air renfrogné, rectifie mes erreurs :

— Pas couteau : ciseau!

— Bravo, Vivien, approuve Mme Lebel. M. Brauner plaisante.

— Plaisante...! répète Vivien. Bête, Monsieur Brauner!

Alors les autres ne savent plus s'il faut rire ou si vraiment je suis bête. C'est au titre de bêta seulement que l'on m'accepte.

Mais cela peut durer quelques minutes, cela peut se répéter de temps à autre. Je ne peux demander décemment à l'éducatrice de me tolérer dans son groupe, plus longtemps pour faire le clown.

Alors que je me cherche encore une raison d'être dans ce groupe, j'observe Mme Lebel qui a placé sa chaise au milieu du cercle formé par les tables de ses sept enfants. Un très étroit passage lui permet d'en sortir et d'y revenir. Il lui suffit de pivoter sur sa chaise pour voir l'un ou l'autre de ses enfants et pour lui parler. Elle garde l'index de la main droite posé sur une page de *Pré-lecture* alors que, de l'autre main, elle rectifie la position des cubes assemblés par l'enfant assis en face d'elle. Il règne dans ce petit groupe une ambiance de chaleur humaine, une chaleur palpable, qui me rappelle irrésistiblement l'étable où, petit garçon, j'allais donner du fourrage aux vaches et aux veaux. Que l'on ne voie surtout pas dans cette comparaison une allusion péjorative! L'étable est un endroit extraordinaire pour un enfant, parmi les bêtes qui se serrent les unes contre les autres, se lèchent, se caressent, vont manger dans le râtelier du voisin qui parfois se fâche... Et l'odeur qui y règne a quelque chose de chaud, de rassurant...

Une jalousie intense habite les enfants. Ils se battent pour accaparer le regard, la main, la mèche de cheveux de leur maîtresse. Isabelle tire sur le corsage de Mme Lebel pour qu'elle se retourne vers elle, Éric lui a saisi un doigt, Didier pleurniche et Vivien grogne afin qu'elle se consacre à lui seul. Comment pourrais-je rester dans cette classe sans devenir l'intrus, alors que, venant de temps à autre, je suis tout au plus l'invité qu'on aime bien. Mais si je ne peux pas rester parmi les enfants, comment pourrais-je étudier de près leur langage où chaque nuance compte?

Sur ces entrefaites, l'éducatrice du langage ouvre la porte et réclame deux enfants qui devaient venir chez elle. Mme Lebel refuse :

— Non, pas maintenant, ils sont occupés!

— Pourtant, c'est leur heure...

Même attitude à l'égard de Mme Pasteur, l'artiste responsable des ateliers de peinture et de modelage, à plein temps.

— Non, non! objecte Mme Lebel, ils doivent terminer leur travail ici! Tant pis, je leur ferai faire de la peinture en classe! Et puis zut! allez-vous plaindre au docteur!

Il n'y a que la monitrice d'éducation motrice qui, de sa voix virile, impose le respect de son horaire. Elle annonce les noms de ses victimes qui se lèvent. Mme Lebel baisse la tête.

J'ai un entretien avec elle. Je cherche à lui démontrer qu'elle agit contre l'intérêt de ses enfants, qui ne s'habitueront jamais à d'autres personnes, si elle les « séquestre » dans son groupe.

Mme Lebel laisse tomber une larme. Face à elle, je n'ai pas d'argument logique.

— Oui..., dit-elle en reniflant, j'ai compris!

Elle conduit elle-même deux de ses enfants à l'atelier de Mme Pasteur.

— Vous m'excuserez pour tout à l'heure, fait-elle, je suis un peu énervée... Mais vous me les rendrez très vite, d'accord?

Et moi, qui voudrais me glisser dans son groupe pour entendre ce qui s'y dit dans l'intimité! Impossible décidément.

L'organisation du centre est conçue de telle sorte que la plupart des enfants participent à divers activités, chez les différents éducateurs et spécialistes. Françoise, en sa qualité de médecin, entre systématiquement partout et sait comment se comporte chaque enfant chez telle ou telle personne, et, souvent, ce comportement change du tout au tout.

Une idée me vient : presque tous les enfants passent dans les ateliers d'expression plastique, chez Mme Pasteur. L'ambiance dans ces ateliers est extraordinaire : chaque enfant dessine, peint, modèle, gribouille comme il veut, et en travaillant, commente ce qu'il fait. Souvent, les paroles n'ont que peu de rapport avec le thème qui prend forme sur le chevalet ou sur la feuille fixée au mur. Plus souvent encore, ces mots ne sont que des bruitages dans lesquels l'enfant met toute l'émotion qu'il ressent. Mme Pasteur laisse faire, elle écoute, dépanne à l'occasion, et puis avec je ne sais quelle main supplémentaire, elle inscrit sur son bloc-notes ce qui se dit, de tous les côtés à la fois. Il y a là une documentation d'expression verbale spontanée absolument unique.

Chez Mme Pasteur, je ne suis jamais de trop; du moins elle ne me le fait pas sentir. Elle aime discuter avec Françoise des divers aspect psychopathologiques des œuvres nées dans la journée. Mme Pasteur apporte à ces discussions sa sensibilité d'artiste, Françoise ses connaissances psychiatriques, et ce qui résulte de cette confrontation est passionnant.

Mme Pasteur veut bien transcrire ces commentaires pour que je puisse en tirer une documentation d'ordre linguistique. La seule difficulté est que sa journée n'a toujours que huit heures, qu'elle doit ranger les travaux, les annoter, les numéroter.

C'est ainsi que je reviens à la maison avec un tas de notes de la main de Mme Pasteur où je retrouve mon Vivien, avec ses syllabes et ses mots, ses grognements et colères, placés dans le contexte de son travail à l'atelier.

Vivien est un travailleur artistique acharné qui n'arrête pas un instant. Il passe par diverses périodes. Récemment, ç'a été celle du gigantisme. Un sac de terre glaise de 25 kilos ne lui a pas suffi pour terminer une suite de tunnels où s'enfoncent des rails tortueux. Sous la voûte, les aiguillages prennent des décisions mystérieuses pour conduire d'invisibles voyageurs vers des destinations inattendues. Il y a aussi les châteaux qui ont succédé aux maisons que Vivien a bâties dans les premières semaines de sa présence au centre. Ces maisons étaient, au début, de simples cubes sans aucune ouverture, puis des igloos tout aussi clos. Lentement, à mesure que l'enfant s'est ouvert à son entourage, que le langage s'est installé pour communiquer, les fenêtres et les portes sont apparues dans ces bâtiments hermétiques. Aucun traité de psychologie ne pourra décrire avec assez de preuves l'évolution que nous avons pu suivre ainsi. Aucune étude de linguistique ne démontrera avec plus de clarté la corrélation entre le langage et l'aptitude à la communication. Depuis la fin de la dernière année scolaire, les maisons de Vivien ont partout des ouvertures, des arcades, des portes qui s'ouvrent sur l'espace.

Une telle concordance dans l'évolution du langage et de l'expression plastique ne peut être décrite. Elle doit être illustrée. Je viens à l'atelier armé de mon Leica et de ma caméra et je prends des vues de tout ce qui peut être capté par l'objectif. Certaines masses de terre glaise se révèlent décidément peu photogéniques et je dois déployer des dons exceptionnels d'éclairagiste pour faire apparaître des ombres et des reliefs sur leurs surfaces. Françoise observe avec inquiétude mes acrobaties, car je tente des prises de vues dans toutes les positions possibles, du haut de l'échelle ou étendu sur le sol. Parfois, elle retient l'étagère sur laquelle j'ai posé un modelage géant ainsi qu'un pied, tout en m'incitant à plus de prudence sur mon échelle.

Cette documentation ne peut avoir de valeur en rapport avec le langage que dans la mesure où l'image et le son sont synchrones. Alors, je plante le magnétophone automatique contre la caméra dans un coin de l'atelier et j'enregistre des centaines de mètres de bandes, image et son.

Il ne me reste plus qu'à attendre les vacances pour exploiter enfin tant de trésors. Mais les vacances, chacun le sait, sont courtes, très courtes.

Des visiteurs étrangers arrivent souvent et admirent les travaux des enfants. J'ai décidé de ne plus descendre de mon échelle de cameraman pendant leur visite. Ils verront combien d'efforts coûte une bonne documentation et peut-être me laisseront-ils poursuivre mon travail alors que je photographie un château gigantesque bâti par Vivien en une matinée.

Mais la secrétaire vient m'appeler au téléphone.

— La Caisse de maladie de la Région parisienne, Monsieur!

Il faut que je descende de mon échelle...

Voilà quatre ans que Vivien est avec nous. Nos relations avec sa grand-mère sont bonnes. A la fin de chaque année scolaire, elle nous informe rituellement que, cette fois, c'est fini et qu'à son âge, elle ne pourra plus continuer bien longtemps de se charger de Vivien.

Elle admet qu'il a fait des progrès considérables. Il est aussi plus gentil qu'autrefois. A l'église, il ne bronche pas. Et puis, il aime venir au centre. De temps à autre, elle émet une critique : son écriture est trop grosse! Alors elle fait faire à l'enfant le soir, des exercices de graphisme miniature.

— Vous voyez qu'il peut! Dites-le à sa maîtresse! Il faut l'obliger à écrire petit.

Un jour, elle arrive, furieuse : elle a appris que Vivien a été mis sous la douche, au centre. Je ne peux pas lui dire que le garçon sentait mauvais parce qu'on ne le lavait jamais chez lui. Grand-mère ne veut pas faire la toilette à Vivien qui devient un homme! Cette fois, c'est sérieux : la vieille dame n'en peut plus, elle annonce que Vivien sera « placé ». Un long entretien avec elle ne donne aucun résultat. Françoise alerte le médecin de l'hôpital qui nous a envoyé Vivien. Il entre dans le jeu et, une semaine plus tard, la grand-mère accepte de garder l'enfant une année encore. « La toute dernière! J'aurai soixante-quinze ans! »

Personne parmi nous ne peut imaginer que Vivien puisse nous quitter un jour.

Depuis quelques mois, Vivien fait preuve d'une véritable passion pour les chiffres alors qu'il a mis des années pour acquérir la notion de 2 et 3. Infatigablement, il en trace et leur fait correspondre des quantités choisies n'importe où.

— Combien de fenêtres, « ta » maison en face?

Je suis incapable de compter, à travers les branches de nos arbres, les fenêtres de l'affreuse bâtisse que M. Stavisky avait fait édifier là peu avant d'être « suicidé ». Je réponds, au hasard :

— 99.

— 99? c'est avant 100, c'est après 98, et après 97!... Dis : 3... Pourquoi pas trois mains, pourquoi nez seul? Qu'est-ce qu'il y a 3? Montre-moi 3?

J'ai du travail à finir et, tout en signant une lettre, je dis rapidement :

— 3... voyons... une feuille de trèfle!

— Quoi feuille de trèfle? donne feuille de trèfle!...

Je sais que je n'aurai plus la paix avant de lui avoir donné une feuille de trèfle. Où la prendre sur-le-champ?

— Laisse-moi maintenant, je dois porter cette lettre recommandée à la poste...

Je pars en courant.

Derrière moi, j'entends la voix de Vivien me rappeler : « Trèfle! »

Alors, en sortant du bureau de poste, je parcours les deux cents mètres qui me séparent du bois de Vincennes. Pourvu que les jardiniers n'aient pas coupé l'herbe. Voilà que j'ai peur de Vivien, peur de me présenter à lui les mains vides!

Je trouve des feuilles de trèfles. Vivien m'attend. Mais si je n'ai pas oublié ses feuilles de trèfles, j'ai bel et bien oublié la visite de Brésiliens prévue pour trois heures moins le quart au centre.

— Mille pardons, dis-je, au médecin qui est là, mais j'ai dû chercher du matériel pédagogique important pour demain...

Je remets le trèfle à Vivien radieux. Le Brésilien regarde l'herbe avec étonnement.

— Oh! *TREVO!* Nous en avons au Brésil, beaucoup! Si voulez pourrai envoyer *trevo* du Brésil. Existe même avec quatre feuilles, mais *raro* au Brésil!

— Non, merci! Il en faut avec trois feuilles pour Vivien, et justement, j'en ai trouvé au bois de Vincennes. Si vous voulez me suivre...

— Désolé de prendre votre temps précieux... Et quelle destination psycho-pédagogique vous donnez au trèfle dans votre système?...

La passion numérique de Vivien prend des formes de plus en plus curieuses. Sur le grand calendrier de la classe, il barre systématiquement certaines dates. Avec l'éducatrice, j'essaie d'établir une relation arithmétique entre ces chiffres, sans succès. Je découvre que dans l'éphéméride qui se trouve sur mon bureau de nombreux feuillets ont été arrachés. Un jour, enfin, le calendrier de la secrétaire se trouve coupé en deux, aux ciseaux. Le second semestre manque.

Cette fois, j'ai compris. Vivien ne veut pas que l'automne arrive puisqu'il sait qu'il devra alors nous quitter. En examinant les dates barrées sur les autres calendriers, et les feuillets manquants sur mon éphéméride, nous constatons qu'il s'agit systématiquement des jours de fête, des fins de semaine, bref des jours où Vivien n'est pas au centre. D'ailleurs, le vendredi il est nerveux et le soir, il ne veut pas descendre l'escalier. Le calendrier de la secrétaire est coupé à partir du 13 juillet, le dernier jour de l'année scolaire en cours.

Quand Vivien apprend qu'une autre année lui est accordée, il réclame un calendrier de l'année prochaine. Nous en cherchons dans de nombreux magasins : il n'est pas encore édité. Je me souviens que mon agenda du bureau comporte, sur un feuillet, un calendrier de l'an prochain. J'arrache ce feuillet et je le fais agrandir photographiquement pour Vivien.

Le contremaître de l'atelier d'imprimerie me regarde en souriant :

— Vous me direz encore que je ne dois pas gâter les enfants.

— Je ne gâte pas Vivien, je cherche à le rassurer !

Deux heures plus tard, Vivien a supprimé les samedis, dimanches et les jours de fête sur le nouveau calendrier. Mme Lebel découvre qu'il sait par cœur toutes les dates des jours fériés.

Vivien est retourné à l'atelier de modelage et travaille sur une « église ». En fait, ce qu'il bâtit n'est qu'une nef en forme de croix. C'est ainsi qu'il voit l'église quand, immobile, il s'y trouve assis, le dimanche, à côté de sa « mémé ».

— Il forme l'église, et pourtant il n'aime pas y aller, s'étonne Mme Pasteur.

— Il extériorise son angoisse, tout comme il fait à l'aide des chiffres et des dates, Ainsi, la réalité lui paraît moins anxiogène, explique Françoise.

— Alors, faut-il l'en empêcher ?

— Vous combattriez le symptôme et non la cause...

— Cette « cause », intervient Mme Lebel, j'ai envie de l'assommer !

— C'est interdit par la loi, lui dis-je. Mais vous êtes la plus forte : vous avez cinq journées par semaine pour rassurer Vivien, tandis que la « cause » ne peut agir que deux jours par semaine. Et puis vous, il vous aime !

— Mais elle, le soir, elle fiche par terre ce que je fais dans la journée !

— Tout le monde ne peut pas être orphelin, a écrit Jules Renard...

C'est la rentrée de septembre. Nous avons décidé de séparer Vivien de sa trop maternelle maîtresse et de le placer dans un groupe correspondant désormais à ses possibilités d'adaptation.

J'en informe Vivien. Passant sur le palier du premier étage, il hésite quelques instants, puis continue vers le second étage vers sa nouvelle classe. Il ne tourne pas la tête vers l'ancienne. Plus jamais, il n'a parlé à son ancienne éducatrice, plus jamais il ne l'a regardée!

Je l'interroge :

— Alors, Vivien, tu es maintenant avec les grands! Où étais-tu l'année dernière?

— L'année dernière? avec Mme Laîné!

Il ne veut même plus prononcer le nom de Mme Lebel! Et subitement, il me demande, visiblement angoissé :

— Veux aller classe Madame Laîné!

— Tu sais bien que Mme Laîné n'est plus dans la maison. Et puis, ce sont les tout petits là-bas!

— Veux aller classe Madame Laîné, tant pis!

Françoise s'est arrêtée et lui caresse la joue. Lentement, Vivien monte vers la nouvelle classe des grands, l'angoisse dans les yeux. Je demande à ma femme :

— Qu'est-ce qui se passe?

— Il se passe que ces enfants psychotiques ont leur logique à eux mais elle est rigoureuse. Si Vivien veut redescendre dans la première classe qu'il ait connue en arrivant ici, il sait qu'ensuite, il remontera chez Mme Lebel au lieu d'aller au second étage...

— C'est inouï!

— Tu devrais monter et rester un peu auprès de lui. Avec Mme Koch pour éducatrice, il s'adaptera bien. Je voudrais qu'il profite au maximum de cette dernière année.

— Et après? Que deviendra-t-il?

Cet « après », un jour, il est arrivé, inexorablement. La grand-mère n'a plus la force d'assurer le ménage pour deux, surtout que Vivien est devenu un « véritable homme ». Je me suis débattu pour éviter ce départ. Françoise a mobilisé les assistantes sociales de tous les services hospitaliers avec lesquels nous entretenons des relations, souvent amicales, pour essayer de trouver une solution nous permettant de le garder avec nous. Vivien a fini par partir pour être placé dans un établissement avec internat.

A l'occasion de ce transfert, la mère et le beau-père ont refait connaissance avec Vivien. Ils trouvent même qu'il n'est pas mal ce Vivien, ils vont le voir de temps à autre, et il vient parfois chez eux à la maison.

Après tout, il est bien le fils de Mme Guimain...

VI

LE OUISTITI

Je suis persuadé qu'il faut montrer et démontrer aux familles que leur enfant n'est pas seulement un « inadapté », un « déficient », un « handicapé ». Tout cela est vrai, bien sûr, et exige des sacrifices. Mais ce qu'il est indispensable de savoir, c'est que ces garçons, ces filles peuvent, dans bien des situations être davantage. Et c'est ainsi qu'à la plupart des cent familles assises dans la salle des fêtes de la mairie, il a semblé miraculeux, incroyable, que leur enfant, considéré comme un incapable total, se trouve là-haut, sur l'estrade, avec une ribambelle de camarades, et qu'il chante, danse, détendu, heureux, qu'il se tienne impeccablement devant les spectateurs et que, lorsque son tour arrive il fasse ce qu'il était prévu qu'il fasse. Bouleversés, émus, éblouis, les parents contemplent le spectacle.

Voilà pourquoi avec Madeleine, notre musicienne, avec l'éducatrice des travaux de couture et avec l'animatrice des ateliers d'expression, j'ai imaginé de monter des comédies musicales dont les thèmes mélodiques ne sortent plus de nos oreilles.

Une journaliste que nous avions conviée à cette représentation nous a fait faux bond.

— Tiens, dis-je à Françoise, j'ai mis un mot à notre journaliste blasée :

« Chère amie,

« Je vous avais invitée à la fête de nos enfants, à la salle de fête de la mairie de Saint-Mandé. Ma secrétaire m'a dit que vous aviez téléphoné : Vous avez dû assister à une chasse! J'espère qu'il en sortira un bon article, car autrement, il vous faudra avoir des regrets! Ce n'est pas une fête d'enfants que vous avez manquée ici, mais un événement à l'échelle humaine. Ne vous excusez pas davantage, belle chasseresse, je sais que vos lecteurs commencent à être saturés en ce qui concerne l'enfance inadaptée, etc. »

— Bof! fait Françoise, ta lettre ne lui fera ni chaud ni froid. Et puis, entre nous, je me demande si elle aurait senti la fête comme nous, c'est-à-dire comme l'équipe et, en partie, les parents. Il fallait être dans le bain pour être ému par ce qui s'est passé.

— N'empêche, que Maître X (un homme politique dont le nom importe peu ici) qui est venu nous dire « juste un petit bonjour en passant » pour que le jour des élections nous nous souvenions de lui, est resté cloué à sa chaise jusqu'à la dernière minute du spectacle, bouleversé!

Effectivement, pour comprendre le sens profondément humain de l'événement — c'en est bien un pour nous! — il faut avoir vécu les choses depuis le début.

Comme bien d'autres établissements scolaires ou sanitaires, nous essayons d'organiser une « petite fête » à l'occasion de Noël. Cela fait plaisir aux enfants et aux parents, et à nous plus qu'à tout le monde. Les enfants chantent des chansons composées à leur échelle, par Madeleine et moi, ils dansent des rondes et reçoivent des cadeaux. Il y a même un Père Noël traditionnellement incarné par Dragui, un ami croate de Madeleine, un géant souriant qui devrait absolument être candidat à cet emploi si un jour, dans l'autre monde, il devenait vacant.

Tout cela n'a rien de particulier, si ce n'est que l'exécution d'un programme musical avec des déficients intellectuels et autres inadaptés pose des problèmes insoupçonnés. Au bout de plusieurs années de travail, nous avons pu dégager certaines lois pour adapter à ces enfants les mélodies, rythmes et paroles tels qu'ils correspondent à leur façon d'éprouver des émotions, de les exprimer et de les communiquer.

Même à l'intérieur des groupes qui réunissent des enfants atteints de maladies très différentes, dont seules les conséquences au plan mental sont comparables, les incapacités ne sont guère les mêmes. Les déficients mentaux sont plus ou moins limités dans leur compréhension et il suffit d'être très simple, pour tout ce que l'on fait et dit à leur intention. Les infirmes moteurs cérébraux, eux, ces enfants dont la motilité des membres est affectée par le fait que leur cerveau est lésé sont par surcroît gênés dans l'exécution des gestes, ce qui se répercute sur leur manière de penser, de se représenter le monde. Les épileptiques, qu'ils aient des crises ou non, ont des personnalités instables; leurs réactions sont souvent imprévisibles. Pour les mal-voyants et les mal-entendants, il y a lieu de s'adapter pour être bien compris. Les psychotiques enfin ont un comportement sans rapport réel avec ce qui se passe autour d'eux; ils sont pris de panique pour un rien; ils ne retiennent de tout ce qui peut se passer autour d'eux qu'un infime détail, sans importance à notre sens, mais qui pour eux, doit en avoir une considérable, délirante, fantasmatique, et qui échappe à tous ceux qui ne les connaissent pas très bien.

Faire danser et chanter ce petit monde hétéroclite est un tour de force qui se situe, pour l'essentiel, sur le plan de la sensibilité.

Avec Madeleine, qui a été formée au Conservatoire national de musique, j'ai réussi à établir une collaboration étroite, depuis des années. Nous sommes parvenus à créer, ensemble, ce qui convient à nos enfants, c'est-à-dire ce qu'ils acceptent facilement et avec joie. Ce n'est pas ici le lieu de présenter notre conception de l'harmonie, du rythme et des paroles chantées au service des enfants handicapés mentaux; je décrirai au moins la manière curieuse dont nous travaillons ensemble.

En regardant un administrateur ou un inspecteur examiner très longuement mes registres, en écoutant un spécialiste parler théoriquement d'un problème que, dans la pratique j'ai résolu, en cherchant mon sommeil..., il arrive que, soudain, une « idée » me vienne, un sujet « formidable » à mettre en musique. Déjà les paroles se groupent, apparaît même un embryon de mélodie. Mais la réalité me rappelle à elle et je me préoccupe tout juste de ne pas oublier mon « idée ».

Ensuite, il s'agit de rencontrer Madeleine. Elle a les enfants du matin au soir, et moi, j'ai du travail. En la croisant dans le hall, je lui lance sans ralentir ma course constante :

— Une nouvelle idée...

Je jette sur un papier toutes sortes de précisions, les paroles qui me sont venues à l'esprit, et je le lui passe quand elle descend l'escalier avec un groupe, vers la salle de musique, comme d'autres se glissent des billets doux.

Une heure après, ou au plus tard, le lendemain, elle trouve moyen de me dire :

— J'ai ma mélodie... Elle m'est venue au café — ou dans le métro, entre République et Nation...

Dans l'après-midi, l'occasion se présente toujours de me permettre d'entendre, appuyé au piano, ce que Madeleine a composé. C'est rarement tout à fait ce que j'ai imaginé. Je critique, je suggère, j'ai droit à une moue fâchée, mais au bout de trois ou quatre « navettes », nous tombons d'accord. Quelques heures plus tard, j'entends déjà, à travers les portes, le nouvel air, cent fois recommencé. Madeleine l'essaie avec les enfants les plus doués et j'écoute d'une oreille, quel que soit le travail qui m'absorbe. Après quoi, nous modifions encore, nous adaptons, simplifions. La tâche la plus urgente consiste alors à noter l'air qui vient d'être composé, sans quoi Madeleine le noie dans l'océan de mélodies que nous avons en tête, elle le modifie ou le transforme sans s'en rendre compte, et tout est à refaire.

Dès le lendemain, je surprends ma secrétaire à chantonner le nouvel air. Son bureau est contigu à la salle de musique et elle ne peut pas ne pas entendre. La machine à écrire se met au diapason, et mes lettres sont dactylographiées au rythme de notre dernière chanson. Ainsi naissent nos œuvres, créées pour nos enfants. Nous en avons des centaines, pour chanter, pour danser ou encore pour accompagner des jeux et des exercices musicaux.

Or, un jour, il y a de cela six ou sept ans, j'ai eu une idée extraordinaire et formidable. Dans une ambiance de création, on a beau être un universitaire, un monsieur aux cheveux grisonnants et un directeur qui se doit d'être parfois solennel, on n'en est pas moins emporté par l'enthousiasme, les rimes et les mélodies.

Un groupe d'enfants revenait du zoo de Vincennes. J'étais assis à mon bureau, parcourant le Bulletin municipal. Madeleine, en passant me lance :

— Et la fête de Noël? Faudra y penser! On n'a encore rien fait!

Voilà donc trois données : le zoo, et les nouvelles locales, la fête de Noël. La synthèse s'est réalisée dans ma tête en un clin d'œil : Un ouistiti s'est échappé de sa cage, mais il a été aussitôt repris. Eh bien! mon petit ouistiti, grâce à mes enfants et à moi, tu ne retourneras pas en cage, ni même au zoo. Nous te ferons vivre une magnifique journée à Paris!

C'est ainsi qu'a été conçue l'idée musicale à la manière américaine, chantée et dansée par nos enfants, par tous nos enfants sans exception, les petits, les grands, les gentils, les braillards... quelque soit leur coefficient intellectuel!

En me rasant le matin, en dictant des lettres ou en attendant devant la porte d'un bureau, j'ai composé mon livret. Mais par la suite, le travail « clandestin » n'a plus été possible. Il fallait que mon ouistiti trouve une place officielle dans le programme de la journée pour être mis en musique, chanté et répété...

Françoise est mise dans le secret, un secret déjà connu de Madeleine et de pas mal d'enfants, et même de quelques éducatrices.

Il faut être juste pour Françoise. Elle a un rôle ingrat : veiller au respect de l'horaire et du programme. Si chacun faisait ce qu'il voulait, aucun travail systématique ne serait possible, et il s'agit tout de même d'un travail de caractère médical et non pas de celui que l'on fait dans une classe maternelle ordinaire. D'ailleurs, nous la soutenons tous dans son effort, moi le premier, évidemment. Cela étant posé, la fibre artistique qui sommeille en moi se met parfois à vibrer plus fort qu'il n'est convenable. Je vis alors toute une journée avec mon ouistiti — ou une autre idée —, avec un air dans la tête.

Dans la mesure où mon idée a un côté positif qui s'intègre dans l'ensemble du travail thérapeutique, Françoise est vite conquise. Elle ouvre les vannes à un programme bien établi. Pour la préparation de la fête, des heures déterminées sont prévues, dans le programme de la semaine, et le nombre de ces heures va en croissant à mesure que la date de la fête approche. Bientôt, les éducatrices, puis les enfants, tous les membres du personnel et enfin certaines mamans qui viennent chercher leur enfant au centre, ou qui l'écoutent chantonner à la maison, connaissent cet air :

> *Un ouistiti*
> *C'est bien joli, c'est très gentil*
> *C'est tout petit!*

Jamais leçon de zoologie n'a été mieux apprise par des enfants qui sont des inadaptés mentaux graves :

> *Il a des pieds, des mains,*
> *Comme un petit gamin,*
> *Mais il a une longue queue*
> *Et il a beaucoup de cheveux!*
> *Il a un air malin.*
> *C'est un petit coquin!*

Qui donc jouera le rôle difficile du petit singe? Il faudrait que l'enfant soit petit, mince, qu'il sache gambader, et qu'il ait une bonne voix pour chanter ou réciter seul certains passages du texte. Qui donc pourrons-nous choisir?

Françoise, avec ce regard qu'elle a quand une question lui semble poser un problème, dit à la fois à Madeleine et à moi :

— Ce rôle demande tout de même la compréhension d'un enfant à peu près normal ou qui aurait du moins un âge mental de six ans!

Je crois que le nom est venu à la fois à Madeleine et à moi :

— Catherine!

Catherine est une fillette qui va sur ses onze ans, une « I.M.C. » (infirme moteur cérébral) qui se déplace difficilement. Très fluette, elle paraît avoir six ans à peine. Elle a une voix cristalline, elle chante juste, et son niveau mental approche de celui d'une débilité légère. Par rapport à une enfant normale, son retard mental serait de l'ordre de 30 p. 100, si l'on en croit le calcul qui veut exprimer le déficit. En réalité, l'incapacité de se mouvoir normalement a pour conséquence non seulement certains troubles du caractère, mais surtout une manière imparfaite de situer les choses de ce monde dans le contexte spatial. Oui, Catherine sera le ouistiti idéal, à condition de pouvoir se tenir debout pendant toute la durée de la représentation.

— Ce sera un ouistiti pas très agile! objecte une éducatrice.

Elle n'a pas tort. Mais les spectateurs seront avertis.

Nous poursuivons la distribution des rôles. Le gardien du zoo sera Gérard. C'est un garçon de quatorze ans. Fort pour son âge, dont la voix a trouvé la gamme grave. Sa diction est très lente, laborieuse. Ses mouvements sont gauches. Chaque syllabe, répétée après Madeleine, vient, hésitante, lourde :

C'est moi, le gardien du zoo.
C'est moi qui garde ici les animaux,
Les petits, les grands,
Les gentils, les méchants... et surtout les fauves !
Faut pas qu'ils se sauvent !

A la dixième ou vingtième répétition, les paroles commencent à couler et les gestes se font autoritaires.

— Ma foi, il ne te manque plus que la casquette du gardien, et tu te mettras à nous commander ! plaisante Madeleine.

Je procure sans tarder une casquette adéquate à Gérard et il cesse de bégayer.

Le livret prévoit que, dans le zoo dominical, des couples d'amoureux se promènent bras dessus, bras dessous, sur l'air d'une valse très parisienne dans le style d'Offenbach. Tous les enfants seront sur la scène, deux par deux, garçons et filles. L'équilibre numérique nécessaire à la division par deux sera obtenu par des déguisements.

Je suis de près les répétitions qui montrent que les enfants ont parfaitement compris l'histoire, et sont entrés dans la peau de leur personnage. Dès que j'ai une minute de liberté, je fonce vers la salle de musique. Jamais autant de coups de téléphone ne m'ont été destinés personnellement. La secrétaire fait de son mieux pour barrer le chemin aux visiteurs.

— M. Brauner est très occupé en ce moment...

Elle a failli mettre à la porte un inspecteur de police venu enquêter sur le cas d'un de nos enfants dont le père a abandonné son foyer.

Ou encore, elle entre pour me dire que je dois venir au téléphone ; elle patiente toutefois quelques instants, avant de m'aborder pour ne pas troubler Catherine qui chante son air, puis elle oublie pourquoi elle est là et reprend le refrain avec les enfants, laissant attendre une malheureuse assistante sociale cinq bonnes minutes au bout du fil.

Françoise elle-même vient de plus en plus souvent. Elle suit avec attention les répétitions, mais je sais bien ce qui l'intéresse, elle, la performance de chaque enfant, dans la situation du jeu qu'elle compare à son comportement en groupe normal.

Il y a des moments étonnants. Ainsi, quand Ouistiti s'échappe de sa cage que j'ai dû matérialiser avec l'aide de Luis, le préposé à l'entretien, par quelques tringles métalliques, tous les enfants poussent un cri d'effroi. C'est si naturel que je me dis : « Ils ont réellement peur ! » Et chaque fois que la scène est recommencée, le cri garde cette authenticité frappante.

A la fin de la répétition, Catherine est épuisée. Alors j'imagine un dispositif pas trop visible qui doit lui permettre de s'appuyer. Il faut qu'au moment de sa fuite du zoo elle puisse esquisser un mouvement très perceptible sans pour autant perdre l'équilibre.

Madeleine passe à l'apprentissage du deuxième tableau.

Il se situe à Paris.

Ouistiti doit traverser une rue. Il ignore, naturellement, ce petit singe du zoo, qu'il faut traverser les rues « dans les clous » et respecter les feux tricolores. Évidemment, j'ai profité de cette scène pour en faire une leçon. Je sais, on me prendra pour un affreux pédagogue. En guise d'excuse, s'il en faut une pour qui désire enrichir le savoir de ces enfants, je dirai, que je voulais surtout épater le public des parents en leur montrant que les enfants ont compris le code de la circulation du piéton, et qu'il faut leur laisser bien plus d'indépendance dans la rue que ne le font habituellement les mamans.

Dans l'escalier de la maison, j'ai installé trois feux pour habituer les enfants à les regarder. Sur la scène, quatre enfants représentent quatre autos figurées chacune par un pare-choc et un volant qui tourne. Quand le feu passe au vert pour les autos, l'ouistiti doit rester en place, sur le trottoir. Ce n'est que lorsque les enfants auront bien compris ce qui est juste qu'il sera possible de leur faire jouer ce qui est une erreur.

Ce n'est pas facile, car le feu vert destiné aux autos les trouble. Il faut leur installer un feu rouge destiné aux piétons. Pourtant, ils comprennent plus vite que je ne le pensais. Je permets à Ouistiti de s'engager sur la chaussée à contretemps. Tous les enfants guettent sa faute avec un zèle qui est merveilleux. L'agent de la circulation se précipite pour rattraper le contrevenant et, chaque fois, il fait tomber la malheureuse Catherine.

Le troisième acte se joue sur les Champs-Élysées où Ouistiti, assoiffé, essaie d'obtenir une boisson, au Fouquet's, le grand café à gauche, en montant.

Le dernier tableau, enfin, représente un bal musette, très

parisien, avec des accordéons et des drapeaux tricolores partout; tous les enfants sont sur la scène et dansent.

Le jour de la fête est arrivé. La salle est comble. On est là avec quatre grands-parents, oncles, tantes, cousins et cousines. Deux familles seulement ne sont pas venues, sous un prétexte qui prouve qu'elles n'ont pas compris combien il est important pour leur enfant inadapté d'être admiré, applaudi par les siens.

Avec la collaboration de plusieurs grands enfants du centre pré-professionnel, Marie-Claire, l'éducatrice d'atelier, a confectionné des costumes dont bien des théâtres parisiens seraient fiers. Les enfants sont ravissants. Et radieux.

Madeleine ne tient pas en place; elle court d'un enfant à l'autre et m'énumère tous les « pépins » qui peuvent arriver, qui arriveront, dit-elle, inévitablement! Gérard le gardien, c'est sûr qu'il bégaiera! Catherine va se prendre le pied dans le câble du microphone; elle ne tient pas sur ses jambes et ne saura pas l'enjamber! Et l'agent de la circulation, vous allez voir qu'il fichera la pagaille! etc.

Le rideau se lève. Les incidents qui surviennent ne sont pas ceux que Madeleine a prévus :

Gérard a une autorité qui ne permet même pas de soupçonner qu'il puisse bégayer. Catherine, le ouistiti, en s'échappant, lève si haut sa pauvre petite jambe inerte que tous, nous avançons instinctivement pour la rattraper, mais elle garde son équilibre, merveilleusement! Au deuxième acte, l'agent de la circulation reste majestueux. Mais ce sont les feux de la circulation qui s'embrouillent, ils sont pourtant commandés par un électricien de métier. L'« agent » prend aussitôt la situation en main. Sur un ton de commandement, il annonce : « C'est vert, maintenant! » balayant d'un geste l'éclat rouge du feu qui ne veut pas s'éteindre. Et comme Ouistiti hésite, avec un regard angoissé vers le rouge, notre gardien trouve des accents d'une belle autorité :

— Passez donc, andouille de ouistiti que je vous dis!

Et se tournant vers le public, il lance à la cantonade :

— Connaît même pas le code de la « rouge »! Excusez, pardon!

Tout marche donc à merveille, à cela près que le public n'a pas compris le sens des erreurs que commet consciencieusement Catherine, le ouistiti. Le public croit qu'elle se trompe et pour l'aider, rectifie par des appels, alors que, justement, elle joue à la perfection, le rôle du ouistiti qui ne connaît pas encore les couleurs, ni le code. Les enfants qui jouent les « passants » encouragent de leur côté le ouistiti et jubilent. Catherine, sans sourciller persiste dans les erreurs que lui impose son rôle, elle sait que le bon droit est de son côté.

— Ils n'y connaissent rien, les parents! dira le petit Raymond, après la fête.

Voici le troisième tableau. Ouistiti a soif, peut-être même « pour de vrai ». Il s'adresse donc, comme le rôle le prévoit, à un garçon du Fouquet's. Le rôle est tenu par Corinne, un véritable garçon manqué, comme on dit. Elle a toujours et partout le dernier mot. Corinne est une mongolienne dégourdie, hardie, agréable à regarder. Face à ses frères, à la maison, elle se défend bien.

Ouistiti doit lui demander de l'eau à boire. Et elle doit répondre :

— De l'eau? Pas d'eau ordinaire chez nous! De l'eau minérale? De l'eau-de-vie? De l'eau de vaisselle? Hi! hi! hi!...

Mais au moment de dire cette réplique sur la scène, voilà que sa mémoire la trahit. Elle se rappelle seulement : « De l'eau? »

Alors, elle débite sa tirade, sans articuler un seul véritable mot français, en faisant semblant, mais elle respecte si bien le ton et le rythme que tout le monde a l'air de comprendre, et quand elle trouve juste à la fin, son fameux « eau de vaisselle » (j'ai oublié de mentionner que cette expression est venue spontanément à Corinne elle-même pendant une répétition), la salle s'est mise à applaudir.

Et Corinne entonne sa chanson, sans une seule erreur. Elle s'intitule *la Chanson de l'argent* :

> *Partout! Tout le temps!*
> *Il me faut de l'argent,*
> *Pour boire et pour manger,*
> *Il me faut payer!*
> *Et pour payer,*
> *Il faut travailler!*
> *Et pour travailler,*
> *Il me faut manger,*
> *etc.*

Cette scène devant le café des Champs-Élysées, entre le « garçon » et Catherine, habillée en ouistiti, tout en peluche comme une poupée géante, m'a particulièrement impressionné. Je n'ai pas cherché à savoir si Françoise et les membres de l'équipe avaient eu la même impression. Cette humiliation du ouistiti devant le vilain garçon a laissé perplexes les enfants disposant d'une certaine compréhension. Elle doit leur rappeler leur propre situation d'infériorité permanente. Martine, dans son costume de marchande de journaux — c'est une mongolienne peu évoluée, obèse —, a secoué la tête avec indignation en me soufflant :

— Vilain, le garçon!

Vient enfin le bal musette qui réunit tous les enfants sur le plateau. Martine, la grosse marchande de journaux est installée dans son kiosque, mais elle sort la tête pour ne rien perdre du spectacle. Moi-même je me tiens sur le côté, devant le rideau, pour annoncer le tableau et, aussi pour pouvoir intervenir en cas d'incident. C'est que le lever de rideau se fait sur une gageure : le bal doit être ouvert par Josette et Cyrille. Or, Josette est une adolescente psychotique de quatorze ans, qui a systématiquement refusé tout partenaire; elle veut danser seule. Cyrille dont la débilité est plus légère que celle de la plupart des autres enfants (il a quinze ans), a pour tâche de danser à côté de Josette si elle persiste à refuser un cavalier.

Le rideau rouge se lève. Josette apparaît. Dans sa robe très parisienne, elle est ravissante, on ne voit même pas qu'elle est plus grassouillette qu'il ne faudrait. Elle scrute la salle, étonnée ou sévère. Madeleine, au piano, de l'autre côté de l'estrade, plaque les premières mesures de la valse. Josette ne bronche pas. Madeleine reprend la mélodie et, tout proche de Josette, je dis, aussi fort que possible :

— Qu'elle est belle notre Josette! Danse, Cyrille!

Josette regarde la pointe de ses souliers, elle tire sur son corsage, sur sa jupe, touche le bout de son nez, tandis que, Madeleine, pour la troisième fois, recommence le thème de la valse. Alors, lentement, avec un sourire béat, Josette avance, ouvre les bras, esquisse deux pas et se laisse enlacer par Cyrille.

A partir de là, c'est gagné. La musique fait le reste. La valse se prolonge bien au-delà de la durée prévue; aucun enfant ne veut s'arrêter, et Josette danse comme un tourbillon.

Je ne sais pas si le « non-spécialiste » devine ce que signifie une telle performance de la part d'une enfant psychotique!

Quand le rideau tombe, Josette reste sur le devant de l'estrade, le pouce serré contre les dents, contemplant longuement le public qui applaudit à tout rompre. Puis elle tourne le dos à la salle et rentre au vestiaire.

Le lendemain, elle a fait un dessin. Il représente Cyrille et elle-même, en costume de bal très coloré, et une salle représentée par quelques points, de façon très abstraite.

— C'est quoi cela, Josette? lui demandé-je.

— Les gens... ils applaudissent. Ça, c'est moi, je danse.

Pendant des semaines encore, les enfants ont dessiné les Champs-Élysées, ou le carrefour avec les trois feux et la « fête », et l'air du ouistiti a rempli la cour de récréation et les classes :

> *Un oui-oui-ouistiti*
> *C'est bien joli,*
> *C'est très gentil...*

La création du ouistiti ne m'a pas apporté la révélation d'un talent insoupçonné comme cela se fait dans le monde des arts quand une petite inconnue devient une vedette, du jour au lendemain. Je connais trop bien chaque enfant et ses possibilités, ses limites, pour pouvoir m'attendre à une surprise. Tout au plus, j'ai eu la confirmation que même avec des inadaptés, on peut créer une petite pièce et les rendre heureux.

C'est aux enfants, ou du moins à certains d'entre eux que la fête a apporté la révélation de possibilités ignorées par eux-mêmes. Dès la première répétition, Christian a déclaré :

— Moi, je veux jouer du cinéma, moi!

Christian est un mongolien, puissant et coléreux; il est amoureux de Nadine, la plus jolie fille du centre des grands. Elle ne dit pas non, mais large d'esprit, elle accepte tout aussi bien les soupirs de Didier et d'autres garçons.

Françoise retient immédiatement l'idée d'un groupe théâtral à créer que je lui soumets. Pendant plusieurs jours, nous discutons de la forme qu'il convient de lui donner.

Il existe toute une technique pour l'expression scénique en tant que moyen thérapeutique. C'est notamment un psychologue autrichien, Moreno, qui, depuis longtemps a proposé d'amener les malades adultes à se libérer de cette manière de leur fantasmes avec l'aide de thérapeutes qui, ensuite, discutent avec les malades des problèmes ainsi révélés. C'est une technique à laquelle Moreno a donné le nom de psychodrame.

Pour nous, avec les enfants du centre, le problème est différent. Il s'agit tout d'abord de les amener à l'expression, car ils sont longtemps incapables, dans la plupart des cas, de faire semblant, de jouer un rôle.

Je confie la tâche d'animer un groupe d'expression dramatique à Mme Deloncle, une éducatrice elle-même assez bonne comédienne. Elle se met au travail avec enthousiasme. Tous les lundis après-midi, elle rassemble son groupe de huit à dix volontaires.

Quatre des enfants sont mongoliens, deux, dont Josette, sont psychotiques, mais capables de quelque contact. Deux autres enfin sont débiles mentaux dont une épileptique.

J'ai assisté à la première séance pour voir ce qui s'y passait, mais je n'ai pu y rester que vingt minutes. Les enfants ont décidé de « faire la télévision » ou plutôt de rééditer le programme de la veille. Corinne — mongolienne — a proclamé qu'elle était la speakerine. Ce qu'elle a dit était absolument incompréhensible, mais se terminait par ces mots : « Faut avoir petits pois chez soi. » Puis, venait l'« émission » qui se résumait à plusieurs déclarations d'amour (« Je t'aime, mon amour! » « Moi aussi, mon chou! ») et un échange de coups de mitraillettes jusqu'à ce que tout le monde soit mort, sauf Christian qui ne voulait pas mourir et se levait pour épouser Nadine.

A vrai dire, j'étais déçu. Le lundi suivant, je n'ai pu venir à la séance, mais j'ai appris que plusieurs enfants avaient apporté des robes longues, des « loups », une épée et quelques autres accessoires.

Il m'a fallu orienter le travail. Les accessoires et les déguisements devaient disparaître afin que les enfants jouent avec leurs propres moyens. (Christian — mongolien — était sans doute le plus doué de ces enfants, mais il refusait d'être autre chose que roi, amoureux ou prisonnier.)

Sa composition de « prisonnier » était extraordinaire. Les mains jointes derrière le dos, il se battait contre des menottes imaginaires, le visage déformé par la souffrance d'être entravé. « Un prisonnier, nous disait-il, c'est quelqu'un qui n'est pas libre. »

Mais Élisabeth avance vers le prisonnier. Élisabeth aussi est mongolienne, mais a un visage harmonieux en dépit des signes caractéristiques de l'infirmité. Avec un sérieux qui fait oublier son « inadaptation », elle fait semblant de poignarder le gardien (joué par Jean-Michel, un garçon psychotique qui ne comprend pas pourquoi il doit mourir, mais se laisse finalement tomber comme un vrai héros). Élisabeth libère enfin le prisonnier.

De plus en plus fréquemment, Françoise et moi venions assister aux séances. Sous la direction complice de Mme Deloncle, les enfants faisaient des progrès d'un jour à l'autre.

Mais voilà qu'un drame se produisit, en France, qui devait marquer notre travail. A Versailles, un petit garçon avait été assassiné par un adolescent. La télévision montrait, jour après jour, les circonstances atroces de ce meurtre incompréhensible. Et nos enfants ont regardé cela, avec avidité.

Le lundi suivant, spontanément Élisabeth organisait la reconstitution du drame. Elle distribuait les rôles : l'assassin, la victime, le curé, le père et la mère.

L'éducatrice eut la présence d'esprit de m'alerter. J'arrivai, avec ma caméra de 16 mm. Mme Deloncle avait fait un peu traîner en longueur les préparatifs.

Et puis, j'assistai au jeu le plus bouleversant que je vis jamais.

L'invitation à se promener avec lui faite par l'assassin à la victime, le meurtre insuffisamment exact de l'avis d'Élisabeth, qui redistribua les rôles, la remise de la rançon par le curé, le désespoir des parents... Dans le rôle de la mère, Élisabeth souffrait réellement !

Au cours du jeu, Christian et Pascal, sur l'ordre d'Élisabeth, avaient dû permuter leurs rôles. Pascal n'avait pas assassiné sa victime comme cela s'était passé. Voilà donc Pascal, devenu le curé pour la circonstance, qui dépose la rançon et Christian l'assassin qui va la chercher.

Arrivés à ce point, tous les enfants sont muets d'émotion. Ils ne pensent même plus à la fin pour laquelle un policier était prévu. Le curé ex-assassin et l'assassin ex-curé sont assis face à face, saisis d'angoisse. L'un commence :

— J'ai peur !

— J'ai peur des étoiles ! continue l'autre.

— J'ai peur du vent ! renchérit le premier.

Et ainsi de suite pendant une longue minute. Puis subitement, Pascal pousse un cri horrible : J'ai peur ! j'ai peur !

Françoise n'avait pas lâché le microphone et tout s'est trouvé enregistré sur bande. Quant à moi, les derniers centimètres de ma pellicule ont encore saisi le désespoir de Pascal, hurlant à tue-tête.

La scène figure sur le film réalisé sous le titre *Comédiens QI $\pm$ 50* qui laisse les spectateurs, médecins ou non, muets d'émotion comme le furent les enfants, ce jour-là.

J'ai fait signe à Mme Deloncle de couper. Les enfants sont bouleversés.

— Bien, dit-elle, c'était très bien les enfants. Qu'est-ce que nous allons jouer la prochaine fois?

Invariablement, Christian répond :

— Je suis le roi!

— Et après, que fait le roi?

— Il épouse Nadine, la princesse.

— Et toi, Nadine?

— Moi, j'épouse le roi!

Comme la vie est simple!

— Est-ce que je peux les laisser jouer comme ils veulent? me demande Mme Deloncle. J'ai l'impression qu'ils brûlent d'envie de jouer aux amoureux et le reste.

— Laissez-les jouer, mais suivez-les de près.

Mme Deloncle était alors enceinte. Avec l'accord de Françoise, elle faisait partager le devenir de son bébé, par les enfants de sa classe. Très inquiets d'abord, puis enhardis, ils posaient à tour de rôle l'oreille contre l'abdomen de leur maîtresse.

Je décidai de ne pas venir aux séances pendant une ou deux semaines pour ne pas intimider les enfants par ma présence. Le troisième lundi, Mme Deloncle nous demanda à Françoise et à moi de revenir.

— Les enfants jouent avec une spontanéité incroyable, nous dit-elle. Ils en savent bien plus sur la vie que vous ne le croyez.

La petite salle est orientée vers le nord, et la clarté qui entre par les fenêtres est trompeuse. La cellule photo-électrique indique une luminosité très insuffisante pour prendre de bonnes images. A contrecœur, j'allume une lampe survoltée au plafond.

Les enfants n'en tiennent aucun compte. Ils jouent « aux amoureux », s'enlacent, s'embrassent, sans aucune gêne. De temps à autre, Mme Deloncle intervient avec calme :

— Bon, cela je l'ai déjà vu! Et après?

Eh ben! après, ils vont coucher ensemble!

Voici la preuve, dis-je à Mme Deloncle, que l'on sous-estime la compréhension des déficients mentaux.

Le problème, en réalité, est profond. Ces enfants voient leurs sœurs et frères se fiancer, se marier, ils voient leur sœur ou leur éducatrice enceinte, ils voient naître des enfants. Ils établissent un lien entre les embrassades et les naissances. Et ils se demandent où est leur propre place dans tout cela.

Donc, ils jouent à se marier, Élisabeth prend la place de la femme enceinte, Pascal procède aux « examens du médecin » avec les gestes qui conviennent. Élisabeth souffre, Christian fait une « césarienne » qu'il confond avec la greffe du cœur si j'en juge par l'endroit où il ouvre le corps de sa patiente.

Mais tout cela se passe avec une pudeur admirable. Soigneusement, les garçons veillent à ce que la jupe plissée d'Élisabeth reste bien en place.

Je suis trempé de sueur. N'osant pas trop approcher les « acteurs », je fais de l'acrobatie pour filmer ce que je peux saisir dans mon objectif. Tout se passe maintenant à même le sol, et je n'ai d'autre solution que de m'allonger sur le ventre pour être à la hauteur de la situation.

Françoise entre-temps s'est transformée en éclairagiste. Elle décroche la lampe du clou où je l'ai accrochée et éclaire discrètement le groupe. Mme Deloncle ne perd pas un mot de ce que disent les enfants et note, note. Elle n'a pas besoin d'intervenir : il n'y a pas un geste pouvant choquer l'adulte le plus prude. Je ne l'aurais probablement pas empêché s'il s'était produit, ne serait-ce que pour ne pas attirer l'attention sur un interdit.

C'est l'heure d'arrêter le jeu, les enfants doivent se préparer pour rentrer à la maison. Tout le monde se sent frustré.

Une semaine plus tard, le jeu reprend au moment exact où il avait été interrompu. Ce sera maintenant l'accouchement. Christian est le père. Pascal administre une injection après l'autre à Élisabeth qui allongée respire profondément. Et voilà que l'enfant arrive, subitement.

Christian tend les mains comme pour le recevoir.

— Un bébé dans les bras de ma femme..., dit-il en contemplant le nouveau-né imaginaire.

Ce jeu émouvant prouvait à coup sûr que les enfants n'avaient rien retenu des leçons sur le corps humain que Mme Deloncle leur avait faites pendant toute sa grossesse.

Il faudra recommencer, lui dis-je. J'achèterai des diapositives.

— Vous croyez ? Je veux bien !

Il ne s'agit pas tant de leur donner des connaissances dans un domaine où leur propre vie restera sûrement pauvre, mais d'empêcher que, d'autres, des sadiques ou des irresponsables ne profitent de leur ignorance. Ils doivent apprendre ce qui peut les attendre.

Au cours des séances suivantes, l'enfant venu au monde sur notre scène de théâtre a suivi très exactement l'évolution du neveu d'Élisabeth. Avec un savoir-faire étonnant, elle change des langes imaginaires, donne le sein ou le biberon.

Elle dit :

— Mon fils neveu Eric !

— Ton neveu, non pas ton fils. C'est le fils de ta sœur !

— Non, c'est le mien, ma sœur n'a pas souffert, c'est moi.

Elle est jalouse de sa sœur, Eric est à elle. Par chance, la famille d'Élisabeth est lucide et parvient à ne pas attiser ce conflit intérieur insoupçonné. Ainsi, Élisabeth est heureuse.

Je fais mon possible pour renforcer la solidarité à l'intérieur du groupe théâtral qui s'est ainsi constitué. Mais Mme Deloncle désormais maman, nous annonce qu'elle va nous quitter, et je sais qu'il sera très difficile de faire survivre cette « troupe » avec une nouvelle animatrice. Car une tradition secrète s'est déjà établie.

L'ensemble de la pellicule prise à l'occasion des séances de théâtre représente un temps de projection de presque quarante-cinq minutes. C'est bien trop pour un court métrage. Un cinéaste professionnel m'affirme :

— Plus un film est court, mieux cela vaut.

Je m'incline devant sa compétence et la mort dans l'âme, je coupe la moitié des images. Chaque fois, c'est le plus beau fragment qui s'en va !

Les premiers à voir la bande sonorisée sont mes collaborateurs. Ils sont bien sévères pour moi. Jamais je n'ai été aussi peu sûr d'avoir raison qu'avec ce film : il ne reflète, j'en suis certain, que très faiblement ce que j'ai vu, de mes yeux, entendu de mes oreilles.

Heureusement, à la faculté de médecine, on est moins sévère. Le film reçoit un très bon accueil de la part des médecins et des travailleurs sociaux. Et aussi, à une réunion ultérieure, de la part des psychologues.

Je réalise, alors, avec l'accord de Françoise et du président de l'Association de nos parents, un projet que j'avais conçu depuis un certain temps : j'invite les parents à venir voir le film. Plusieurs médecins me font part de leur désir d'assister également à la séance. Je suis inquiet comme il m'arrive très rarement de l'être.

Les parents restent perplexes :

— Jamais je n'aurais cru mon enfant capable de s'exprimer ainsi, dit une mère.

— Il joue bien, le mien! déclare radieuse une autre.

— Qu'elle puisse penser déjà à des choses pareilles! s'étonne une autre.

— Eh bien, la mienne, elle n'aura jamais de problème sexuel! affirme péremptoirement une quatrième mère qui provoque un grand éclat de rire.

Un père veut savoir si cela ne les énerve pas de jouer « cela »!

Une femme médecin de nos amis prend la parole pour le rassurer. Puis, elle analyse le comportement de chacun des acteurs et situe le problème de l'éducation sexuelle tel qu'il se présente pour les déficients mentaux et les psychotiques.

On me demande enfin d'organiser une véritable éducation sexuelle pour nos enfants. Le président de l'Association des parents me remercie et remercie Françoise. De mon côté, je remercie Mme Deloncle qui a su si bien diriger sa « troupe ».

J'ai rarement quitté une réunion avec un tel sentiment d'avoir réussi dans une tâche.

C'est alors que je réalise la dernière partie de mon plan :

— Il faut montrer le film aux enfants-acteurs eux-mêmes.

Les parents sont d'accord. La majorité des éducateurs est pour. La projection a lieu dans les locaux du centre pour ne pas dépayser les enfants. Les acteurs sont assis aux premiers rangs. Le film défile devant leurs yeux.

J'ai fait une installation qui doit me permettre de photographier les réactions des enfants pendant la projection, dans la salle obscure. Je me sers simultanément de films à l'infrarouge et de films couleurs. Le résultat en infrarouge est décevant. Ces films permettent de photographier dans l'obscurité puisqu'ils sont sensibles aux radiations infrarouges émises par une source de chaleur. Mais les contours seuls sont nets.

Sur les images en couleurs, nous découvrons des détails étonnants. Ainsi, Josette a détourné la tête de l'écran; elle se tortille, embarrassée, elle ne veut pas se voir sur l'écran. Jean-Michel, l'autre psychotique, rit aux éclats, si bien que j'ai l'impression qu'il n'a rien vu. En revanche, Christian, mongolien, explose de fierté. Il trouve que « moi, je suis formidable sur l'écran, moi »! Pascal, mongolien lui aussi, ne dit rien. Il se mordille la lèvre. Je lui dis :

— Alors, Pascal, tu en as profité. Qui a serré Nadine dans ses bras?

— Moi! dit-il à la fois fier et gêné.

Christian lui lance un regard courroucé, rempli de jalousie non feinte.

— Sacré curé! lance-t-il à Pascal, faisant allusion au rôle dans lequel Pascal a déposé la rançon.

Cela veut être une insulte.

Pascal sourit :

— Le curé, il est bien dans mon rôle! constate-t-il.

Les limites sont difficiles à établir entre les personnages, les rôles et eux-mêmes. Tout cela se confond.

L'histoire du ouistiti a dû être rejouée à la fête de l'année suivante, sur demande des parents. J'en ai profité pour redistribuer les rôles, sauf ceux du ouistiti et du gardien du zoo. Les enfants ont pris goût aux jeux. Une année plus tard, nous jouons *le Petit Poucet* d'après le célèbre conte de Perrault. Le personnage principal est incarné par Dany, un garçon autistique de dix ans dont le comportement psychotique s'est si amélioré que je prends le risque de lui confier un rôle où il faut réellement « jouer », ne serait-ce que pour lui prouver quelles sont ses possibilités.

Cette fois, Madeleine et moi avons composé un plus grand nombre de chansons : nous avons estimé nécessaire en effet de réduire les dialogues parlés. L'air le plus facile à retenir est celui de la « petite idée », celle qui vient au Petit Poucet quand il pense à marquer son chemin dans la forêt avec des cailloux. Il y a un autre air quand il trouve la porte fermée lors de la deuxième sortie, un air des cailloux, etc.

Amusé, je me souviens qu'autrefois, j'ai travaillé sur certains thèmes internationaux dans les contes sans me douter que j'aurais un jour à mettre en scène l'épisode des cailloux et des miettes de pain. Un épisode que l'on trouve, identique, dans le conte *Haensel et Gretel* des frères Grimm.

Le jour de la fête, au moment de la deuxième sortie dans la

forêt, où les parents veulent abandonner pour de bon leurs enfants, un incident se produit :

Dany-Poucet, à la tête de ses frères — les rôles sont interprétés par six enfants déficients mentaux —, Dany-Poucet, donc, tourne en rond sur la scène. Pour le mettre dans l'ambiance, je lui avais dit :

— Dany, tu ne trouves plus ton chemin, tu es triste et tu cherches sur le sol s'il reste quelques miettes de pain.

Mon Dany imagine si bien la situation qu'il se désole pour de vrai. Sur la scène, il décrit d'interminables méandres suivi de ses « frères » qui marchent docilement la tête baissée. Au bout de deux ou trois minutes, cinq cents spectateurs sentent bien que quelque chose « ne tourne pas rond ». Personne ne bronche dans la salle.

Je m'avance pour prendre Dany par la main quand Madeleine s'écrie :

— Voilà la maison de l'ogre. Nous sommes sauvés.

Dany se réveille. Il semble sortir d'un mauvais rêve. Et le jeu continue.

Mais pendant plusieurs semaines, Dany, dans l'atelier de peinture, trace des dessins stéréotypés faits de lacets enchevêtrés qui représentent les sentiers dans la forêt où il s'est perdu.

Madeleine, inquiète, me demande si les spectateurs se sont aperçus de quelque chose. Moi, au contraire, je leur signale l'incident et l'explique. Il faut que les parents apprennent à connaître leurs enfants.

Et je termine la soirée en récitant l'une des « moralités » proposées par Perrault :

> *On ne s'afflige point d'avoir beaucoup d'enfants,*
> *Quand ils sont tous beaux, bien faits et bien grands,*
> *Et d'un extérieur qui brille :*
> *Mais si l'un d'eux est faible ou ne dit mot,*
> *On le méprise, on le raille, on le pille [dénigre];*
> *Quelquefois cependant c'est ce petit marmot*
> *Qui fera le bonheur de toute la famille.*

Décidément, ce sont les incidents qui constituent pour moi, les événements les plus intéressants.

Ainsi, chaque année, à l'occasion de la préparation et de la représentation d'un conte ou d'une « comédie musicale », notre connaissance des enfants s'est améliorée; les parents se sont montrés solidaires et les enfants ont fait quelques pas de plus vers leur qualité d'homme.

Enfin, le plus souvent, dans la plupart des « cas ». Car il y a eu quelques exceptions...

La « bonne fée », en 1973, m'a causé bien des soucis, et pourtant, il en faut une dans *Cendrillon*, sans quoi l'héroïne n'aurait eu ni carrosse, ni belles robes pour aller à la fête à la cour.

Une éducatrice m'avait fait remarquer que j'avais tort de mettre de telles contre-vérités dans la tête de nos enfants. Les fées, cela n'existe pas! D'accord, cela n'existe pas vraiment, mais tout de même! Ma chanson le dit bien :

> *Une bonne fée, c'est une personne — très bonne*
> *Qui veut que les enfants*
> *Qui veut que les enfants*
> *Soient contents!*

Mises en musique, ces paroles sont encore plus vraies.

J'ai écrit un ouvrage *(Nos livres d'enfants ont menti)*, il y a trente ans, contre les livres d'enfants traditionnels en proposant des textes en rapport avec les réalités et les connaissances. A l'époque, c'était encore une idée assez neuve, et il ne faut pas oublier qu'en 1946, il n'existait pratiquement pas de livres pour enfants. Avec le papier rare et cher qu'ils pouvaient se procurer les éditeurs préféraient publier des livres de luxe, et des textes sûrs, ceux de la comtesse de Ségur, par exemple. J'ai été vivement pris à partie pour m'être attaqué aux contes merveilleux. Je les aime pourtant, même s'ils n'ont pas été écrits pour les enfants.

Pour le rôle de la bonne fée, j'avais choisi Karine, une fillette de onze ans, blonde, fluette, douce, assez élancée pour son âge. Il est vrai que sa voix était à peine audible, mais que ne fait-on pas avec une bonne sonorisation en matière de music-hall! C'est plutôt son inhibition, sa timidité qui pouvait nous jouer un mauvais tour. Mais Madeleine était certaine que, une fois appris l'air et les paroles, Karine chanterait plus fort.

Effectivement, Karine s'est épanouie, sa voix s'est un peu amplifiée et, quand elle a revêtu la robe blanche de la fée, je l'ai vue sourire pour la première fois!

Karine porte toujours une robe jusqu'aux chevilles, une robe vieillotte, de couleur fade. Le tissu est si mince que j'ai froid en regardant ses bras nus et maigres. Mais Karine ne veut pas porter de jupe courte. Plus tard, elle a enfin accepté de mettre un pantalon. Sa mère m'a dit que Karine « a horreur » de montrer ses jambes nues. Elle-même, la mère, était déjà « comme cela » : « J'étais pudique, moi! » Le père également, affirme la mère, aime mieux voir sa fille habillée « comme il faut ». C'est un homme simple, de carrure athlétique, ouvrier à l'entretien chez Renault.

Mais la robe de fée plaît aussi à la mère. Elle va à ravir à Karine qui est heureuse, radieuse! Elle est très belle Karine, comme le sont souvent les enfants autistiques.

Nous pensions que le rôle de la bonne fée était assuré. Mais non! Karine est absente pendant plusieurs jours. Quand elle revient enfin, la mère prétend qu'elle a été malade, en fait, Karine avoue à l'éducatrice que ce n'était pas vrai, qu'on l'a envoyée chez sa grand-mère et que sa mère ne voulait pas qu'elle joue la bonne fée.

Pourtant, la mère affirme que c'est Karine qui ne veut pas de ce rôle. Qui croire?

J'apprends d'autre part, par la mère, que Karine a aussi « horreur » des couleurs vives, et qu'elle ne supporte pas certains sons comme par exemple le « a ». Aussi faut-il l'appeler, non pas Karine, mais Kirine ou Corinne : surtout pas de « a »! Et sa sœur cadette, il faut l'appeler Migui et non Margareth, toujours à cause des « a »!

Vérification faite ces prétendues phobies n'existent pas au centre, dans le groupe. Mais Karine admet qu'à la maison, elle n'aime pas son nom et préfère Corinne.

Françoise pense que la mère suscite ces phobies, Karine s'assombrit de jour en jour. Elle est absente encore, pendant une bonne semaine. Madeleine, par précaution, prépare une autre enfant à ce rôle, mais nous avons décidé de n'en rien dire à Karine à son retour.

Elle reparaît encore une fois, pour quelques jours, triste, amaigrie. Elle ne parle presque pas.

Mais une lettre, peu après, nous apprend que Karine ne reviendra plus. « Votre centre, écrit la mère, d'une belle écriture d'écolière, est excellent et je vous félicite, mais il n'est pas bon pour Karine qui ne s'y plaît pas. Veuillez agréer..., etc. »

Au revoir, petite Karine!

C'est Nicole en fin de compte qui a joué la bonne fée, admirablement, mais pour elle-même, sans relation aucune avec les autres enfants. Depuis, elle demande à chanter l'air de la fée dès qu'un visiteur franchit la porte de notre centre.

Ces séances d'expression scénique et les fêtes animées par les enfants pour leurs familles ne sont pas simplement des amusements. Au-delà de la joie qu'ils y puisent comme tous les enfants qui participent à une fête, les nôtres y trouvent des forces qui les transforment.

En psychiatrie, on utilise couramment le psychodrame. Dans la plupart des hôpitaux psychiatriques modernes, les malades « jouent » en exprimant leurs préoccupations, fantasmes, désirs refoulés. Avec l'aide des psychothérapeutes qui interprètent ce qui vient d'être joué, ils en tirent quelques « conclusions », agissant ainsi eux-mêmes sur leur maladie.

Avec nos enfants bien déficients, on ne peut parvenir à des conclusions formulées par des mots. Mais au fond, les forces agissantes existent et les enfants eux-mêmes les sentent agir.

C'est après avoir interprété le rôle de l'ogre du *Petit Poucet,* avec beaucoup de succès, que Philippe, âgé de plus de dix-sept ans, a enfin démarré dans le travail des ateliers. Il a réalisé de magnifiques modelages en terre que l'on peut encore voir dans notre salle de spectacle. Il s'est passionné aussi pour la soudure autogène. Trois ans plus tard, il nous a quittés pour occuper dans une petite usine un poste de soudeur normalement salarié. Or, Philippe a un coefficient d'intelligence de 50 seulement, et il avait autrefois de graves troubles du comportement.

Mais il y a eu ce rôle de l'ogre qu'il a chanté de sa belle voix grave!

VII

L'ADOPTION

Pour bien des gens, surtout en France, la musique est un phénomène franchement irrationnel : on admet qu'il peut produire, certes, quelques effets sur les âmes sensibles, mais il s'allie mal, estime-t-on, à l'esprit cartésien que l'on se targue d'avoir même si on n'a jamais lu Descartes.

Il est vrai que la musique s'adresse à notre sensibilité plutôt qu'à notre intelligence, mais les deux sont inséparables dans cet ensemble que forme l'effort thérapeutique pour les enfants malades ou déficients mentaux. C'est avec méthode et précision et très rationnellement, que j'utilise partout où je le peux cet instrument de travail incomparable qu'est la musique. Les rythmes sont d'abord structures des durées, les harmonies représentent des rapports d'équilibre sonores. Il n'y a là aucun mysticisme.

Mais on frise les limites de la compréhension logique quand on découvre un être humain incapable de penser, apparemment démuni de sensibilité, de communication et d'affection, et pourtant capable de produire, ou plutôt de reproduire, de la musique...

En 1966, j'avais publié un fascicule sur le sens musical des enfants déficients mentaux. Il s'agissait d'une étude à mon avis plutôt sommaire mais dont le but était d'attirer l'attention des médecins et des pédagogues sur les possibilités qu'offre la musique pour amorcer la rééducation et pour stimuler les enfants déficients mentaux. Le rythme, structure de la durée, représente une sorte de préparation de base. La musique mobilise les facultés mentales à un niveau élémentaire où les forces émotionnelles peuvent encore être efficaces.

Souvent, après la publication d'un article insolite, l'auteur est l'objet d'une certaine curiosité; aussi quelques invitations m'ont-elles été adressées, me demandant d'exposer ma thèse devant un public spécialisé. J'ai été invité, entre autres, à parler devant une association de parents d'enfants inadaptés.

Un tel public est assez particulier. Avides d'apprendre, ces auditeurs ne perdent pas un mot de ce que dit l'orateur, et la moindre explication est aussitôt vérifiée à la lumière de leur propre expérience. Devant ces pères et ces mères, je ne parviens jamais à m'élancer dans mon laïus au-delà d'une faible vitesse de croisière. A la moindre accélération rhétorique, une petite pensée-veilleuse qui reste en alerte tout au long de mon exposé me souffle : « Attention! Tu parles à des gens blessés à vif! Ralentis, sinon tu leur fais mal! »

Certes, j'ai l'expérience, une longue expérience, de ces enfants et je me sens le devoir de la communiquer. Mais j'éprouve un profond malaise à discourir froidement sur un sujet qui est brûlant pour mes auditeurs. Je regarde devant moi un homme encore jeune, sans doute le père d'un enfant inadapté. Ses yeux me fixent, il attend les mots que je prépare, il les intègre à ce qu'il a déjà entendu ailleurs. Ma pensée-veilleuse me prévient : « Tu n'as pas le droit d'employer un seul terme inutile ou imprécis. » Je vois que l'homme a beaucoup de cheveux grisonnants encadrant un visage jeune. Voilà qu'il incline la tête lentement dans un geste d'acquiescement : il est d'accord, il a fait lui-même l'expérience de ce que je décris.

Cette approbation m'encourage. Vers la droite, une femme se tourne avec vivacité vers sa voisine pour lui parler. Je vois qu'elle aussi est d'accord avec mes paroles. Je reprends mon idée, je l'illustre par un exemple. Avec le magnétophone, je donne l'exemple d'un rythme et d'une mélodie. Je laisse la bande défiler et l'on entend distinctement les enfants du centre reprendre l'air proposé et, au moment où l'enregistrement se termine, la voix de notre Catherine qui se détache avec netteté : « Zolie zanson... encore! »

C'est l'éclat de rire, la détente dont j'avais besoin pour prendre la salle en main, et à partir de ce moment, mon exposé devient une causerie amicale, pleine de faits vécus. Je suis content de ma soirée, les auditeurs aussi, je le sens!

Je suis entouré par un groupe de personnes qui veulent me parler. Je donne mon numéro de téléphone, j'accepte quelques rendez-vous. La dernière à m'aborder est une jeune femme :

— Veuillez excuser..., etc. Je m'appelle Mme Degrèves. Pourrais-je vous présenter un jour mon enfant... inadapté. Il est, m'a-t-on affirmé, un phénomène sur le plan musical... Un garçon... Six ans et demi...

Le rendez-vous est pris. On m'accompagne jusqu'à la porte. A quelques pas devant moi, je vois la personne qui vient de me parler. Elle monte dans sa voiture.

Je n'avais pas fait attention à son physique tellement j'étais pris lorsqu'elle me parlait, par le sujet, par la date à convenir. D'ailleurs, l'apparence des gens m'échappe le plus souvent. En la voyant, j'eus une pensée absurde :

— Une si belle créature — avec un enfant inadapté? Voilà qui est encore plus tragique!

Absurde! Une pensée absurde!

Mme Degrèves est venue ponctuellement au rendez-vous. Son petit garçon lui ressemble assez : mêmes traits réguliers, mêmes mains fines.

C'est au moment d'introduire la mère et l'enfant dans la salle que je me demande ce qu'elle peut attendre de moi. Puisqu' « on » lui a déjà affirmé que l'enfant est un « phénomène musical », je ne peux que confirmer ou infirmer le fait. Il s'agit donc d'une de ces « vérifications » dont toutes ces mamans ont besoin pour se rassurer ; c'est ce qui explique qu'elles aillent d'un médecin à l'autre et fassent faire des examens, des tests sans nombre.

— Vous savez, dis-je en l'invitant à s'asseoir, que je ne suis pas musicien, mais tout juste mélomane ; mon jugement n'a donc aucune valeur sur le plan artistique. Tout ce que je cherche, c'est de découvrir des moyens d'action susceptibles d'aider les parents et les pédagogues dans leur travail avec nos enfants inadaptés.

— Ce ne sera qu'un aspect de mon problème qui est complexe. Mais je suis certaine que les performances musicales de cet enfant vous étonneront. Vous voulez bien l'écouter?

J'ai bien entendu ; elle a dit « cet enfant », pas « mon enfant »! Nul doute pourtant qu'elle est la mère. L'enfant lui ressemble trop.

Jusque-là, le garçon n'a pas bronché. Si, pourtant : les doigts s'agitent sans cesse. Il se lève et, avec une raideur qui m'avait échappé au moment de son arrivée, il se dirige vers le piano sur la pointe des pieds, avec un léger balancement de la tête. Voici un enfant psychotique, autistique ; le diagnostic est évident. Est-ce que la mère le connaît ? La conférence avait été organisée par une association de parents d'enfants déficients mentaux.

Rémy s'est arrêté devant le tabouret. Il le fait tourner un peu, passe la main gauche par-dessus, comme s'il allait épousseter le siège, mais sans toucher le cuir. Il s'assoit, le dos droit, le cou tendu, le regard fixé vers un coin du plafond. Lentement, il ouvre le couvercle du piano, puis adresse un geste interrogateur à sa mère.

— Non, Rémy, lui dit-elle, ce piano n'a pas de petit tapis pour les touches. Je crois que le monsieur l'a donné à la teinturerie. Va, joue quelque chose.

L'enfant se penche sur le clavier en écartant les bras, le petit doigt de la main gauche sur la touche de la note la plus grave, celui de la main droite sur la touche extrême des aigus. Ensuite, il ramène les bras vers le milieu du clavier et replie les deux index sur la touche des « la ». Ses mains sont alors saisies d'un fort tremblement ; il les agite comme pour en faire tomber des gouttes d'eau, après les avoir lavées. J'ai l'habitude de tels préparatifs, et j'attends, tranquillement. La mère est soulagée de me voir sans impatience.

D'un geste brusque, Rémy déplace le tabouret vers la gauche, d'environ trente centimètres. Il s'assoit rapidement et, aussitôt, dans cette position décalée il attaque le morceau. C'est un air rythmé à la mode que l'enfant joue sans aucune hésitation.

Je suis allergique à la musique trop facile, j'ignore donc les rengaines du jour. Je ne peux apprécier ni l'exactitude de la mélodie, ni celle du rythme, et je ne suis pas étonné que ce morceau soit exécuté dans le registre grave. Rémy pour sa part a pris goût au jeu et varie sans cesse les mêmes rythmes avec une certaine dextérité. Je le vois qui baisse la tête vers le clavier et je l'entends dire, distinctement : « Gentil, le monsieur, joue comme à la maison, joue comme à la maison, gentil le monsieur... »

Je me décide à applaudir, ne serait-ce que pour mettre fin à la rengaine. La mère suggère à voix basse, un titre de mélodie. Celle-là, je l'ai déjà entendue : c'est une chanson assez ancienne de Charles Trenet.

Rémy continue dans le registre grave, et cette fois, ce n'est nullement justifié. Je jette un regard à la mère en désignant du regard le côté gauche du piano. Elle me répond sans baisser la voix :

— C'est que nous sommes dans la matinée. Le matin, il joue du côté des graves; l'après-midi, ce sera dans les aigus.

Si jamais j'avais hésité sur le diagnostic à poser, j'étais fixé désormais. Je regrette que Françoise ne soit pas présente. Mieux que moi, elle aurait apprécié ce rite. L'assimilation des faits quotidiens, à des symboles ou valeurs qui n'ont aucun rapport réel avec eux, est courante chez les enfants psychotiques.

Je pense à notre séjour dans une famille américaine dont la fille Elly, alors âgée de douze ans, est atteinte de psychose infantile précoce. La mère, Clara Park, a écrit le meilleur livre qu'un parent d'enfant autistique ait publié.

Les Park nous avaient reçus dans leur maison de Block Island, une île en face de New York. Sous nos yeux naissait une obsession codifiée qui était la conséquence d'un incident mécanique survenu à la vieille voiture familiale, sur le chemin du retour de la ville. Que s'était-il passé au juste? Le fait est que la vitesse de 60 miles à l'heure à laquelle la voiture avait refusé tout service était devenue aussitôt un chiffre fatidique. Représentée, sous forme de bandes dessinées dès le retour à la maison, l'aventure, sous le crayon d'Elly, était entièrement axée sur le cadran de vitesse, tantôt à moins de 60, tantôt au-delà. C'est Elly aussi qui avait établi un jour une corrélation entre le temps ensoleillé avec ou sans nuages d'une part, et certains nombres premiers, d'autre part. Chez deux de nos enfants autistiques au moins, les points cardinaux ont pris des significations mystérieuses que l'un d'eux liait aux couleurs, l'autre à la gamme des sons.

Tout récemment, avec Françoise et Mme Pasteur, notre éducatrice d'atelier d'expression plastique, nous avons noté que certains de nos enfants dessinaient tantôt des soleils entiers, tantôt des soleils réduits de moitié, selon certaines conditions précises de leur existence, les rayons exprimant de façon codifiée l'humeur — l'état « thymique » — de l'enfant ou la gravité des dangers qui croyaient-ils les menaçaient.

Certes, il suffit de lire des livres retraçant des aventures, tels que Tom Sawyer et bien d'autres, pour admettre que cette logique particulière, tout à fait irrationnelle (si cet adjectif peut être associé au mot « logique ») est le propre de la pensée enfantine. Mais alors, la pensée psychotique n'est qu'une forme poussée à l'extrême de certains modes de pensée humaine émotionnelle...

Une manifestation de vive jubilation me tire de mes réflexions. Rémy, avec un brio dont je ne l'aurais pas cru capable, a attaqué un autre morceau et s'élance dans un jeu d'une technicité étonnante. Pas une seule erreur dans cette exécution rapide, pas une hésitation.

Alors, je décide de mettre fin à cette séance d'exhibitionnisme qui, pour étonnante qu'elle soit, ne m'apporte plus rien. J'aurais aimé savoir, entre autres, quelle angoisse dissimule la division du piano en deux parties. Il y a toujours un événement à l'origine des obsessions, mais il ne fait que déclencher un processus latent. Donc, une éventuelle anecdote racontée par la mère, si elle satisfaisait ma curiosité, n'enrichirait pas ma connaissance du cas.

C'est aussi le phénomène musical qui m'intéresse. Déjà Kanner à qui l'on doit les premières descriptions du syndrome autistique, a mentionné, en 1943, que plus de la moitié des onze cas alors observés, étaient doués sur le plan musical. Depuis, on a décrit, avec plus de détails, des enfants capables de jouer sans partition en transposant spontanément les mélodies.

J'ai entendu parler d'un enfant de moins de deux ans, qui aurait été capable, paraît-il, de reconnaître et de nommer des œuvres classiques. Mais jamais encore, on n'a décrit un enfant autistique sachant déchiffrer les notes.

La mère s'adresse à moi et je m'arrache à mes pensées. Elle vient de me dire qu'entre midi et deux heures, Rémy accepte de jouer sur l'ensemble du clavier, que d'autre part...

A ce moment précis, Rémy pousse un hurlement.

Je reconnais le cri des enfants autistiques. Je l'aurais reconnu entre mille autres. C'est un cri à vide, qui n'a rien d'un appel au secours, qui n'a rien, surtout, d'humain. C'est un cri mécanique, un cri qui se déclenche, comme se déclenche la sonnerie d'un réveille-matin, un cri tellement matériel que l'on peut en estimer l'intensité en décibels. Il tend vers des tonalités surréalistes et semble sortir des registres accessibles à l'oreille humaine — ce qui n'est pourtant pas le cas.

Pour l'enfant, cela ne peut être un cri qui soulage ou qui le libère d'une oppression. Je sais que ce cri est déclenché par une angoisse, mais je ne la sens pas dans la voix qui perce. En fait, c'est un signal, un avertissement.

J'ai l'impression d'entendre tous les très jeunes enfants que j'ai vus en consultation et qui poussaient ce même cri. J'ai entendu ces cris des milliers de fois.

Qu'est-ce qui peut avoir déclenché le cri de Rémy? Probablement un fait à peine sensible qui établit le contact, entre une perception appartenant au passé, et les secondes qui défilent à l'instant. Une oppression ressentie jusqu'à ce que quelque soupape s'ouvre pour laisser s'échapper le cri. Celui-ci peut s'arrêter net, mais il peut aussi se prolonger tant que quelqu'un ne vient pas abaisser un levier invisible.

Mme Degrèves s'affole mais n'intervient pas. Bien des fois déjà, des enfants venus avec leur mère ont ainsi enclenché leurs cris. Chaque mère a sa façon d'agir. Nombreuses sont celles qui devinent aussitôt quel détail a surgi dans le champ perceptif de leur enfant pour justifier sa panique. Elles me le signalent alors, et me le présentent comme un élément parmi ceux qui constituent l'état de l'enfant :

— Vous voyez, c'est comme cela qu'il crie quand il voit ceci, entend cela, quand il m'arrive de faire tel mouvement.

Rémy hurle, hurle, il émet son cri avec persévérance. Je ne bouge pas car je ne peux connaître le mécanisme déclenchant. Tout au plus, je cherche quel changement, quelle parole, quel bruit, quel geste peuvent expliquer ce qui se passe. Apparemment, rien ne s'est produit. Mme Degrèves m'a dit, en dernier lieu, que Rémy consent à jouer sur l'ensemble du clavier, entre midi et deux heures. Il est midi passé, midi huit, exactement. La maison autour de nous est très calme, les voix des enfants, déjà à table, sont à peine perceptibles. Mme Degrèves se comporte comme une mère qui ne domine pas la situation. Elle ignore certainement la cause du signal :

— Rémy, arrête! Arrête, tout de suite, je te dis. Tu arrêtes, tu m'entends?

Rémy entend parfaitement. Il a un mouvement du regard, qui en témoigne, un mouvement lent et réfléchi, une très faible hésitation se fait sentir en même temps dans son débit vocal. Il doit avoir déjà oublié pourquoi il crie, et désormais, il hurle seulement pour ne pas s'arrêter. C'est le chantage, pur et simple, une affaire entre sa mère et lui.

Même quand je ne connais pas la cause d'une crise, je parviens le plus souvent à stopper une telle manifestation. J'attire les sens de l'enfant dans une direction qui le surprend, mais sans me tourner vers lui, surtout sans lui adresser la parole. Il faut absolument éviter de dévoiler son intention qui est de le faire taire, sans quoi on entre dans le circuit du chantage. Il ne faut pas non plus faire sentir quelque inquiétude. Ces enfants angoissés sont très sensibles à l'angoisse des autres et ils en ont horreur.

Dois-je intervenir? Le spectacle a assez duré. Je décide d'ignorer Rémy tout en parlant de lui.

— Donc, vous disiez, Madame, que Rémy sait jouer sur tout le clavier.

— Oui, entre midi et deux heures...

Mme Degrèves ne cesse de se tendre vers l'enfant qui continue son numéro. Elle me parle, mais elle paraît pressée de finir sa phrase comme pour pouvoir revenir à son : « Arrête donc Rémy! » Je ne lui en laisserai pas le temps.

— Ainsi, le matin, il joue dans les graves, avec les deux mains et l'après-midi, dans les aigus... Or maintenant, il est un peu plus de midi.

— Mais c'est vrai, chéri, tu peux jouer « la grande échelle » si tu veux. (Pour moi, elle ajoute : « C'est la gamme sur le clavier entier. »)

Rémy n'a pas perdu une syllabe de notre conversation; il nous écoute, il nous guette. Ses cris ont ralenti, il hurle par intermittence, comme par acquit de conscience. Et puis soudain, il s'arrête, comme quelqu'un qui s'immobilise au milieu d'un geste pour placer un mot. Le voici, ce mot, prononcé tout tranquillement :

— o-béisque...

Je ne comprends pas, évidemment; mais, Mme Degrèves se saisit du mot :

— C'est cela, mon chéri... Maintenant l'Obélisque, mais l'Arc de triomphe aussi, si tu veux... tu peux, tu peux, va Rémy chéri!

Il ne faut pas chercher à percer les mystères d'une conversation entre la mère et l'enfant psychotique. Elle est faite de rites, de mots secrets (cryptophasiques), de sous-entendus, de conventions, habitudes, rengaines.

Même pour un « spécialiste » comme je le suis malgré moi, le dialogue entre un enfant psychotique et sa mère évoque parfois le mot affreux de « folie ». Que viennent faire, ici, en ce moment, l'Obélisque et l'Arc de triomphe? Peut-être sont-ils passés par les Champs-Élysées puisque la mère habite le XVIIe arrondissement et que nous nous trouvons, ici, à Saint-Mandé, de l'autre côté de Paris. Comprenant mon regard interrogateur, la mère se tourne vers moi :

— Excusez-moi, l'Obélisque, c'est les sons aigus, et l'Arc de triomphe, c'est le registre des graves. Mais, je n'ai pas encore compris ce que Rémy veut me dire, en ce moment.

Moi, j'ai compris! Car dans les tons aigus (« Obélisque ») de notre piano, deux touches sont muettes. Elles ont trop souffert sous les doigts de notre Michel, l'un des autistiques, qui connaissait une période « critique » pénible. Rémy doit avoir déjà essayé de jouer sur le côté droit du piano et il est affolé devant le mutisme du la et du si. Je m'adresse donc à Rémy :

— Écoute-moi, Rémy. C'est un enfant qui les a cassées, ces deux touches. Je vais les faire réparer. Ce soir!

En l'espace d'une seconde, Rémy est calmé.

— Réparer! dit-il en me poussant vers la porte.

— Oui, réparer. Ce soir. J'ai déjà téléphoné à l'accordeur. Il viendra ce soir...

Rémy respire profondément. Il est tout à fait rassuré.

Je n'aurai pas ici le loisir d'entrer dans les détails concernant les particularités musicales de ce garçon. Je dirai simplement que j'ai pu constater qu'il sait lire quelques notes, une par une, en les nommant : do — sol — fa dièse, ce qui est tout à fait remarquable pour un enfant autistique si je me rapporte à mon expérience. Mais il est incapable de transposer cette lecture pourtant élémentaire, sur le clavier. En revanche, il a pu exécuter un air que je lui ai présenté, après l'avoir écouté une seule fois, sans aucune erreur, et en accompagnant la mélodie, d'accords simples de la main gauche. Je lui ai raconté ensuite l'histoire de l'apprenti sorcier en suivant le poème de Goethe et en l'illustrant de quelques passages tirés de la musique de Dukas. Rémy m'a écouté, fasciné. Il a légèrement touché le clavier, hésitant pendant quelques secondes pour situer le ton, puis subitement, il a exécuté le passage où les balais se mettent à courir pour chercher de l'eau, en jouant plus vite, toujours plus vite et plus fort, le regard fixé sur le plafond vers un point situé près de la fenêtre, à l'opposé de l'endroit où se trouve le piano. Il a le corps penché en avant, il est couché presque sur le clavier, la tête rejetée en arrière : bam-ba! bam-ba! bam-bam-bam-boum-ba...

Brusquement, le rythme change. Les pas lourds des balais-automates s'allègent, s'allègent... La mesure est différente, c'est celle d'une valse, floue comme le début de la *Valse* de Ravel, puis le rythme change encore : cette fois c'est une valse viennoise que j'entends. Rémy se plonge dans la musique, corps et âme, oubliant le sorcier, l'apprenti et les balais. La valse de Strauss remplit la salle et Rémy ne fait plus attention, ni à sa mère ni à moi.

Rémy est revenu à nous. Sur la demande de la mère, je le fais sortir de la salle, et je le confie à une éducatrice qui l'emmène dans son groupe. La mère veut que nous parlions, seuls. Mais elle reste muette et me regarde.

— Eh bien, Monsieur? interroge-t-elle enfin.

Derrière cette question abrupte, presque insolente pour connaître mon avis sur le jeu de l'enfant, je devine toute son angoisse.

Ce n'est pas seulement mon jugement sur le don musical de son Rémy qu'elle attend, mais une appréciation sur tout ce qui concerne l'enfant, et elle-même. Je réponds à la question comme si je ne sentais pas sa profonde inquiétude :

— Étonnant!

Elle espère visiblement que j'en dirai plus. Je sens soudain combien ce mot doit lui paraître une lâcheté de ma part. Alors, j'ajoute :

— Rémy aurait été un enfant exceptionnellement doué.

— Parce qu'il n'est pas exceptionnellement doué, à votre avis?

— Madame, vous ne voulez tout de même pas me faire croire que vous ignorez que jamais au cours de son existence, Rémy ne saura utiliser son don. C'est bien pour cela que vous êtes ici et c'est dans ce sens que vous attendez de moi un... pronostic en ce qui concerne le cas de votre enfant?

— Rémy n'est pas mon enfant.

Je ne suis pas tellement étonné, je me doutais de quelque chose. Cependant, je n'aurais pas cru... Je souris pour cacher mon embarras.

— Il vous ressemble pourtant remarquablement. Et c'est un très bel enfant.

— C'est le fils de ma sœur cadette. Je l'ai adopté. Mais il n'en sait rien, il croit que je suis sa mère. Je vous en prie, même si vous estimez que j'ai eu tort de ne pas le lui dire, ne le mettez pas au courant.

Il ne peut y avoir de doute; cette femme ne soupçonne pas la gravité de la maladie de l'enfant, dont elle s'est chargée. Elle n'est pas davantage consciente du fait que le niveau mental de Rémy est bas, très bas même, en dépit de ses performances musicales. Je lui réponds :

— Croyez-vous qu'il comprendrait?

— J'ignore s'il comprendra, il est jeune. Mais il éprouverait un déchirement, et cela je ne pourrais le supporter. Vous ne pouvez pas savoir, Monsieur : Rémy et moi, nous sommes unis depuis son premier cri. C'est moi qui l'ai reçu à sa naissance, dans mes mains que voici, pendant que la sage-femme était occupée avec sa seringue. Rémy, dès la première seconde, n'a vu que moi, il n'a pas eu un seul regard pour ma sœur. Elle avait très mal, elle était déchirée et je comprends qu'elle ne voulait pas de l'enfant... Voilà. Il paraît que Rémy a une « psychose ». Mais un psychiatre me l'a bien dit : c'est une maladie due au rejet de l'enfant par sa mère.

— Puisque c'est vous, sa mère... du moins à ses yeux...

— Non, je parle du rejet par sa mère naturelle. C'est moi qui l'accepte. C'est le sang qui parle!

Nous sommes en plein mysticisme, et la confusion est étonnante. Je suis allergique à cette manière d'aborder des problèmes. J'adopte une voix froide :

— Madame, voulez-vous me faire un récit cohérent de l'histoire de Rémy et me dire ce que vous attendez de moi?

— Ce que j'attends de vous? De l'aide! J'ai besoin d'aide, de conseils, je veux savoir quel sera l'avenir de cet enfant et le mien. Je patauge dans mon inconscient, je sens le danger de mes impulsions, je ne me retrouve plus dans mes fantasmes ni dans la réalité... Voilà ce que j'attends de vous! Sa musique... Stupéfiante! Pas vrai?... Attendez! Ne dites rien, j'ai compris. Je n'ai pas besoin de savoir que c'est extraordinaire. Je vous ferai un exposé des choses, dans l'ordre. Voyons, par où commencer?

Je ne viens pas à son secours. Même dans son désarroi, elle reste comédienne, et cela me gêne. Cette entrevue m'est vraiment pénible et je ne me sens pas à l'aise. Mais peut-être suis-je injuste. Tout le monde n'est pas capable d'étaler sa misère. Il est certain que le psychisme de cette femme est profondément perturbé. Est-ce dû à la déception qu'elle éprouve à la suite de l'adoption de cet enfant? Ou bien l'adoption n'est-elle que la conséquence d'un déséquilibre existant auparavant? Je penche sur la seconde hypothèse. Quoi qu'il en soit, tout dépend de son récit, s'il est franc.

Voici qu'elle semble disposée à se livrer à cœur ouvert :

— Pour bien faire, dit-elle, il me faudrait commencer par vous parler de ma sœur cadette, mais cela nous mènerait trop loin, enfin, je veux dire : ce serait trop long. C'est une fille très fantaisiste — je dis « fille », bien que maintenant, elle ait trente ans, et j'espère qu'elle aura changé, car je ne la vois plus... J'ai été pour elle une véritable mère, à partir du moment où notre père a abandonné notre maman. Je l'ai élevée, comme une mère élève son enfant. Et elle a réagi comme une fille gâtée. Quand elle a eu Rémy avec un de ses amis qui ne l'a d'ailleurs pas reconnu... (ma sœur a affirmé qu'elle préférait cela)..., elle n'avait aucun moyen d'existence, elle n'a réussi ensuite à se faire épouser par personne. J'ai donc pris Rémy avec moi, et elle s'en est désintéressée. Elle ressemblait à mon père, elle était inconsciente, insouciante — mais elle était belle comme une petite fée, et elle aurait pu avoir une vie de rêve... M'étant chargée de Rémy, j'ai décidé de lui consacrer ma vie. Avec un enfant sur les bras, tout le monde a pensé bien entendu que j'ai eu comme on dit un « passé », et ma vie personnelle paraissait bien terminée. Je me suis néanmoins mariée, après avoir franchement expliqué les faits à un homme qui disait m'aimer, mais cet homme, il ne lui a pas été possible de cohabiter avec Rémy. Mon mari est parti. Car Rémy a une manière de vivre très, très difficile.

— Vous avez consulté un médecin à son sujet?

— Un médecin? Une vingtaine au moins : Ils ne vous disent rien. A se demander s'ils savent seulement de quoi il s'agit. Les uns m'ont expédiée en quelques minutes en disant que Rémy était un idiot savant, ou un arriéré profond, d'autres ont fait faire un caryotype [1], ou un électro-encéphalogramme. Le professeur X m'a rédigé une ordonnance de deux pages pour prescrire une drogue toute récente qu'il voulait évidemment expérimenter sur mon Rémy. J'ai beaucoup lu aussi pour savoir de quoi il

---

1. Examen chromosomique qui permet de détecter une anomalie. L'une des plus remarquables est la « trisomie 21 » (le mongolisme) : trois chromosomes au lieu de deux se trouvent à la place de la 21ᵉ paire, soit 47 chromosomes au lieu des 46 caractéristiques de l'espèce humaine.

retourne. Mais comment voulez-vous vous en sortir, seule? Depuis, un jeune médecin m'a parlé de « psychose précoce ». Bon, j'ai donc lu des livres sur la psychose, mais j'ai bien l'impression que personne ne connaît rien de précis là-dessus.

— Et c'est l'avenir de Rémy qui vous inquiète évidemment?

— Bien sûr, et du même coup, le mien. Ce médecin m'a dit : « Placez-le, Madame, et ne pensez plus à lui. » J'ai trouvé cela monstrueux, monstrueux... Vous ne dites rien, donc vous pensez la même chose!

— Je ne pense pas la même chose, sinon je n'aurais pas consacré ma vie à m'efforcer de soigner ces enfants. Tout dépend de vous, de votre décision de vouer toute votre existence à ce garçon, car il s'agit bien de votre existence entière — avec un point d'interrogation pour ce qui va se passer après votre mort.

— Mais je l'ai déjà donnée, toute ma vie. Je n'ai pas connu une seule nuit de sommeil pendant toute sa première enfance, car Rémy hurlait sans arrêt. Il m'a fallu louer un pavillon isolé pour échapper aux protestations furieuses des voisins dans la Résidence où j'avais un très bel appartement. Je n'ai pas connu une seule soirée de détente. Je ne vais même pas au cinéma. Sans la télévision, je... j'aurais vécu une vie de vieille femme. Mon mari n'a pas supporté cela et je l'approuve, je veux dire; je comprends. Que peut-il m'arriver de plus? Maintenant, Rémy accepte de rester avec une bonne portugaise, car mes ressources diminuent, et je dois penser à gagner ma vie...

Elle se tait. J'attends la suite.

— ... Voyez-vous, Monsieur, dans le peu que vous m'avez dit, dans vos quelques phrases... il y a tout de même des choses qui m'inquiètent. Vous m'avez parlé de mon existence entière, et un point d'interrogation après... Mais je voudrais savoir : ce don musical... Rémy ne pourra vraiment pas vivre grâce à sa musique?

— Je pense que vous êtes mélomane, Madame, puisqu'un tel don a des racines familiales...

— Je suis plus que mélomane...

— Cette musique vous semble-t-elle satisfaisante sur le plan artistique?

— Nullement...

— Est-ce que Rémy sait adapter son jeu à une circonstance donnée? Saurait-il seulement animer une petite soirée dansante?

— Sûrement pas, il ne fait pas attention aux autres.

— Pour gagner sa vie, il faut savoir faire ce dont d'autres ont besoin. Il ne le sait pas!

Un long silence. Mme Degrèves réfléchit et je ne la dérange pas. Elle relève la tête.

— Alors, que faire?

Et, après une nouvelle pause :

— Vous ne pouvez pas imaginer l'effort, les efforts que j'ai faits pour cet enfant. Tout ce qu'il sait faire : manger, s'habiller, marcher, regarder, jouer si on peut appeler jouer les manipulations à vide des jouets qu'il ne regarde même pas, parler... J'ai extrait chaque son, chaque syllabe, chaque mot de sa bouche et je leur ai donné un sens! Tout cela, c'est moi qui l'ai obtenu, sans l'aide de personne, par amour pour Rémy. Et tout cela maintenant pour rien?

Mme Degrèves se met à fouiller nerveusement dans son sac, qui tient plus du bagage à main que du sac de dame ordinaire. Elle en sort, un, deux, trois cahiers, du papier un peu froissé, une feuille de papier Kraft qu'elle déplie...

— Regardez, Monsieur, je ne veux pas dire des choses que je ne peux prouver. Regardez ici, voici ce qu'il a fait il y a trois ans : quelques tracés faibles au crayon, sans aucune forme. Voici, quand il avait quatre ans et demi : des petits cercles, des « ronds » comme on dit... Puis là, à cinq ans : des bâtons parfaitement parallèles. Je l'ai fait travailler pour cela, Monsieur, et personne n'a pu me conseiller! Là, des traits horizontaux, droits d'un bout de la feuille à l'autre...

— Et, il ne vous a pas fait enrager pour exécuter des travaux aussi scolaires?

— Oh! si, Monsieur, j'en ai pleuré la nuit! J'ai dû le tenir dans mes bras pour qu'il consente à garder le crayon dans la main, je lui ai promis toutes sortes de choses pour le moindre petit trait et ces promesses, je les ai toujours tenues. Souvent, d'un coup, il a envoyé valser toute la vaisselle du déjeuner parce que j'avais simplement dit : « Rémy, ce n'est pas très bien. » J'ai lutté, Monsieur, lutté! Et regardez ici, son premier bonhomme! Vous qui avez l'habitude, vous devez apprécier!

— Ce n'est pas tout à fait de son invention, n'est-ce pas? Vous lui avez proposé un modèle? Aucun enfant de cinq ans ne dessinera ainsi les épaules...

— Bien sûr que je lui ai montré! Il ne peut pas inventer comment se dessine le corps humain. Maintenant, si vous voulez, voici un bonhomme à lui, il avait, voyons! cinq ans et demi!

— J'aime mieux cela...

— Vous ne me répondez pas?

— Vous n'avez pas posé de question, que je sache. Vous parliez des efforts que vous avez faits pour Rémy et je les reconnais. Je ne vois pas le rapport avec l'avenir de Rémy.

— Vous avez raison. Comment disiez-vous tout à l'heure? « Pour gagner sa vie, il faut savoir faire ce dont d'autres ont besoin. » Alors, Rémy ne sera jamais capable de gagner sa vie?

Cette interrogation me rappelle celles d'autres parents. Tout comme mon interlocutrice, ils ont discuté calmement du cas grave que constitue leur enfant, et puis soudain la question surgit qui prouve qu'ils n'ont absolument pas accepté la réalité. Pas plus tard qu'hier, le père d'une petite mongolienne entrée au centre depuis deux mois à peine, une déficiente mentale profonde mais mignonne malgré des déformations caractéristiques, ce père, donc, m'a posé « une dernière question » avant de me quitter :

— Même si elle ne peut entrer dans l'enseignement secondaire, elle saura tout de même lire, écrire, calculer?... Le certificat d'études, quoi!

Et la mère de Régine, dès la première entrevue, a demandé à Françoise à mi-voix, comme confidentiellement :

— Docteur, elle pourra tout de même avoir des enfants comme tout le monde? L'un n'empêche pas l'autre!

Françoise, avec ce ton sérieux qui ne fait jamais sentir aux gens que leur question est insensée, a répondu :

— Avoir un enfant? Bien sûr. Sous réserve que les organes reproducteurs soient normaux. Mais Régine est une grande malade, vous le savez. Pour son enfant, pour ses enfants, l'existence sera probablement très difficile.

— Vous croyez? Elle pourra toujours tenter... (Je dois préciser que Régine devait avoir huit ans deux jours après.)

— Nous verrons cela plus tard, a conclu Françoise.

Mᵐᵉ Degrèves s'est aperçue de ma distraction. Je ne l'ai pas écoutée. Elle répète son interrogation :

— Je vous demandais si, à votre avis, Rémy est inintelligent? Je ne suis pas sa mère, je peux donc me permettre de poser la question... objectivement.

— Vous êtes plus qu'une mère, ou vous êtes, au moins, autant qu'une mère.

— Je vous remercie du compliment. Vous avez vu de quel effort pédagogique je suis capable. Je veux que son extraordinaire don musical puisse un jour lui être utile. Pourriez-vous me conseiller et me dire comment je dois procéder ? C'est tout ce que je veux savoir.

Cette réaction, je ne l'attendais pas. Tout au long de notre entretien, je me suis efforcé de présenter à cette mère adoptive, l'enfant tel qu'il est afin de lui éviter de faire fausse route, et d'entretenir un espoir parfaitement illusoire. Mais voilà qu'elle me réclame, non pas un simple conseil, mais une technique à suivre pour tenter le perfectionnement de cet enfant dans un domaine où il est étonnamment doué. Sa demande est raisonnable. Je pense à l'un de nos « anciens », Jean-Claude, qui était doué pour le dessin ; nous avons réussi à l'amener à acquérir une technique assez bonne pour que les aptitudes sur le plan graphique deviennent un outil utilisable. Pourquoi le don musical de Rémy ne serait-il pas utilisable lui aussi ?

Ma réflexion, cette fois, a duré une bonne minute. Je rencontre le regard de Mme Degrèves qui attend et qui s'est parfaitement aperçue du changement survenu dans mon attitude. Détendue, elle semble dire : « Réfléchissez, je vous laisse tout votre temps. »

Je ne vois plus Mme Degrèves, je vois le problème qui se pose.

— Madame, lui dis-je enfin, avez-vous déjà essayé de lui enseigner le solfège ? Ou du moins la lecture des notes ?

— J'ai tout essayé. C'est un échec total. Il ne comprend pas ce que je veux de lui et fait des colères dès que je dessine une note.

— Pourtant, le chemin à prendre passe par là. Non pas que Rémy ne puisse faire de la musique sans savoir lire des notes. Mais il faut lui donner cette connaissance pour qu'il domine la musique en rapport avec la réalité.

— Je comprends.

— Son don pour la musique est asocial. Il est comme un flot de paroles qui ne s'adresserait à personne. Dans ce cas, l'acquisition de la lecture est un moyen efficace pour discipliner l'expression verbale. Je peux me tromper, mais si j'avais la charge de l'éducation musicale d'un tel enfant, je commencerais par là... Je dirai mieux : si j'avais la charge de l'éducation dans son ensemble, d'un enfant musicalement doué comme Rémy, je commencerais par l'apprentissage de la musique consciente, des structures élémentaires.

— Comme je suis heureuse de vous entendre dire cela!

Je réfléchis à haute voix. C'est que je ne m'adresse pas du tout à cette femme, je suis en train de me passionner pour un problème, pour une tâche toute nouvelle et, dans ma tête, les projets s'édifient comme si Rémy m'avait été remis pour que j'en fasse un musicien capable de vivre dans la société.

— Comment faire? reprend Mme Degrèves.

— Oui, comment?

Et subitement, les choses deviennent très claires pour moi. La comparaison que j'ai esquissée avec les problèmes du langage est valable sur toute la ligne : pour que l'enfant apprenne à déchiffrer une partition, il me faudra procéder comme je l'ai fait pour l'apprentissage de la lecture. Pour le langage écrit, je suis parti des notions perceptuelles, des couleurs, formes, dimensions, positions... pour aboutir enfin à la première lettre lue. J'ai appelé cette progression : *Pré-Lecture*. J'avais pour collaboratrice une excellente institutrice retraitée qui a vérifié nos conclusions en les mettant à l'épreuve sur nos enfants.

Il s'agira donc de conduire Rémy vers la lecture des notes par la même technique. Il devra apprendre à établir la corrélation entre les sons d'une part, et les points noirs inscrits sur la portée, d'autre part. Il lui faudra reconnaître que le mouvement qui conduit d'une ligne inférieure à une ligne supérieure, correspond aux mouvements que les doigts effectuent sur le piano et, en même temps, à une élévation des sons. Bref, avant même de parler de musique et de lecture de la musique, l'enfant devra connaître la signification du système écrit.

Je me suis levé pour aller chercher un exemplaire du livre *Prélecture* et j'en expose brièvement le fil conducteur à Mme Degrèves. Je lui montre notamment la partie musicale puisque la forme graphique des lettres est illustrée par une forme mélodieuse correspondante. On pourra retrouver le procédé pour aboutir à la reconnaissance des notes.

J'ai apporté également des disques. Ce sont des « Exercices musicaux » pour faciliter la « psychomotricité », mot barbare qui désigne la coordination entre les gestes organisés. Je les ai élaborés avec Madeleine, notre musicienne, et tous les enfants du centre ont parcouru avec beaucoup de plaisirs la progression inscrite sur trois grands disques :

Regardez ce livre et écoutez les disques. Revenez dans une semaine et nous discuterons de la manière de travailler avec Rémy.

Les deux ouvrages sous le bras, Mme Degrèves s'est levée radieuse. Elle appelle Rémy, et part très vite.

Mme Degrèves est au rendez-vous, une semaine plus tard, Rémy se précipite sur le piano et je l'y laisse. Il respire profondément en constatant que les deux touches muettes sont réparées. Mais, j'ai déjà lu, sur le visage de Mme Degrèves que tout ne va pas comme elle l'espérait.

— Rémy sait par cœur toutes vos chansons, il les adore, mais il ne pense même pas à apprendre les notes...

Évidemment! Présenter à ce garçon des mélodies gravées sur les disques est une erreur. J'avais oublié que Mme Degrèves n'est pas éducatrice et qu'elle-même doit apprendre à utiliser le matériel didactique. Ma décision est prise :

— Il faut arrêter toute activité musicale avec Rémy, pendant un certain temps — un mois.

— Mais... ce n'est pas possible! Vous n'allez pas me le priver de musique!

— C'est indispensable : Il nous faut aborder l'apprentissage du langage musical écrit sans aucune référence à la musique. Il faut lui inculquer les connaissances de base dans un domaine sans rapport avec la musique et, lorsqu'il y reviendra, plus tard, il possédera ces connaissances de base.

Mme Degrèves semble effondrée. Elle cherche à comprendre.

— Et, cet autre domaine sans rapport avec la musique, c'est quoi?

— C'est le langage écrit. C'est *Pré-Lecture* et ensuite, la lecture.

— Mais j'ai déjà essayé de lui enseigner à lire et à écrire. C'est un échec complet, là aussi.

— Commencez par *Pré-Lecture,* et vous verrez.

Comme tout aurait été facile si j'avais pu prendre Rémy dans mon centre. Mais il habite trop loin pour que l'on envisage de lui faire faire le trajet matin et soir.

— Bon courage, Madame.

Je dois me contenter de résumer la suite de cette expérience : Rémy a compris les exercices de *Pré-Lecture* avec une rapidité stupéfiante. Il a abordé les lettres et ensuite les mots avec la même aisance. Parvenu à la lecture de textes, celle-ci ne l'intéressait plus et il envoyait valser le livre.

J'ignore si, en le poussant trop, sa mère n'a pas commis une faute. Mais il est concevable aussi que l'enfant se soit heurté à une véritable limite de ses possibilités de compréhension. Pour le savoir, il faudrait que je l'aie ici, chez moi, pendant quelques semaines.

— N'insistons pas, Madame. Un pas important a été accompli. Nous allons reprendre la progression de *Pré-Lecture* en la transposant en mélodies. Exactement comme je l'ai fait pour le tracé des lettres que j'ai traduit en une mélodie graphique. Vous reprendrez aussi les exercices musicaux de psychomotricité, mais puisque l'enfant connaît déjà les airs des disques, vous en inventerez d'autres, sur les mêmes paroles, pour les mêmes gestes.

Il est très difficile de donner ici un aperçu de ce que j'ai proposé à Mme Degrèves sans pouvoir l'accompagner d'illustrations musicales ou du moins de quelques exemples. Je crains que seuls les mélomanes parmi les lecteurs devineront l'idée contenue dans mon programme.

Le fait est que, cette fois, Rémy a mordu à l'hameçon. C'est avec une sorte de frénésie qu'il a cherché la touche correspondant à chaque note sur le piano et, en l'espace de quelques jours, il lisait le son sur la page des notes, sans passer par le clavier, non pas en nommant la note, mais en la chantant. Il savait d'ailleurs les nommer, mais il le faisait de mauvaise grâce. Le nom ne l'intéressait guère :

— Fa-mi-do dièse... Veux p'us!

La rapidité de ses acquisitions était, je le répète, surprenante, de sorte que la lente progression à laquelle conduit toute progression décomposée semblait inutile. Pourtant, ce n'était nullement le cas. Si les croches étaient vite comprises comme indiquant une accélération, le fait qu'un point posé après la note rallongeait celle-ci restait une énigme pour lui.

Plus étonnant encore : Rémy qui pouvait chanter le son juste en regardant une note, était incapable de chanter une suite de sons représentés par une suite de notes. Ou plutôt, il les chantait, mais ne reconnaissait absolument pas la mélodie que, pourtant, il aurait reconnue si je l'avais jouée devant lui.

Entre l'image des notes et l'idée de la mélodie, il y avait un divorce total.

Tout compte fait, il n'y a là rien d'étonnant. Combien d'enfants atteints de psychose infantile savent lire, lisent même bien et couramment, mais ne comprennent pas ce qu'ils ont lu.

En partant d'un début de mélodie reconnue sur les notes, Rémy s'engage aussitôt dans une fantaisie sans rapport avec ce qui se trouve ensuite sur la partition.

Cette fois, j'avais touché aux limites des possibilités musicales de Rémy.

Une fois de plus, nous avons fait le point. Mme Degrèves semble moins découragée que je ne le craignais. Elle répète à plusieurs reprises :

— C'est que je n'ai pas su m'y prendre. Il aurait fallu que Rémy soit ici, au centre, avec vous!... Et, si je le plaçais, croyez-vous qu'il serait très malheureux?

Je comprends mal cette nouvelle idée, qu'elle exprime subitement.

— Tout changement est pénible pour ces enfants, dis-je.

Mme Degrèves ne m'a pas écouté. Elle poursuit :

— Si, autrefois, je l'avais placé, mon mari serait sans doute revenu vivre à la maison. Parce qu'il m'aime; c'est seulement Rémy qui l'a plongé dans le désarroi. Mais ne croyez surtout pas que je veuille me séparer de Rémy pour récupérer mon mari. Mais, pour le placer dans un établissement de qualité, par exemple en Suisse, je n'aurais plus les moyens, tandis que mon mari a une très bonne situation. N'en parlons plus. Vous m'avez dit que Rémy serait trop malheureux. Et vous avez sûrement raison... Parce que j'ai vu beaucoup d'établissements! beaucoup, et en général, c'est lamentable! Je ne voudrais y mettre Rémy à aucun prix. Tandis qu'ici, je me sens rassurée. Non, ne dites rien, laissez-moi terminer. Je vous pose la question brutalement, en toute franchise, et je vous demande de me répondre avec la même franchise, je ne vous en tiendrai pas rigueur : Prendriez-vous Rémy, avec moi comme éducatrice? Pour tous les enfants. Je vous promets, je vous jure, que je ne ferai aucune différence entre Rémy et les autres. Au contraire. Je serais une mère pour tous : vous avez vous-même reconnu que je suis une vraie mère. Attendez : Je ne vous ai même pas dit quelles sont mes qualifications. « Pour gagner sa vie, il faut savoir faire ce dont les autres ont besoin. » C'est bien cela? Eh bien, je suis pianiste, j'ai fait le Conservatoire national de musique. J'ai mon baccalauréat. Que vous faut-il d'autre? J'ai de l'expérience avec les enfants comme Rémy...

C'est donc pour cela qu'elle était venue! Avec cette intention précise, ce projet tout préparé. En attendant, elle continue d'énumérer ses possibilités devant moi, avec la volonté farouche de me convaincre.

Je coupe court à l'entretien.

— C'est une idée à approfondir. Vous savez que je ne peux prendre une telle décision seul. Je vous téléphonerai avant vendredi.

Déjà, je regrette de m'être montré trop réservé. Mme Degrèves s'est levée, pâle, et sous ses yeux se dessinent des ombres. Elle a l'air anéantie.

— Donc, cela n'ira pas?

— Je n'ai pas dit cela. Vous m'avez pris de court. Je dois discuter de votre projet avec le docteur Brauner, avec mon équipe. Et puis, nous sommes sous tutelle de la Sécurité sociale. Je ne peux embaucher personne comme je veux. Votre poste, sinon votre nom, doit être inscrit sur le budget prévisionnel de l'année...

J'ai donné ces explications avec d'autant plus de sincérité qu'elles correspondent en tous points à la vérité. Mieux : je trouve que l'idée de Mme Degrèves n'est pas absurde. J'ai souvent pensé, prendre dans mon équipe, une mère d'enfant inadapté. Il me semble que sa présence constituerait un rappel constant de ce que notre travail quotidien a de pathétique. Nous tenons certes, à entretenir dans notre maison une ambiance de détente et de gaieté, mais ce n'est pas une raison, au contraire, pour oublier jamais que, derrière chaque enfant dont nous avons la charge et qui doit s'épanouir, une famille entière mène une existence « au rabais ».

Il se trouve que notre musicienne, malade, est absente, depuis un mois. Mme Degrèves pourrait assurer son remplacement provisoire. Bien sûr, une telle insertion comporterait des inconvénients sérieux : la mère surveillerait son enfant plus particulièrement, c'est certain, l'empêchant de s'émanciper. Elle risquerait de créer des incidents en adressant des critiques, justifiées ou non, à des membres de l'équipe. Enfin, la comparaison constante que cette mère serait tentée d'établir entre l'état de son propre enfant et celui des autres la rendrait plus vulnérable que jamais. Tandis qu'une mère qui reste chez elle, déchargée de son enfant pendant sept heures par jour, qui pourrait même accepter un travail, revenir à son ancien métier si elle en a eu un, serait comme libérée de son lourd souci. Elle parviendrait à récupérer, elle serait accessible à d'autres pensées. Le soir, lorsqu'elle retrouverait son enfant, elle aborderait sa tâche avec quelque distance. Ses rapports avec l'enfant s'en ressentiraient. Et le comportement de l'enfant pourrait s'en trouver amélioré. Un certain équilibre en somme pourrait se réaliser.

Voilà en bref ce que j'expose à mon équipe, le lundi soir. Je ne cache nullement que Rémy m'intéresse. Malade pour malade, j'ai malgré tout le droit moral de préférer un enfant qui présente un don exceptionnel à un « cas classique ». Je demande :

— Pensez-vous, oui ou non, que nous devions renoncer à toute joie scientifique que pourrait nous offrir notre travail ?

L'équipe discute un peu, puis m'accorde ce « droit ».

Quant à la présence de Mme Degrèves parmi nous, l'unanimité est loin de se faire sur l'opportunité d'une telle innovation. Plusieurs éducatrices reviennent encore sur les risques que j'ai moi-même signalés. Je fais valoir que l'acharnement témoigné par Mme Degrèves face à moi au cours de notre entrevue ne la condamne pas : elle s'est battue pour son enfant. Comme elle s'est battue, courageusement, pour sortir Rémy de son autisme. Elle a obtenu des résultats étonnants, même sur un plan parascolaire, les cahiers de l'enfant sont ici pour l'attester. Notre devoir n'est-il pas de soutenir une telle « mère » ?

— Puisque ce n'est pas une vraie mère, remarque une éducatrice, elle sera peut-être plus objective ?

Je rencontre des sourires qui expriment le doute.

— La présence de mères dans l'équipe éducative est courante aux États-Unis, rappelle Françoise.

— Que devient dans tout cela, dis-je, le jugement de Salomon ? Ici, la mère naturelle semble moins se soucier du sort de l'enfant que la mère adoptive.

Françoise me ramène aux temps présents. Et elle approuve une éducatrice qui souligne l'intérêt du don musical.

— Mais, dit ma femme, je ne veux pas prendre, faire courir de risques à la bonne marche du centre, fût-ce pour servir la recherche psychologique. J'aimerais que l'on discute un à un les problèmes pratiques qui se poseraient, en tenant compte du niveau mental modeste de Rémy. Il nous faudrait connaître de plus près la personnalité de Mme Degrèves qui me semble fragile.

Une à une, effectivement, les questions sont discutées et réglées.

Une conversation téléphonique avec notre inspecteur de la Sécurité sociale me rassure pour ce qui est du côté administratif : je peux sans inconvénient faire assurer l'intérim, pendant l'absence de la musicienne en titre, en recourant à une personne de mon choix. Cet inspecteur, depuis des années, a toujours su se montrer ouvert à toutes nos initiatives innovatrices. Si la présence de Mme Degrèves constitue une solution intéressante, il saura, au bout de la période provisoire, trouver une formule acceptable pour l'administration...

La décision est donc prise : Mme Degrèves entrera dans la maison jusqu'à la fin de l'année scolaire, c'est-à-dire pour une durée de trois mois environ. Ce sera une période d'essai pour nous et pour elle. Je dicte une lettre pour l'informer. Françoise la signe. Dire que je l'ai convaincue serait mentir :

— Toujours de nouvelles idées, comme si nous n'avions pas assez de problèmes comme cela, me dit-elle. Bon, je ne veux pas qu'il soit dit que je t'aie empêché de faire une expérience intéressante. Mais Rémy sera placé dans un groupe où il n'aura avec sa mère qu'un minimum de contacts.

La lettre est partie depuis une semaine. C'est vrai que je n'ai pas précisé la date du début de l'entrée en fonction de Mme Degrèves, tant j'étais certain que Mme Degrèves arriverait chez nous dès le lendemain. La semaine étant très chargée, j'ai moi-même quelque peu oublié Rémy et sa mère. Subitement, je repense à eux.

Je relance Mme Degrèves au téléphone. Elle me répond de sa voix de comédienne, et ce qu'elle dit sonne faux :

— Justement, je m'apprêtais à vous appeler! Rémy avait de la fièvre. Oui, cela va déjà mieux. Excusez-moi, je vous en supplie, de ne pas avoir répondu aussitôt à votre lettre. J'ai été très touchée, vraiment émue. Je n'aurais jamais cru que vous accepteriez... Eh bien! voilà ce qui se passe : un ami de mon mari qui aime beaucoup Rémy..., il le suit depuis sa naissance... Il n'a jamais voulu accepter notre séparation à mon mari et à moi... Alors, pour moi, c'est une chance inouïe, c'est en fait la solution idéale! Je ne peux pas vous donner tous les détails... Surtout je ne veux pas abuser de votre temps...

Au bout de cette longue explication, je ne sais toujours pas en quoi consiste la « solution idéale », ni quelle est la « chance inouïe » dont elle parle. Je n'ai pu placer un mot. Mme Degrèves me remercie de l'accueil qu'elle a trouvé chez nous, de mon amabilité, de ma gentillesse... Elle en gardera un souvenir ineffaçable... Elle n'oubliera jamais non plus de quelle manière extraordinaire j'ai jugé les aptitudes musicales si particulières de Rémy...

J'ai pu finalement lui souhaiter beaucoup de bonheur.

Je ne suis pas fier en rapportant tout cela à Françoise.

— Toi, tu croiras toujours tout ce que te racontent les gens, fait-elle. Parce que tu ne sais pas mentir, tu crois que les autres disent tout ce qu'ils pensent. Enfin, je suis contente : une personne aussi instable et fantaisiste aurait pu faire des ravages dans notre équipe.

Quand j'ai tort, je le reconnais.

Dommage, pourtant. Ce Rémy m'aurait beaucoup intéressé...

VIII

LA GIFLE

Pourquoi le cacher? Tout en recherchant partout et toujours ce qui se rattache à l'enfant vivant, dans le présent, je peux m'enthousiasmer pour un « cas intéressant ».

Or, dès qu'il s'agit d'un « cas », je crois important d'écarter quelque peu les bons sentiments pour procéder à une analyse systématique, presque froide, des éléments du dossier en ma possession. Il me faut alors éviter de me laisser aller à la schématiser. La recherche des facteurs remontant à la première enfance ne doit pas m'entraîner trop loin dans le passé. Le rôle considérable que peut avoir le vague souvenir de traumatismes subis dans le passé tient à la place que l'individu leur accorde dans le présent.

Dans le cas de Valérie — elle est aujourd'hui âgée de vingt ans — les conduites délirantes sont constamment axées sur une vieille histoire de gifle, que lui aurait donnée naguère, à la maternelle, sa maîtresse, une certaine Mme Martinet. Valérie me répète sans cesse que cette gifle était « injuste », qu'une méchante femme comme Mme Martinet ne mérite pas de vivre! En fait, c'est le présent qui est visé. Cette gifle est devenue le symbole de toute injustice, de toute contrainte survenant en ce moment. C'est ce que j'explique à l'éducatrice...

Mais il me faut revenir un peu en arrière.

Mlle de Lannay entre dans le bureau, au premier étage du centre pré-professionnel, où je me trouve, sans frapper.

Monsieur, j'ai giflé une enfant, renvoyez-moi!

Puis, elle s'écroule sur une chaise, en sanglotant. Elle marmonne en hoquetant des mots absolument incompréhensibles.

Mlle de Lannay est une jeune fille qui mesure plus d'un mètre soixante-quinze, elle a en règle générale une « excellente présentation ». Aujourd'hui, elle a perdu toute maîtrise de soi.

Ai-je besoin de dire que sous aucun prétexte je n'admets de sanctions corporelles dans mon centre? Ni ailleurs. En ce moment, la question ne se pose pas. Mlle de Lannay est indignée par son propre geste. La crise de nerfs se prolonge et ne me permet pas d'en savoir davantage sur les circonstances du « drame ». Je prie alors une autre éducatrice de monter dans la classe de Mlle de Lannay pour que les enfants n'y restent pas seuls. Peut-être apprendra-t-elle aussi quel enfant a été giflé et dans quel état il se trouve.

L'éducatrice revient très vite pour m'informer que le groupe est calme; quant à l'enfant giflé, il doit s'agir de Valérie qui, visiblement, a pleuré.

Valérie, à cette époque, approche de ses seize ans. C'est une adolescente considérée comme psychotique, mais d'une certaine intelligence. Un visiteur non prévenu ne lui trouverait probablement rien d'anormal. Elle a des traits réguliers, elle est physiquement bien bâtie et son langage est particulièrement bon, encore qu'elle articule de manière trop distincte, trop nette. Seulement, quand on connaît Valérie de près, on remarque la raideur de sa démarche, le rythme saccadé de ses gestes, le sérieux crispé de son visage.

Mais Valérie connaît des périodes difficiles au cours desquelles elle est irritable ou très figée, excitée ou taciturne, et surtout dans les propos qu'elle tient, les idées qu'elle exprime sont tout à fait confuses.

J'aimerais connaître la raison qui peut avoir incité Mlle de Lannay à se laisser aller à un geste aussi impulsif.

Cependant la crise de désespoir de l'éducatrice se prolonge encore. Elle sanglote de plus en plus. Autant je suis capable de témoigner d'une patience sans limites avec des enfants, autant l'incapacité d'un adulte à se maîtriser m'exaspère.

Je laisse la demoiselle affalée sur la chaise, la tête renversée sur mon bureau, les jambes étendues à travers la petite pièce. Françoise se trouve à l'atelier d'ébénisterie, je la mets rapidement au courant et lui demande de calmer Mlle de Lannay. De sa voix à la fois douce et très ferme, Françoise lui ordonne d'être raisonnable.

— Excusez-moi, docteur, je passe par une très mauvaise période.

— Maintenant, dites-nous ce qui s'est passé.

Entrecoupé de sanglots et de soupirs, son récit, je serais tenté d'écrire sa confession, nous révèle que Valérie avait giflé sa maîtresse et que celle-ci, outrée, avait répliqué. Cela change tout. Il reste à savoir ce qui a poussé Valérie à faire preuve d'une telle agressivité envers sa maîtresse.

Je laisse l'éducatrice reprendre ses esprits et me rends dans la « classe ». A tour de rôle, par groupes de sept, les adolescents viennent ici, pour « entretenir » leurs connaissances scolaires deux ou trois fois par semaine. Mlle de Lannay est chargée des « meilleurs niveaux ».

Je lance à la classe, un joyeux « Bonjour! Comment allez-vous? » Les enfants me répondent dans un brouhaha de voix; ils veulent tous en même temps me parler de l'incident. La plupart de ces enfants ont un langage très imparfait, soit que l'articulation soit mauvaise, soit que les mots ne viennent que péniblement et sans ordre. Valérie, très raide, me dit :

— Eh bien! Ça va comme ci comme ça, et plutôt mal.

— Pourquoi, plutôt mal? Il y a du soleil dehors. Pourvu que le beau temps dure jusqu'à jeudi. C'est jeudi que vous irez au zoo?

— En effet, dit Valérie, c'est jeudi, mais je crois que la sortie n'aura pas lieu. C'est moi qui vous le dis, après ce qui s'est passé!

Je continue à faire celui qui ne comprend pas et me montre d'excellente humeur.

— Vous savez, continue Valérie, d'une voix qu'elle place très haut, Mlle de Lannay a été très injuste envers Gérard, très injuste. Elle lui a dit qu'il ne travaille pas bien, alors moi j'ai dit que ce garçon travaille très bien. Elle a dit que la maîtresse sait tout mieux, alors que ce n'est pas vrai. C'est injuste. Elle n'a pas raison. Gérard a très bien travaillé, mais il s'est trompé. Elle a dit que non, et là, voyez-vous, comment dirais-je... Les grandes personnes pensent... Gérard a bien travaillé... Je lui ai donné une claque « pour raison d'injustice »!

La confusion gagne l'esprit de Valérie à mesure qu'elle s'énerve et il faut arrêter là son excitation. Je dis seulement :

— Tu sais bien, Valérie, que ce n'est pas une bonne méthode d'éducation que de gifler quelqu'un. Tu sais que je ne gifle jamais personne et que personne dans la maison ne fait jamais ça... Allons, n'en parlons plus!

Valérie se tait, le buste raide et la figure crispée. Je m'attends à l'entendre proférer une accusation contre la maîtresse qui lui a rendu la gifle. Elle lève finalement la tête, la tenant droite d'une manière curieuse, puis, sur un rythme lent, avec un débit saccadé, elle se met à parler comme si elle récitait :

— Un jour, j'étais très petite, j'étais en quelque sorte une petite fille, une maîtresse m'a giflée. Il y a très longtemps. Cela s'est passé, je crois, dans une école de la rue Paul-Bert. C'était une école pour très petites filles. On ne doit pas gifler les enfants, mais la maîtresse m'a giflée. C'était injuste et cruel! Elle s'appelait Mme Martinet.

Quel rapport pouvait-il y avoir entre le récit d'un fait ancien et l'incident d'aujourd'hui? Je lui demande pourquoi elle avait été giflée?

— Par pure injustice! Je n'avais pas su dire quelque chose qu'il fallait savoir et que je savais bien, mais j'ai réfléchi et la maîtresse a dit que je ne savais pas et que j'étais abominable et têtue et elle m'a giflée.

— Tu as parfaitement raison, Valy! Il ne faut gifler personne jamais. Le mieux maintenant serait que tu embrasses bien Mlle de Lannay et puis on n'en parle plus.

— J'espère que la maîtresse sera moins injuste la prochaine fois! déclare Valérie sur un ton doctoral.

Je vais regarder le cahier de Gérard où se trouve l'opération litigieuse, à propos de laquelle Valérie a reproché à sa maîtresse son injustice.

Je lis :

$$
\begin{array}{r}
343 \\
+\ 2\ 4 \\
\hline
547
\end{array}
$$

— Tu vois, Valérie, dis-je. Tu as raison quand on fait l'addition de cette façon. Mais, Mademoiselle a raison aussi parce que Gérard a mal placé les chiffres. D'ailleurs, nous allons faire l'opération sur le grand boulier, viens!

Valérie comprend. Elle constate que toutes deux ont quand même raison et ajoute :

— La maîtresse n'aurait pas dû rendre la gifle...

Sur ces entrefaites, Mlle de Lannay entre, accompagnée de Françoise. Elle a les yeux rouges et deux ombres noires sous les yeux. Son maquillage lui a dégouliné jusque dans le cou. Les enfants la regardent, effrayés.

— Oh! Mademoiselle, vous avez du noir sur la figure, allez vite vous regarder dans la glace! lui dis-je.

Elle se précipite dans le cabinet de toilette et revient, au bout de plusieurs minutes, un peu plus présentable.

Valérie, d'un pas raide comme si elle était un automate, avance vers Mlle de Lannay et l'embrasse sur la joue droite.

— Je m'excuse de ce que j'ai fait, déclare-t-elle, on ne doit pas gifler les grandes personnes. Parce que cela a été injuste, je le croyais.

Mlle de Lannay serre la fille dans ses bras avec une telle force que je vois Valérie pâlir.

L'incident est clos, pour de bon. L'incident de ce jour. Il reste la gifle de la maîtresse de la maternelle, Mlle Martinet.

— Tiens, dit Françoise à qui je rapporte les propos de Valérie dans tous les détails, tiens! Il y a eu chez nous, une Mme Martinet. Tu sais, la petite brune, très nerveuse...

Certes, ce nom n'est pas rare. Il est vrai aussi que Valérie a situé la scène dans une classe maternelle bien précise. Mais avec ces enfants les faits oscillent dans le temps, varient selon les lieux, se confondent.

L'affaire a eu lieu un vendredi. Il m'a fallu attendre pour en discuter avec l'équipe à la réunion du lundi suivant. Le vendredi soir, la plupart de mes collaborateurs sont bien trop pressés de partir en week-end.

Il est important, à mon avis, qu'un tel événement devienne l'occasion d'une discussion générale, au terme de laquelle on pourra tirer des conclusions intéressantes pour tous. En fait, je n'ai pu obtenir qu'une discussion véritable s'engage. Au contraire, chacun s'est efforcé d'apporter des indications complémentaires sur le « cas de Valérie ». J'apprends que récemment elle avait tapé sur une camarade, Viviane — une fille, plus intelligente qu'elle mais présentant une infirmité motrice —, simplement parce que Viviane était entrée dans la salle à manger avant elle. Pourtant, Viviane est la seule condisciple à laquelle Valérie daigne parler. A Dominique, Valérie avait donné un coup de règle sur la tête parce que ce garçon avait posé le coude sur la table, en mangeant. « Cela ne se fait pas, voyons! » lui avait-elle reproché. Et elle a bousculé Mlle Cauny, une éducatrice, à qui le mot « andouille » avait échappé à l'adresse d'un garçon, Laurent. Mlle Cauny l'aurait dit gentiment, comme c'est courant dans sa province d'origine, mais Valérie a été au tableau vert pour y écrire : « On ne dit pas andouille à un enfant surtout s'il est handicapé! »

Je ne peux m'empêcher de m'étonner que tous ces renseignements sur Valérie ne figurent dans aucune note, aucun rapport trimestriel, ou quotidien. Il s'agit tout de même là d'informations essentielles.

Les unes après les autres, les éducatrices s'efforcent de minimiser la portée de ce qu'elles viennent de signaler.

— Mais non! dis-je, ne dites pas que ce sont des choses négligeables; elles traduisent un état de malaise chez Valérie qu'il faut analyser de près. Mlle de Lannay ne vient faire la classe dans le centre des grands que deux fois par semaine, et il est normal que l'attitude de Valérie à son égard soit différente. Continuez à nous donner vos impressions et à nous communiquer vos expériences sans craindre de vous compromettre pour n'avoir pas su, sur le moment y faire face.

Du côté des cadres pédagogiques, le problème est là : ils craignent tous d'apparaître comme incapables de « tenir » les enfants lorsque ceux-ci deviennent agressifs, et ils ne disent pas comme ils réagissent eux, les cadres, devant ces « agressions ».

Mlle de Lannay, qui est très entière, et quelque peu rigide, a pris ses responsabilités, peut-être maladroitement, mais au moins ai-je pu connaître, grâce à elle, l'état de l'enfant.

Françoise essaie de faire préciser par les éducateurs d'atelier et les éducatrices depuis quand cette agressivité s'est manifestée. Nous connaissons trop bien Valérie pour croire que ce comportement remonte à plus d'un mois.

Mlle Cauny affirme que « c'est depuis toujours, enfin, depuis que je la connais, ça veut dire un an ».

L'unanimité se fait aussitôt contre elle, et nous estimons que la période d'agitation de Valérie a commencé il y a trois semaines environ. Voilà qui coïncide avec certains événements qui se sont passés dans sa famille et que Françoise explique à l'équipe : le frère aîné auquel Valérie est très attachée a quitté la famille à la suite d'un conflit avec le père, et vit désormais avec sa fiancée.

Je demande que l'on précise davantage les formes que revêt l'agressivité de Valérie. En fait, les coups sont l'exception et l'offensive garde, le plus souvent, un caractère purement verbal. Une éducatrice nous cite un mot ordurier qu'a lancé l'adolescente. Là encore, il s'agit d'un incident isolé. En classe, chez Mlle de Lannay, Valérie avait déjà une première fois piqué une crise à partir d'une situation purement scolaire : un garçon déficient mental avait situé la France sur le globe du côté de l'Australie. Valérie s'était levée, furieuse, bredouillant un flot de mots incompréhensibles pendant une bonne minute. Ces pertes de contrôle de son débit verbal m'inquiètent plus que ses colères.

— Ou alors, me signale une éducatrice, elle a des fous rires! On ne sait pas pourquoi!

Voilà qu'une éducatrice m'apprend que Valérie s'est volontairement blessée elle-même! Je demande des précisions : Valérie, pour que l'on s'occupe d'elle sans doute, a touché le dos de sa main avec la pointe rougie de l'appareil de pyrogravure. Sous la douleur, elle n'a pas répété le geste, mais sa première tentative a laissé une marque bien visible.

Il n'y a que M. Lhomond, le chef d'atelier d'imprimerie-cartonnage, qui n'a pas eu de prise de bec avec Valérie. C'est un homme doux et souriant, qui sait dominer ses nerfs dès qu'il est avec des enfants. A son sujet, Valérie m'a déclaré un jour :

— Avec M. Lhomond, on apprend des choses utiles et formidables. C'est très bon pour la vie, parce qu'il faut savoir des choses utiles pour vivre.

M. Lhomond « encaisse » avec modestie cet éloge. Il est un peu embarrassé :

— A vrai dire, fait-il, ça lui arrive à Valérie d'exploser un peu. Mais j'arrange ça très facilement. Pour moi, une colère, faut que cela sorte, ça vaut mieux. L'agressivité, c'est pareil, après on n'en parle plus!

C'est dit si gentiment, avec un bon sens si simple, que l'on a envie d'être d'accord. Pourtant, ce n'est pas exact.

— L'enfant agressif, dit Françoise, n'obéit pas à une « pulsion », pas plus que l'animal fût-il sauvage. Les fauves tuent leur proie pour se nourrir, pas parce qu'ils sont agressifs. Quand des animaux attaquent leur gardien ou même leur voisin dans une cage de zoo, c'est dû à leur état de prisonnier. Même lorsqu'ils se battent entre mâles, dans la nature, ils respectent des rites. Mais dans une cage, les conditions de lutte sont faussées. L'enfant agressif, lui, est mal à l'aise, pas dans son assiette. Il faut donc chercher ce qui ne va pas et notre rôle est de pallier les difficultés éventuelles. Les événements familiaux en sont, mais je ne pense pas que l'explication soit suffisante.

Une réunion de synthèse est utile, voire indispensable, mais elle reste une mise en commun des renseignements que l'on possède, les uns ou les autres. Il s'agira d'aller plus loin, pour apprendre davantage.

Françoise décide :

— Le psychologue aura un entretien avec Valérie, demain. Je la verrai de mon côté, et M. Brauner l'observera à l'atelier et en classe.

Ma présence prolongée en classe et dans l'atelier est trop exceptionnelle pour que Valérie ne se sente pas observée. Elle reste penchée sur son travail, avec application. De temps à autre elle rit en silence, dans une position curieuse : la tête penchée sur le côté, tout près de son ouvrage, les yeux dirigés vers le haut, elle rit la main devant la bouche, comme d'autres essayant d'étouffer leur toux. C'est un rire que j'ai vu chez des malades mentaux adultes mais jamais chez une enfant psychotique.

Valérie est, sur bien des points, un cas particulier dans notre centre, surtout parce que son intelligence est supérieure à celle de la plupart des autres enfants. Certes, elle reste encore largement déficitaire par rapport à n'importe quel enfant normal de son âge. Ses connaissances scolaires, en matière de lecture, écriture et calcul, se situent au niveau d'un cours moyen. Mais elle a de nombreuses connaissances glanées dans les émissions télévisées et dans les journaux. Elle en fait état, pêle-mêle, sans parvenir à se forger un univers cohérent. Les prises de positions politiques de son père, qu'elle adore, lui offrent la seule philosophie logique dont elle dispose : les riches sont puissants, méchants, et les pauvres sont bons et malheureux. Mais la justice triomphera un jour!

En classe, Valérie n'adresse la parole qu'à l'éducatrice. Elle ne parle aux autres enfants que pour les remettre à leur place ou pour les critiquer. Mais elle est jalouse de toute performance supérieure à la sienne, et alors, elle laisse libre cours à ses rancœurs. Il lui arrive même d'imiter tel camarade de classe en singeant son infirmité et sa maladresse.

— Jean-Pierre, montre-moi les États-Unis d'Amérique sur le globe! dit l'éducatrice.

Jean-Pierre cherche...

— Oh! oh! s'esclaffe Valérie. Ils ne peuvent pas se trouver dans l'océan Pacifique, voyons Jean-Pierre...

Mais Jean-Pierre finit par trouver et épelle : « Amérique », sur une étiquette collée sur le continent par l'éducatrice.

— L'Amérique, le renseigne Valérie, c'est un pays où on tue les criminels sur la chaise électrique.

Les autres enfants l'écoutent. Valérie semble très satisfaite d'elle-même.

— Il faut que j'apprenne beaucoup en géographie pour gagner ma vie un jour, déclare-t-elle.

Elle n'a pas encore, je le rappelle, seize ans. L'avenir professionnel semble être au centre des conversations familiales puisque Valérie a aussi une sœur aînée pour qui le problème semble se poser avec acuité.

A la fin de la classe, je descends l'escalier. Quelques instants après, les six enfants qui étaient « en scolaire » dégringolent à leur tour. Nicolas a dépassé Valérie et les bras écartés, l'empêche d'aller plus vite. Arrivé en bas, il se sauve en ricanant. Valérie a emprunté un pas lent et digne pour descendre les dernières marches. En passant devant moi, elle murmure :

— Je l'égorgerai, ce Nicolas! Et je ferai pourrir ses os au soleil! J'aurai sa peau!

Pour traverser la cour jusqu'au vestiaire, je rejoins Valérie et lui pose le bras autour des épaules.

— Alors, Valy! Qu'est-ce qui ne va pas?

— Oh! ça va très bien, M. Brauner. Je suis très contente. Et votre femme... je veux dire : le docteur Brauner, ça va toujours? Elle devrait manger beaucoup, je trouve qu'elle est trop maigre.

Elle me regarde attentivement, et puis :

— Vous, ça peut aller! Les gens ne devraient pas manger trop! C'est très mauvais pour la santé, vous savez. Mais je vais vous dire une chose qui est certaine : il ne faut pas non plus ne pas manger assez. Vous direz cela au docteur Brauner de ma part. De la part de Valérie qui l'aime beaucoup.

Manger trop, manger moins! Voilà un grand problème pour Valérie. Il faut admettre qu'elle est plutôt potelée. Elle est d'une gourmandise spectaculaire : ses assiettes de dessert sont léchées jusqu'à ce qu'elles brillent, elle se passe la langue sur les lèvres pour essuyer la moindre trace de crème, elle racle les plats... Françoise lui a prescrit un régime que la mère essaie d'appliquer (en compensant largement l'absence de pain et de pâtes, par des gâteaux faits à la maison). Valérie en veut un peu à Françoise et ne manque pas une occasion pour me faire remarquer que ma femme est trop menue, trop maigre. Elle voudrait « la voir nue pour constater qu'elle n'a que la peau et les os ». Tandis que moi, je suis « tout juste bien ». (Ce qui n'est pas l'avis de Françoise!)

Nous continuons à parler de nourriture. Valérie sait que je suis assez amateur de pâtisseries. Lorsque nous fêtons les anniversaires, les enfants ne manquent jamais de m'inviter et, invariablement, je joue le rôle du grand gourmand incapable d'attendre que l'on serve les tartes, qui louche vers les morceaux restant dans les plats, qui fait semblant de chipper sa part à Françoise. Depuis quelque temps d'ailleurs, ma femme est toujours placée à l'autre bout de la salle, par rapport à moi!

— Pour que cet homme la laisse manger aussi un peu de gâteau! affirme Valérie.

Finalement, je le crains, mes collaborateurs ne croient plus trop à mon simulacre, ils sont sûrs même que je suis d'une gourmandise scandaleuse. Mon autorité, heureusement, ne semble pas trop souffrir de cette réputation.

Je demande à Valérie :

— Et la nouvelle maîtresse d'atelier, elle te plaît?

— C'est une femme très bien; je trouve qu'elle m'enseigne des choses utiles pour mon avenir! Parce qu'il faut que je vous dise; je compte bien gagner ma vie un jour, toute seule, parce que mes parents seront vieux, comme tout le monde à cet âge!

— Et quel métier feras-tu?

— Voilà la grande question, Monsieur Brauner. Mon père estime que je dois faire de la vannerie parce que les paniers que je rapporte à la maison sont, ma foi, très bien fabriqués, vous ne croyez pas? Mais ma mère croit que la vannerie, ça ne me nourrira pas. Et votre femme, je veux dire le docteur Brauner le lui a dit aussi. Alors, je ne sais pas trop quoi faire!

— Mais est-ce que tu n'as pas une préférence, Valérie?

Valérie feint de réfléchir intensément. En réalité, elle sait très bien ce qu'elle veut, mais elle n'ose pas le dire. Il n'y a pas longtemps, en classe, elle a rédigé le texte suivant :

PARIS. Paris est une grande ville, belle, mais sale, malheureusement sale! J'aime Paris, car c'est là où je suis née. On y voit aussi le Sacré-Cœur qui est mon quartier. Mais ce que j'aime le mieux : c'est l'Opéra où l'on apprend la danse et pourtant ce que l'on doit savoir c'est la musique. Seulement, quand on y va vers cinq ou six ans, ils y apprennent à lire et à écrire. Moi, j'aurais bien aimé faire ce métier, mais cela m'est impossible, et c'est pour ça que je cherche un métier d'art.

VALÉRIE LENORMAND.

La danse... Valérie rêve de savoir danser. Je me rappelle un épisode : un compositeur, ami de notre musicienne, Madeleine, était venu un jour voir nos enfants. Il leur apportait un disque dont il était l'auteur, un disque intitulé *Symphonie chinoise,* et Valérie, en l'écoutant, se mit à danser en prenant des airs, en esquissant des pas de princesse chinoise.

— J'ai revu Claude Bessy, à la télévision..., vous savez, Monsieur, me dit-elle.

J'ignore ce qu'il peut y avoir de vrai dans l'affirmation de Valérie, prétendant qu'une fois, elle a pu voir cette danseuse-étoile de l'Opéra et qu'elle lui a parlé. Peu importe. Pour Valérie, Claude Bessy est l'idéal de la beauté, de la grâce, elle représente le sommet de l'art chorégraphique. Elle voudrait savoir danser comme elle. Elle lui écrit de nombreuses lettres — que personne ne met à la poste. Claude Bessy, pour Valérie, c'est ce qu'elle rêve d'être à l'avenir.

Le lendemain, alors que je me tiens auprès de M. Lhomond, pour examiner avec lui l'achat d'une nouvelle machine, pour l'imprimerie, je vois Valérie, se faufiler derrière moi et glisser dans la poche de ma gabardine un bout de papier.

Je fais semblant de n'avoir rien vu. Valérie, en se tortillant de gêne, avec des gestes exagérément précautionneux, regagne la porte qui mène à l'atelier d'ébénisterie où elle devrait se trouver en principe.

Je termine ma conversation. Dans le cabinet médical du premier étage, je retire le papier. C'est une feuille blanche prise dans l'armoire de l'éducatrice. Elle est couverte d'une écriture d'écolière. Je lis :

Monsieur Brauner,

Je vous dirai la vérité. Mademoiselle de Lannay est innocente. C'est moi qui suis coupable. Je n'aurais pas dû lui donner une gifle. Elle a eu raison de me la rendre. Mais une qui n'avait pas raison de me gifler, c'était Madame Martinet, l'éducatrice, parce que, alors, j'étais encore petite et trop faible pour me défendre. Elle n'avait pas le droit de me gifler, et c'était injuste. Je n'avais rien fait. Mais je me vengerai et le sang rouge va couler si je la rencontre un jour. Après, je vais mourir et les gens vont dire : c'est du sang innocent qui coule ici. Je pense à vous, et vous penserez à moi.
Votre Valérie qui vous estime...

Françoise est trop occupée pour que nous puissions discuter en ce moment de cette lettre.

Mme Martinet... Je me souviens bien de cette éducatrice qui a passé quelque temps chez nous. Se peut-il qu'elle ait eu la main leste? Je ne l'ai jamais prise sur le fait, mais une voisine, habitant de l'autre côté de la rue, et qui passait sa vie penchée à sa fenêtre, m'avait fait quelques allusions en me rencontrant au guichet de la poste.

— Hélas, monsieur, m'avait-elle dit, vous ne pouvez pas savoir tout ce qui se passe dans une des classes.

Or, Valérie était alors dans le groupe de Mme Martinet — ou plus exactement de la future Mme Martinet. Car l'éducatrice en question n'était pas encore mariée. Et elle était enceinte. Comme le père de l'enfant n'avait guère envie de l'épouser et de régulariser la situation, la jeune femme traversait une mauvaise passe. Cela n'excuse rien, mais explique peut-être sa nervosité.

— Il faudrait pouvoir tenir compte de tout cela, au moment où l'on confie un enfant inadapté à une éducatrice, dis-je à Françoise quand, enfin, le soir, nous parlons de la lettre de Valérie.

— Pas seulement un enfant inadapté. Un enfant quel qu'il soit, réplique Françoise.

Assis face à face, de part et d'autre du grand bureau du cabinet médical, nous demeurons absorbés dans nos pensées.

Nous n'avons pas souvent l'occasion de réfléchir en commun. Après le travail, nous tombons de fatigue. Elle et moi, nous n'aimons pas laisser un travail inachevé et il nous arrive de ne pas dételer jusque tard dans la soirée. Je m'inquiète :

— Les boutiques seront fermées une fois de plus, il est huit heures passées. Il nous reste quelque chose dans le réfrigérateur?

Encore une pause de quelques minutes, plus parce que nous sommes exténués après cette longue journée que parce que nous manquons de sujets de conversation.

Il est vrai qu'il n'y a rien à ajouter au problème de Valérie.

— Et s'il s'agissait réellement d'une institutrice qu'elle a eue autrefois? dis-je soudain. Une homonyme peut-être et qui aurait giflé l'enfant à la maternelle? Quand elle était toute petite déjà, Valérie ne doit pas avoir été une enfant facile.

— Possible! répond Françoise, mais la vérité historique a peu d'importance en la circonstance.

Nous nous replongeons dans notre silence, épuisés. Puis, dans un sursaut d'énergie, nous décidons de rentrer chez nous.

Le lendemain après-midi, alors que je passe à notre centre pré-professionnel, Valérie me glisse un autre papier. Cette fois, il a été emprunté à l'atelier de cartonnage. Valérie y a inscrit une date; au milieu de la feuille figure un dessin : une femme coupée à la ceinture, vêtue d'un pull-over à col montant qui lui moule les seins. Les cheveux sont séparés par une raie médiane et retombent au-dessus des oreilles. Ce n'est pas ainsi qu'était coiffée « notre » Mme Martinet. Pourtant les petits yeux, les plis autour de la bouche aux coins tombants, rappellent un peu ses traits. Il est difficile d'en juger sur un dessin d'enfant. A droite, le nom figure en toutes lettres : Madame Martinet.

— Regarde ses mains, me dit Françoise en désignant le dessin. Les deux bras s'écartent du corps, les mains sont bien dessinées. Le bras gauche est plus fort que le droit, la manche du pull-over, de ce côté, a un revers, la main gauche est plus vigoureuse que la droite, elle est tracée d'un trait plus accentué, l'index et le majeur portent des ongles pointus.

— « Notre » Mme Martinet était gauchère, dis-je.

Cette femme est réduite à un tronc, et celui-ci a l'air de reposer sur un plat. Je pense à ces tableaux représentant des scènes de l'Antiquité où l'on voit des têtes ainsi présentées à ceux qui avaient voulu qu'elles tombent!

J'ai trouvé un prétexte pour engager la conversation avec

Valérie. Je lui dis que je suis son conseil et que je donne énormément à manger à ma femme pour qu'elle ne soit plus maigre. Valérie sourit sans rien dire. Je reprends :

— Et cette Mme Martinet, c'était une éducatrice ici?

Valérie sursaute :

— Oh, non! Sûrement pas! Ici, il n'y avait pas de Mme Martinet. Celle-là était à la petite école, il y a longtemps. Je crois que sûrement elle est déjà morte. Ou alors, elle est très très vieille et ne fait plus la classe aux petits enfants. Ne lui dites rien surtout!

Le lendemain, je reçois un autre papier. Valérie a rédigé cette fois sa missive au crayon rouge et j'ai du mal à déchiffrer les lettres. Voici ce qu'elle écrit (j'ai respecté son orthographe) :

Je connais l'école ou j'allais étant jeune.
dites aux enfants que c'est de l'eur faute,
si j'étais inadapté. Qu'ils soient punis
serait une bonne solution et que je n'ai jamais
fait de mal à personne. Rue des courteline
est l'endroit qui n'est pas très facile
à trouver. Si vous avez le courage d'y aller
faites leur comprendre que j'ai souffert
pendant des années, méfiez de ces gens la,
je n'i suis pour rien. N'oubliez pas de dire
que c'est Valérie Lenormand qui vous envoie.

Pas de signature, mais un nouveau portrait — la tête seulement est représentée — d'une personne qui porte des lunettes. Je ne me rappelle plus si Mme Martinet, notre éducatrice, en avait ou pas. Je crois bien que oui.

— As-tu remarqué, dis-je à Françoise en lui montrant la lettre, que Valérie fait des fautes d'orthographe qu'elle n'a jamais faites?

— C'est peut-être parce qu'elle écrit spontanément, et vite... Peut-être...

Ces jours-ci, Valérie n'est guère en forme. Elle arrive, un matin, très énervée parce que sa mère l'a grondée à cause d'une bretelle de robe retournée sur elle-même. Pendant la récréation, elle lance des cailloux à une éducatrice, Mme Alphand, sans aucune raison. En classe, elle émet un sifflement qui énerve les autres enfants et l'éducatrice. Celle-ci a la présence d'esprit de demander à Valérie de lui montrer comment elle réussit à faire ce joli bruit. Valérie accepte volontiers, puis ne recommence plus. L'adolescente semble très lasse.

L'éducatrice a noté dans le cahier d'observations du groupe : « Valérie ne pense qu'à manger et dormir. Elle est particulièrement figée. Quand elle a affaire aux autres enfants, elle ne fait que se chamailler... P.S. Elle a écrit un billet disant qu'elle mettrait « de la gomme » sur l'escalier pour que je glisse et ce serait drôle, digne d'une photo, de me voir « les quatre jambes en l'air »...

Nouvelle lettre adressée à une éducatrice qu'elle aime beaucoup, Mlle Allain :

Celui qui me giflera ne sera pas pardonner. Si on me crie, après moi plus jamais je lui adresserai plus la parole. Je sais ce qui m'attend : une personne peut me reconnaître et c'est pour ça que je cherche à fuir. Quand j'étais dans l'autre école, je ne faisais jamais de mal, donc je me battrai celui que je n'est jamais aimé.

VALÉRIE.

On trouve épinglé au tableau mural un carton montrant un demi-corps de Valérie dessiné au crayon rouge, une épée (ou une flèche?) traversant le bras d'où le sang coule. Et en guise de légende : « Je suis prête à mourir! »

Un papier, plié plusieurs fois, a été glissé dans ma voiture par une vitre mal fermée. Mlle Allain qui avait autrefois Valérie dans son groupe, trouve une page de cahier dans son sac à main. Je recopie textuellement cette missive :

Je suis une fille qui est tourmentée par son enfance! Tant qu'on n'aura pas retrouvée la personne qui l'a gifle parce qu'elle renverse un peu d'eau son tapis alors qu'elle ne la pas fait exprès une seule chose à faire est de la retrouver.

VALÉRIE.

Le style de Valérie a toujours été maniéré. On remarque que l'orthographe se détériore vers la fin de la lettre. Jamais l'écriture de Valérie n'a été aussi mauvaise.

Le lendemain, Valérie m'annonce d'une voix enrouée qu'elle a revu Mme Martinet. Où? A la télévision! Oui, elle a parlé à la télévision, mais elle ne se doutait pas que Valérie l'écoutait, sinon elle n'aurait pas osé. Valérie a décidé de se venger et attend qu'elle parle à nouveau à la télé !

J'ai l'impression que Valérie désormais fait de la confusion mentale pour ne pas dire qu'elle a des idées délirantes.

Françoise a donné instruction de conserver les billets de Valérie. Je la sens inquiète au sujet de l'adolescente. Chaque jour nous apporte de nouvelles preuves que son état mental empire.

Nous avons la visite d'un ami, Lambert, qui est psychologue et psychanalyste. Il est venu voir le centre pré-professionnel qu'il ne connaît pas encore et qui l'intéresse d'autant plus qu'il collabore à un autre centre où la création d'une annexe pour adolescents est envisagée.

Notre ami consent à rester jusqu'après le départ des enfants afin que nous puissions réunir toute l'équipe autour de lui. Il pourra poser des questions à mes collaborateurs, et je suis sûr que ceux-ci auront du plaisir à discuter avec cet homme fin et cultivé.

En attendant l'heure, j'ai l'idée de lui soumettre le cas de Valérie, pour connaître son avis. Il m'écoute, passionné. Bien entendu, il lui sera difficile d'avoir une opinion avec des renseignements aussi sommaires sur une malade que j'ai pu tout juste lui faire entrevoir.

Je lui dis :

— Je ne te demande pas un diagnostic ni un pronostic. Mais j'aimerais savoir si tu crois qu'une gifle donnée dans un passé lointain peut à elle seule avoir motivé une angoisse aussi durable.

— Qu'appelles-tu « passé lointain »?

— Ou bien il s'agit d'une maîtresse de classe maternelle, et alors, Valérie avait peut-être cinq ans : cela remonte donc à une dizaine d'années. Ou bien il s'agit d'une de nos anciennes éducatrices, devenue Mme Martinet par son mariage, et l'incident remonterait à sept ou huit ans.

Lambert sourit :

— Tu sais que je suis psychanalyste. J'attribue donc une très grande importance à tout ce qui s'est passé dans la toute première enfance. D'autre part, j'imagine aisément l'effet que peut avoir, dans certaines conditions, une gifle donnée à un jeune enfant. Mais la gifle vient se greffer sur tout un contexte antérieur... Tiens, toi qui t'intéresses tant au cinéma, tu as évidemment vu le film : *le Journal d'une schizophrène* d'après le livre de... Bon. Il paraît qu'il s'agit d'un récit véridique racontant l'analyse d'une malade de l'auteur. Je ne doute pas de sa sincérité. Mais voilà, un cas typique, d'une application schématique de la théorie freudienne : la vilaine mère n'a pas voulu d'enfant, elle lui a refusé l'allaitement pour ne pas abîmer ses beaux seins, et la fille a sombré dans la schizophrénie. Là-dessus arrive la bonne psychothérapeute et en la voyant cueillir une pomme sur l'arbre, elle comprend que l'enfant regrette le sein maternel. Et elle la guérit. C'est simpliste à en pleurer! D'ailleurs la fille est morte à l'hôpital psychiatrique, malade comme avant. Que penses-tu de ce film au plan du cinéma?

— Il est bien joué, l'histoire est bien racontée. Mais justement, il s'agit d'un film joué et raconté. On peut donc prouver par ce film ce qu'on veut prouver. C'est la même chose pour tant d'autres films.

— Exactement! Ce que j'apprécie dans tes films à toi, c'est que c'est du document pur, pris sur le vif avec des moyens de fortune, et là, il n'y a pas de tricherie possible!

— Mais si! Car tu peux, comme pour les photographies des reporters, fausser tout par la légende. Il existe des films documentaires qui montrent la réalité, mais leur commentaire prouve le contraire. Cette fois, c'est de la tromperie pure et simple.

Françoise s'est jointe à nous depuis quelques minutes.

— Vous rappelez-vous, Lambert, le *Journal intime* publié par une jeune fille, à Vienne, du vivant de Freud? Ce texte était la preuve éclatante du bien-fondé des théories freudiennes, à l'époque. J'étais à Vienne, quand on a découvert que tout était inventé; ça été le grand scandale. J'ai vu, récemment, un film américain de bonne qualité, tourné dans un hôpital psychiatrique, mais toute la partie sonore n'en est que ce que les auteurs ont bien voulu qu'elle soit.

Nous voici loin du « cas » de Valérie. Nos collaborateurs commencent à se rassembler. Je fais les présentations. Très vite la discussion s'engage.

Curieusement, c'est la question de l'identité de la vraie Mme Martinet qui est au centre du débat. Plusieurs des membres de l'équipe ont connu l'éducatrice en question.

— Je crois bien que c'est elle. Elle avait la main leste, faut dire ce qui est vrai!

— Non, quand même, les gosses, elle les aimait bien, et Valérie était une mignonne petite fille.

— Oui, mais faut pas oublier qu'elle était enceinte et que son ami ne voulait pas l'épouser...

Françoise et Lambert suivent le débat sans rien dire. Je sens l'impatience me gagner :

— Il est tout de même curieux de constater qu'une génération aussi portée sur la psychologie que la vôtre, ne parvienne pas à sortir du roman policier. Qui est Mme Martinet, la « gifleuse mystérieuse »? La personne et la gifle elle-même me semblent avoir peu d'importance en la circonstance. Il nous faut rechercher ce que la personne ou la gifle représentent actuellement pour Valérie. Qu'en penses-tu, Lambert?

— Tout à fait d'accord. Aujourd'hui, la gifle est devenue le symbole de tout ce qui peut angoisser, humilier ou révolter votre Valérie.

Nous sommes sur la bonne voie. Plusieurs membres de l'équipe viennent apporter des informations :

— L'autre jour, Valérie a parlé de Mme Martinet et de sa gifle quand Mme Maussat (la femme de service) lui a refusé une seconde part de gâteau.

— A moi, raconte M. Lhomond, le chef d'atelier, elle m'a parlé de cette histoire parce que j'ai critiqué son travail de reliure. J'ai commis l'erreur de lui dire qu'avec un tel travail elle ne pourrait jamais gagner sa vie.

Chacun fournit des détails, s'efforçant d'interpréter une crise de colère, un geste agressif, une larme ou une insulte en rapport avec Mme Martinet et sa gifle.

L'important est de relier partout le présent aux réminiscences de Valérie, de reconnaître ce qui est actuel dans les délires et obsessions évoquant de vieilles histoires.

— Je vais l'examiner demain, décide Françoise. Parfois, l'état somatique, une maladie saisonnière peuvent expliquer aussi des épisodes régressifs ou délirants.

Lambert est ravi de sa visite. Il ne cesse d'interroger les divers membres de l'équipe, notamment ceux du centre pré-professionnel. Très porté sur la théorie, il découvre chez nous que la pratique clinique pose des problèmes très complexes nullement indignes d'un intellectuel, et qui demandent souvent de solides connaissances fondamentales.

Valérie est dans un état inquiétant. Elle traverse la cour en monologuant, elle ne s'intéresse pas à ce que font les autres enfants, elle réplique d'une voix irritée à toute question que lui adresse un adulte. Même face à Madeleine, elle reste figée.

Je lui passe le bras autour de l'épaule pour lui demander si tout va bien. Valérie, sans lever les yeux, répond que « les hommes sont méchants ». « Il y a des gens méchants qui ne savent pas que les enfants sont souvent malheureux. »

Valérie s'est mise à manger énormément. Françoise essaie d'obtenir d'elle qu'elle contrôle son appétit, elle lui dit qu'un gros ventre ne fait pas une jolie silhouette. Rien n'y fait. Effectivement, Valérie prend de l'embonpoint à vue d'œil. Jeudi, en arrivant au centre pré-professionnel pendant l'heure de la récréation, je trouve Valérie au milieu de la cour entourée des autres enfants, mais ceux-ci se tiennent à distance respectable.

Les éducatrices et les chefs d'atelier font aussi partie des spectateurs. Ils regardent Valérie qui joue à la femme-automate. Très raide, elle exécute des mouvements de poupée mécanique, saccadés, comme on peut les admirer dans les vitrines d'antiquaires ou des grands magasins, la veille de Noël. Elle imite ces automates à la perfection ; sa raideur est si naturelle que le spectacle a quelque chose d'hallucinant. Deux enfants psychotiques se sont réfugiés dans un coin de la cour. Eux ne se trompent pas : ils sentent que le spectacle n'est pas un jeu pour Valérie mais une fuite dans un monde irréel.

Par hasard, j'ai ma caméra sur moi. Brièvement, je fais dérouler quelques mètres de pellicule pour garder une trace de l'état de Valérie. Je cherche ensuite à mettre fin au spectacle sans inquiéter les autres enfants. Valérie a l'air épuisée, elle a les yeux cernés.

J'approche de l'éducatrice de service, mais celle-ci aussitôt me parle :

— Vous n'avez pas vu la meilleure ! A table, elle a fait le service en jouant au serviteur robot ! On n'en pouvait plus de rire !

— Il faut mettre fin à son jeu et rapidement, Madame !

A mon expression, l'éducatrice a deviné que je ne suis pas d'accord avec elle pour trouver ce jeu drôle. Elle promet d'agir sans délai.

Je suis parti chercher Françoise au centre des jeunes et je reviens quelques minutes plus tard avec elle. Effectivement, les enfants sont retournés dans les ateliers, mais Valérie dort profondément sur un lit de camp.

A partir de là les choses ont évolué très vite. Françoise a réuni l'équipe, après le départ des enfants, à quatre heures. Elle donne des consignes précises pour qu'il n'y ait pas d'erreur commise avec Valérie. Elle demande ensuite aux parents de Valérie de venir la voir le lendemain.

Elle décide que Valérie sera confiée dès le lendemain à Madeleine dont la compagnie la rassure. Le chef d'atelier d'imprimerie rapporte que, la veille, Valérie a été incapable de coordonner ses gestes, de s'orienter dans l'atelier et que son langage était confus. Elle n'a même pas été capable de se dévêtir aux toilettes. Lors de leur visite les parents racontent à Françoise que, la nuit, Valérie a des cauchemars, qu'elle a déambulé dans l'appartement en poussant des cris d'effroi.

Françoise a pris contact avec un médecin ami qui dirige un service à la Salpêtrière. Valérie y est hospitalisée dans la journée même. Elle y restera trois semaines, inconsciente et délirante pendant les premiers jours. Françoise et moi allons lui faire une visite; elle ne nous reconnaît pas.

Mlle de Lannay, pendant des jours, est presque aussi malade que Valérie. Elle est persuadée que c'est elle qui, en lui rendant la gifle, a déclenché l'aggravation de son état. Déclenché, peut-être, mais l'épisode s'insère dans une évolution aux racines lointaines, et à l'aboutissement imprévisible. Françoise et moi faisons une nouvelle visite à Valérie peu de jours avant qu'elle ne quitte l'hôpital. Cette fois, elle nous reconnaît parfaitement et est lucide.

Le visage de Valérie n'a plus rien d'enfantin ni même de jeune. Avec un regard grave, elle regarde fixement tantôt Françoise, tantôt moi. Elle cherche péniblement ses mots, son articulation est molle. Les médicaments sont en partie responsables de ces difficultés d'élocution.

— Vous êtes très... aimables... pour moi, dit Valérie. Je vais vous dire une chose que je voulais vous dire... Maintenant, il me faudra travailler beaucoup... Pour gagner ma vie... Parce que c'est la vie. Plus tard... je veux dire...

— Ne te fatigue pas trop! dit Françoise en l'embrassant.

Dans quelques jours, tu seras de nouveau avec nous, si tu es bien reposée.

— Plus tard, je dois gagner ma... une profession...

En quittant l'hôpital, je dis à Françoise :

— Peut-être que l'évolution de la maladie est inexorable, mais ce qui a déclenché l'aggravation, ce n'était pas la gifle, mais ses soucis.

— Pour son avenir, en effet. Et dire que nous sommes à peu près impuissants...

Tout ce que nous avons pu faire pour Valérie, c'est de la rassurer. Nous avons discuté avec elle des divers projets concernant un avenir professionnel. Valérie, cependant, est assez intelligente pour sentir notre intention, surtout quand, le soir, elle écoute ses parents dont l'inquiétude constante alimente ses états d'angoisse.

Or la psychose est une maladie de l'angoisse.

IX

LOIN DU MONDE

Curieusement, le grand public s'intéresse passionnément à la maladie que l'on nomme psychose et qui n'est autre que ce que depuis toujours on a appelé la folie. La discussion sur la question est de savoir s'il s'agit d'une maladie organique, congénitale, plus ou moins héréditaire, ou plutôt d'une réaction inconsciente à une attitude de rejet maternel, le plus souvent tout aussi inconscient ; cette discussion déborde largement les milieux médicaux et psychologiques.

On prend position pour ou contre comme s'il s'agissait d'un combat sportif, on prend parti pour un psychologue américain, écrivain. On regarde vers les pays nordiques où la législation a rendu possible une action réelle en faveur des enfants handicapés, y compris les psychotiques.

De plus en plus fréquemment, je me trouve entraîné dans ces discussions sans fin et sans solution immédiate. On s'étonne de mes réponses « opportunistes » qui reviennent à dire que j'accepte tout ce qui aide mes enfants. Toutefois, mes films sont bien accueillis par tout le monde puisqu'ils reflètent la réalité clinique. C'est après la projection que la discussion prend des formes souvent peu scientifiques.

Justement, je reviens d'une réunion où un film a été présenté.

La secrétaire m'annonce qu'un monsieur est au téléphone :

— Il dit qu'il est le père d'Yves.

La secrétaire n'est avec nous que depuis peu de temps et ne connaît pas tous nos anciens élèves. Bien sûr, je prendrai la communication avec le père d'Yves. En fait, il veut venir me parler.

Yves est venu au centre de 1964 à 1967 : c'était un « cas » d'autisme infantile précoce typique, qui nous a quittés grandement amélioré. Depuis, de temps à autre, le père vient nous donner de ses nouvelles.

Yves, pour moi, a une importance particulière : il a été le premier enfant que j'ai systématiquement filmé au centre avec des moyens bien pauvres, il est vrai. Je n'avais pas encore de caméra 16 mm à moi et il me fallait en emprunter une au père d'un autre enfant. Je n'avais pas de budget pour filmer et devais payer de ma poche les pellicules et certains accessoires. Enfin, il faut bien le dire, je tenais une caméra en main pour la première fois de ma vie et je la maniais à la manière d'un appareil photographique, comme le leica que je possède depuis longtemps. En d'autres termes, j'appuyais sur le déclencheur de la caméra juste aux moments culminants, et le temps nécessaire pour avoir une très bonne image, mais sans considérer l'ensemble de l'action dans son déroulement, depuis son amorce jusqu'à son accomplissement. Au point de vue du cinéma, cela ne pouvait donner qu'un film de mauvaise qualité.

Si aujourd'hui, presque dix ans plus tard, le film d'Yves est encore l'un des plus empruntés de la cinémathèque qui en assure la diffusion, c'est que j'y ai montré l'évolution de l'enfant avec sincérité. Les spectateurs veulent voir notre manière de travailler au centre et ils ferment les yeux, si l'on peut dire, devant mes erreurs techniques. Il y a surtout le fait que notre action, sur le plan thérapeutique, a abouti à un succès ce qui, avec un enfant profondément autistique, est intéressant.

Autre précision : tel que je présente le film d'Yves, j'ai l'air de m'attribuer tout le mérite — incompétence cinématographique mise à part. La vérité est que si le cas d'Yves a passionné tant de spectateurs, je le dois surtout à Françoise. C'est elle qui m'a signalé bien souvent les situations les plus révélatrices de la maladie.

Je me rappelle les débuts d'Yves : il ne bougeait pas, il restait affalé sur sa chaise ou couché par terre comme un tas de chiffons. A propos de chiffons, il en triturait un, jour et nuit, dans la main, un vieux bout de tissu affreusement sale et gluant, qu'il était impossible de lui ôter. A la première tentative de la part de l'éducatrice, Yves s'est mis à hurler, hurler, d'un cri strident, sans timbre. Avec son chiffon dans la main, il ne vivait pas plus que Sophie, la grande poupée, avec laquelle jouaient parfois certains de nos petits.

Françoise insistait pour que je le filme :

— Il ne bouge pas, objectais-je. Que veux-tu que je filme? Le cinéma est mouvement!

— Justement! répliqua Françoise, c'est cette passivité qui est caractéristique, ce repli sur lui-même. C'est ça l'autisme! Montre le chiffon!

— Alors là, tu exagères. Il le tient enfermé dans la main.

Le fait est que, jamais, je n'ai pu filmer le chiffon!

— Là! s'écrie Françoise, prends-le comme ça, dans le coin...

— Dans le coin? Il fait sombre, et la photographie est la technique de la lumière. Éclaire-le avec la torche!

— Non, il va bouger, ce ne sera plus ça du tout. Prends-le comme tu peux, dans le coin, même si c'est sombre!

Françoise est devenue par la suite, non seulement ma conseillère, mais encore mon éclairagiste. Personne comme elle ne savait éclairer discrètement, juste ce qu'il fallait. Combien de pellicules ont été ratées, quand j'ai recouru à une éducatrice quelconque pour les éclairages, parce qu'elle était prise par l'événement et oubliait de diriger le faisceau lumineux au bon endroit :

— Non! pas directement sur l'enfant, sur le mur blanc, il reflètera la lumière... Non, ne baissez pas la torche vers le sol!

En fin de compte, j'ai appris à filmer presque sans lumière!

J'ai filmé ainsi, Yves, pendant trois années, chaque fois que l'éducatrice m'appelait « pour voir une chose formidable, toute nouvelle ». Bien sûr, quand j'arrivais, essoufflé, avec ma caméra rechargée, une lampe à la ceinture, les poches bourrées de bobines de réserve, tenant le posemètre, je ne sais trop comment, la situation sensationnelle était bien terminée.

— Dommage! faisait l'éducatrice qui m'avait alerté. C'était unique, Monsieur, cela il ne l'avait encore jamais fait!

Mais il existe parfois une justice immanente : juste au moment où j'allais repartir bredouille, Yves faisait quelque chose d'autre, non moins inédit, fantastique, extraordinaire. Et ma caméra ronronnait, j'éclatais de joie, et Françoise, derrière moi, déviait mon bras vers un point où son œil de psychiatre avait découvert quelque détail « symptomatique ».

Plus tard, après que nous eûmes acheté notre premier

magnétophone, j'eus besoin d'une main supplémentaire pour tenir le micro. Une fois de plus, Françoise fut mon assistante. Mais il y eut aussi des jours où je dus le tenir coincé entre les genoux, entre les dents, parce que Françoise était retenue par une chose urgente, et que l'éducatrice devait rester là où elle était, auprès de l'enfant.

Et tout cela, dans des locaux ridiculement exigus, où parfois la question se posait de savoir qui devait y être casé : la caméra ou l'enfant?

Je pourrais vous raconter mes aventures de cameraman pendant des heures. Combien de fois, au moment où un enfant accomplissait une « performance », ma pellicule arrivait à sa fin! Les objets de ce monde peuvent vraiment être méchants avec nous. Ils se vengent ainsi de leur situation d'êtres inanimés inférieurs! Voilà pour le souvenir. Donc le père d'Yves attend en bas, dans le hall.

— Comme je suis content de vous revoir! me dit-il.

— Alors, quelles nouvelles d'Yves?

Françoise abandonne son cabinet pour se joindre à nous.

— Enfin, répond le père d'Yves, ça va mieux que les dernières fois. Nous croyons avoir trouvé une solution pour lui, peut-être la bonne.

Yves nous avait quittés en 1967. Sa famille était retournée dans le Midi, d'où elle était originaire. Les progrès de l'enfant étaient tels qu'elle pouvait espérer une évolution sans sacrifier la vie de tous en restant à Paris. Yves parlait, Yves était sociable, c'était un triomphe.

Il existait maintenant un centre dans une autre ville du Midi. Les méthodes qui y étaient pratiquées étaient « modernes », et surtout très « permissives ». Peu importent les méthodes si elles sont efficaces! ai-je dit au père. Dites aux responsables de ce centre que tous nous sommes ici à leur disposition pour leur parler d'Yves...

Pendant deux ans, nous n'avons eu que de rares lettres de la famille, avec quelques généralités. Du nouveau centre, rien. Mais un jour, conduit par ses parents, Yves est entré dans le hall. Sans dire un mot, il est monté dans son ancienne classe et s'est installé sur sa chaise d'autrefois, le pouce dans la bouche comme dans les tout débuts, les genoux remontés. Son ex-éducatrice, Mme Laîné, le caresse, émue :

Comme il a grandi! Douze ans déjà! Il est tout intimidé!...

Mais parle donc, Yves. Raconte-moi! Tu es content, dans ta nouvelle école?

- Il ne parle plus, dit le père. Il n'est plus du tout comme il était ici.

Un froid passe comme un coup de gel sur les arbres fruitiers en fleurs. Et moi qui n'ai encore jamais pleuré de ma vie, je sens une curieuse chose me remonter de la poitrine à la gorge. Parce que ce garçon avait été « notre Yves »!

Nous avons longuement parlé avec ses parents. Ce sont des gens fins, cultivés, courageux. Pendant les trois années de la présence d'Yves dans notre centre, la mère a suivi nos conseils, ceux de Françoise, de l'éducatrice, les miens. Toujours douce avec l'enfant, dégageant une impression de gentillesse, elle s'est admirablement partagée entre Yves et son jeune frère, aussi beau que lui. Il me semblait alors inimaginable qu'une telle mère ait pu « rejeter » son enfant, même inconsciemment.

Mais j'anticipe.

Donc après cette terrible visite d'Yves, il y en a eu une autre que j'ai encore une fois filmée rapidement et qui a été tout aussi déprimante pour nous. La mère n'avait pas voulu venir jusqu'à Saint-Mandé et c'est le père qui nous avait amené Yves. Au bout d'une heure, quelque chose semblait revivre dans le regard du garçon.

Enfin, la dernière visite, c'est celle de ce jour, et je retrouve ici le fil de mon récit.

— Je dois vous raconter une aventure curieuse qui est arrivée à ma femme à propos d'Yves et de votre film, me dit le père.

Il prend un ton badin, mais je sens bien qu'il se force, que le cœur n'y est pas.

— Maintenant qu'Yves est définitivement casé au centre de V...

— Comment cela? Il n'est plus dans l'établissement où il était entré en partant de chez nous?

— Excusez-moi, Monsieur, Docteur, mais j'ai effectivement omis de vous tenir au courant. Je voulais éviter de faire du tort aux responsables de ce centre. Bref : on n'a plus voulu de lui là-bas. Non seulement, il ne faisait plus du tout de progrès, mais au contraire, il régressait. Le directeur m'a dit : « Mon équipe et moi nous ne pouvons plus rien pour lui. » Alors, Yves est resté à la maison, mais cela ne pouvait pas durer, il nous a fallu le mettre à l'hôpital psychiatrique. Mais là, c'était si terrible, si déprimant pour ma femme et moi, que nous lui avons fait quitter l'hôpital. Enfin, nous avons trouvé une solution, grâce à la mère d'un autre enfant psychotique. Mais je vous raconterai tout cela dans le détail, tout à l'heure...

Ce que vient de nous décrire le père d'Yves est classique : ce n'est que le calvaire habituellement enduré par des centaines de familles condamnées à se battre. Rares sont celles qui parviennent à s'en sortir.

— Bon... Vous avez fait allusion à une « curieuse aventure » arrivée à votre femme...

— Très juste. Donc, maintenant qu'Yves est casé, que son frère cadet est au lycée (pas possible, déjà? Comme le temps passe!), maintenant que sa petite sœur que vous avez vue naître va à l'école (!), j'ai encouragé ma femme à s'intéresser à « autre chose ». Vous nous l'avez toujours conseillé. Donc, elle suit des cours, des conférences.

— C'est tout à fait ce qu'il fallait faire, dit Françoise.

— Tout récemment donc, on annonce une conférence, illustrée par un film, sur l'enfance inadaptée. La conférencière est une spécialiste, psychologue ou thérapeute, je crois. En guise d'introduction, elle annonce : « Je vais vous montrer d'abord un film pour que vous voyiez ce que c'est qu'un enfant autistique. Mais je vous préviens tout de suite : les méthodes appliquées dans ce document ne sont pas celles qui conviennent, vous n'en tiendrez donc pas compte... », et elle poursuit son laïus pour bien insister sur le fait qu'elle n'est pas d'accord avec vous. La projection commence, et ma femme s'aperçoit qu'il s'agit du film sur Yves...

Ici, il faut que je précise un détail qui me semble important. Non seulement j'avais, bien sûr, demandé aux parents leur accord pour suivre Yves cinématographiquement, mais je les ai toujours invités à venir voir les bobines déjà tournées pour qu'ils se rendent compte de l'évolution de leur enfant. La méthode me semble importante si l'on veut coopérer avec la famille d'un enfant, et actuellement, je l'ai érigée en principe : Tout ce que je filme ou enregistre au magnétoscope est systématiquement présenté aux parents (et d'ailleurs aussi aux enfants en même temps qu'aux éducateurs concernés).

Lorsque Yves nous a quittés, j'ai demandé l'autorisation à la famille de tirer à partir de ces bobines, un véritable film didactique à l'intention des médecins et autres professionnels de l'enfance inadaptée. Ils m'ont donné leur accord sans hésitation. Même le prénom de l'enfant est resté inchangé. La diffusion du film a été confiée à un grand laboratoire dont la très riche cinémathèque médicale n'est utilisée que par les spécialistes. Depuis 1967, ce film intitulé *Loin du monde* ne cesse d'être demandé.

Françoise intervient sur un ton agacé.

— Je ne comprends pas très bien. Vous disiez que la représentation a eu lieu devant un public très large... — C'est bien cela. — Mais alors, de quel droit? C'est un film strictement médical! Il y a là un abus dont le diffuseur n'est probablement pas responsable. Il faudra que je voie cela. Je vous en prie, continuez.

— Alors, dans l'obscurité, ma femme se lève, va vers la conférencière et lui dit à peu près ceci : « Madame, ce film présente le cas de mon fils. Après ce que vous en avez dit, je ne peux pas être d'accord! » Et la dame de lui répondre : « Je vous en prie, taisez-vous ou partez! » Ma femme a quitté la salle. Je ne sais donc rien de plus sur la suite de cette séance.

Mais moi, j'en ai bientôt su davantage. Car quelques jours plus tard, j'ai reçu de Marseille, une lettre me disant :

« J'ai eu par hasard l'occasion de voir un film de vous, et je ne peux m'empêcher de vous écrire pour vous dire à quel point il m'a émue. Je veux absolument chercher à connaître la famille de cet Yves, puisqu'elle semble être de Marseille... Voilà qui ranime le débat tel qu'il s'est engagé à la télévision sur les conceptions que l'on a de la psychose infantile, mais j'ai trouvé que la psychologue-conférencière a passé la mesure en dénigrant votre film... D'ailleurs, le public a réagi et le lui a fait sentir... »

Le père d'Yves reparti, je rejoins Françoise dans son cabinet :

— Ce n'est pas la peine de chercher qui est responsable d'avoir laissé présenter notre film dans un milieu non médical, lui dis-je. En fait, je ne suis pas contre une information du public sur ce qu'est la psychose infantile et sur les moyens qui existent pour la traiter. Ce que je trouve grave, pour ma part, c'est qu'on puisse informer le public dans un esprit partisan et agressif, sur un sujet qui devrait être à l'abri des querelles de spécialistes. Parce que ces querelles déroutent les gens et les détournent de l'essentiel, qui est l'action déjà possible... Si tu es d'accord, je propose de riposter, je vais me prévaloir de mon droit de réponse...

— Mais tu ne connais pas cette « spécialiste », et le mal est fait!

— Je ne connais pas cette « spécialiste » c'est vrai; sa personne et ce qu'elle pense me sont d'ailleurs bien indifférents. Elle ne fait que rabâcher ce qu'elle a lu dans ses bouquins et je ne suis pas du tout sûr qu'elle ait déjà vu, dans sa vie, un seul enfant autistique. De toute façon, il faut sortir enfin des discussions stériles sur les origines possibles de la maladie mentale que la science ignore encore. Même lorsque nous en saurons davantage, nous n'aurons pas obtenu pour autant, obligatoirement, le moyen de la guérir. Donc, tout le poids de l'effort doit porter sur les moyens thérapeutiques qui se sont révélés efficaces, empiriquement. Tout comme on n'a cessé de le faire pour le cancer, par exemple, en attendant de nouvelles découvertes.

— Je ne vois pas où tu veux en venir. Ce que tu dis est exact...

— Je veux, avec les gens du centre qui ont renvoyé Yves, avec la conférencière qui a dénigré nos méthodes « éducatives », avec tous ceux qui se disent en désaccord avec nous, engager la discussion, poser la question de savoir comment il se fait qu'Yves ait acquis un langage chez nous, qu'il se soit épanoui chez nous, et qu'il ait, ensuite, régressé, qu'il ait reperdu son langage. On n'a pas le droit de faire des expériences avec ces enfants en se fondant seulement sur des théories. Bref, tout ce que je veux c'est que l'on discute honnêtement en partant des faits que relate ce film clinique!

— Il n'est pas pire sourd que celui qui ne veut pas entendre. Tu ne convaincras que les convaincus. Faisons notre travail et taisons-nous. Les enfants nous attendent, dit Françoise, désabusée.

Le soir, à la maison, nous nous sommes mis à parler d'Yves, en même temps. Pourtant, Françoise semblait absorbée par un rangement et, pour ma part, j'étais installé devant ma machine à écrire.

— Pour exposer clairement le cas d'Yves, dit Françoise, il faudrait présenter son évolution, comme tu l'as fait dans le film, mais avec les moindres détails. Je me demande si tout est suffisamment décrit dans les comptes rendus des éducatrices.

— Ah! tu y penses aussi, à la discussion! Voyons : les débuts d'Yves sont pourtant clairs; je le vois encore devant moi, blotti dans son coin, suçant son pouce, triturant son fameux chiffon, couché sur ma table à plat ventre. Te rappelles-tu le claquement de la langue un peu énervant qu'il avait?

— Oui, oui. Il avait cette manie de regarder la paume de sa main, et je t'ai dit : Il lit dans les lignes de la main au lieu de regarder la réalité...

— Et ce geste d'émietter comme s'il voulait saler tout ce qui se trouvait sur la table... Mais écris donc! D'ailleurs, tout cela figure dans le dossier.

— Non, je ne voudrais pas traiter l'histoire d'Yves comme un « cas » quelconque. Je voudrais dire d'abord pour quelle raison, nous nous sommes tellement attachés à ce garçon alors que nous avons eu de nombreux enfants psychotiques avant lui.

— Très juste. Voyons. Yves était attachant, beau, doux, il avait des parents particulièrement coopératifs. Peut-être était-ce parce que la mère d'Yves a été pour moi la première mère qui avait vraiment « accepté » son enfant. Elle a balayé tout ce qui pouvait exister dans mon esprit au sujet d'une responsabilité possible de la part des mères d'enfants autistiques.

— Il y avait autre chose aussi : Yves a été le premier enfant autistique que nous ayons conduit de l'autisme total, à un contact social réel.

— Ce n'est pas logique ce que tu dis là! Le succès, nous l'avons constaté à la fin, ou tout au plus en cours de route. Or, nous nous sommes attachés à Yves dès le début!

— Je me rappelle maintenant la première réunion de synthèse où il a été question d'Yves. Mme Laîné avait fait une jolie description de l'enfant, elle nous a parlé de sa façon de regarder, les yeux mi-clos, avec un regard perdu dirigé soit sur ses propres mains, soit dans le vague, de son refus de s'intéresser aux jeux, à la poupée... Il avait écarté de la main tout ce qui se trouvait devant lui sur la table, sans rien ramasser naturellement. Et puis un point essentiel : il n'a pas quitté d'un seul pas l'éducatrice pendant la récréation. Il s'est tellement serré contre elle qu'il lui a constamment marché sur les pieds. Je crois savoir qu'elle avait un cor douloureux. Mme Laîné a affirmé qu'il le faisait exprès.

— Je me souviens du récit de Mme Laîné. Elle a raconté aussi qu'Yves enfonçait sa tête dans son ventre « comme s'il voulait y entrer » et toute l'équipe s'est mise à rire...

Contrairement à d'autres enfants autistiques, par exemple

Susie, cette fillette excitée qui cassait tout ce qui lui tombait sous la main, Yves a longtemps préféré la compagnie des adultes à celle des autres enfants.

— C'est exact. Mais il a fini par préférer la compagnie des autres enfants à celles des adultes ce qui prouve bien que l'attitude symbiotique n'est pas un symptôme définitif d'une certaine forme de psychose. Mais pour en revenir à ta question : pourquoi donc nous sommes-nous attachés à Yves plus qu'à d'autres? Tu n'as pas pu me répondre...

— Peut-être parce qu'avec lui, nous avons fait notre première démarche systématique...

— C'est cela même! Parce qu'avec Yves, dès le début, nous avons tracé une voie et esquissé une méthode qui s'est bien insérée dans l'ensemble de notre travail thérapeutique. Une méthode qui nous est restée propre et qui a donné de bons résultats.

— C'est bien l'intégration d'un enfant autistique dans un groupe d'enfants déficients mentaux que tu vises? Aujourd'hui, on mélange les catégories un peu partout, mais, avec Yves, nous avons tenté systématiquement de le faire prendre en charge par ces déficients mentaux, et cela a réussi parce qu'il était le seul enfant autistique dans le groupe.

Je reprends ma méditation muette devant la machine à écrire, et Françoise, plongée dans les pages d'un livre, pense à Yves, j'en suis certain. Tous les deux, nous nous efforçons de nous rappeler par quelle voie nous sommes parvenus à cette idée de nous faire aider par les autres enfants.

Françoise lève brusquement la tête :

— C'est Thierry — tu sais, le petit trisomique qui a joué le taureau dans la scène de la corrida que tu as filmée. C'est Thierry qui a vu Yves et qui l'a pris par la main. Et Yves l'a suivi dans la salle de musique, sans dire : « Non! »... Et le soir, tu as dit à Mme Laîné : « Vous voyez, il ne faut pas parler aux enfants autistiques, il faut les entraîner, le langage les effraie. » Par la suite, tu as fait de plus en plus participer Yves aux activités des enfants déficients mentaux.

Maintenant, je vois clairement la scène. Yves qui avait toujours cherché refuge auprès des adultes ne leur avait, en vérité, jamais obéi. Il avait évité les autres enfants, mais il n'avait pas perdu des yeux un seul de leurs mouvements. Il avait suffi que Thierry le prenne par la main...

— Attends, cette fillette si jolie, comment donc s'appelait-elle? Son nom ne me revient pas... Bref, elle avait pris Yves sous sa protection. Te rappelles-tu quand Yves a grimpé la première fois sur « la cage à singes », tout en haut des agrès et qu'elle est accourue pour le tenir par les chevilles afin qu'il ne tombe pas? J'ai sorti mon Leica. Nous devons encore avoir cette photo!...

Nous avons passé une curieuse soirée : Françoise tenait obstinément un livre qu'elle ne regardait pas, et moi, j'étais assis, lui tournant à moitié le dos, devant ma machine à écrire muette. De temps à autre, l'un de nous évoquait un détail relatif à une habitude d'Yves, ou à notre manière d'aborder les problèmes de l'autisme.

Quand nous nous sommes levés pour aller au lit, Françoise a regardé, presque surprise, la feuille blanche engagée dans la machine :

— Mais, tu n'as rien écrit! C'est drôle; j'avais l'impression que tu écrivais au fur et à mesure que nous parlions ton projet de discussion. Remarque, il n'est pas trop tard pour prendre des notes...

— Penses-tu? Il est minuit largement passé!

Si j'ai une critique à formuler à notre façon de vivre, c'est que nous n'avons pas de temps creux. Dans un univers comme le nôtre, il faudrait disposer de quelques quarts d'heure qui nous permettraient de souffler : ainsi toutes les impressions, tous les soucis, toutes les découvertes pourraient-elles se décanter. Mais le téléphone ne cesse d'appeler, la sonnette de la porte annonce quelqu'un, le facteur entasse les lettres de demandes de toute sorte sur les bureaux, les enfants ont besoin d'un papier, ou apportent un message de leur maîtresse, un fournisseur tend sa facture, l'homme de peine explique que la réparation demandée est impossible...

Les minutes ou les quarts d'heure pris par hasard à une journée de folie sont les plus beaux moments de notre existence. Quand nous avons avalé en quelques instants un déjeuner froid que la femme de service avait pourtant mis chaud sur la table, nous réussissons parfois, Françoise et moi, à nous glisser vers l'escalier sans être rappelés d'urgence. Car, une fois repris par notre travail, nous en demeurons prisonniers jusqu'au soir, Françoise de son côté, moi du mien. Tout le monde ne peut pas être autistique; nous devons écouter tout ce qui nous assaille!

Donc, si nous atteignons l'escalier, nous montons vers le second étage, en nous arrêtant à l'occasion, bien sûr, au passage, si nous rencontrons quelque chose qui retient notre attention. Là-haut, dans une minuscule pièce, autour d'une table, sont rassemblées les éducatrices qui ne sont pas de service. Sur un réchaud à gaz, la cafetière commence à ronronner. Elles parlent entre elles de ce qui les intéresse — et ce qui les intéresse, c'est souvent, à un point étonnant les enfants. Dès que Françoise s'installe devant sa tasse à café, quelque question posée par une éducatrice concerne encore un enfant. Il est convenu qu'au café, on ne parle pas boutique. Mais c'est à croire que la règle ne joue pas pour les enfants.

Quand Françoise expose un problème dans le détail, personne ne bronche plus. Le nombre des auditrices augmente et, il n'est pas rare que l'une d'elles se précipite dehors en murmurant qu'elle devrait déjà avoir pris son service.

Ce jour-là, Madeleine était restée avec nous, ce qui est exceptionnel, car elle commence sa séance de musique avec un groupe dès la fin du repas. Madeleine est le seul membre de l'équipe que tout le monde appelle par son prénom. Elle est avec nous presque depuis le début. C'est moi qui ai demandé un jour, que l'on maintienne des appellations formelles — Monsieur, Madame, Mademoiselle — afin que les enfants s'habituent à ces mots, et aussi pour que certaines familles respectent l'autorité des cadres pédagogiques. Je crois que ce respect est quelque peu mis à mal, dès que l'on se permet d'utiliser le prénom, à sens unique. Mais Madeleine, la musicienne, représente tellement l'image maternelle pour les enfants du centre que tout le monde l'appelle par son prénom.

Je dois rectifier : plus exactement, c'est depuis son mariage que son prénom l'a emporté. Son nom de jeune fille plaisait aux enfants, mais la consonance flamande de son nom de femme mariée les a découragés.

Un groupe d'enfants s'étant rendu à la piscine à une heure non prévue au programme, il se trouvait que Madeleine bénéficiait d'un moment de détente. J'en ai profité pour l'interroger :

— Vous vous souvenez d'Yves ?

Si je me souviens de lui ! Il était adorable. Un petit prince, si fin ! Quand il a cambriolé le cabinet médical du docteur... Vous vous rappelez ?

Les éducatrices arrivées plus récemment tendent l'oreille. Françoise éclate de rire rien qu'en pensant à l'incident. Je raconte :

— Depuis toujours, le docteur a des bonbons dans son cabinet. J'ignore si ma femme s'en sert à titre médical; toujours est-il qu'un sachet se trouve parmi les médicaments, dans le placard mural.

J'entends quelqu'un qui murmure :

— C'est bon à savoir...

— Yves, encore totalement autistique à l'époque, venait tous les jours quelques minutes dans le cabinet médical. Une fois, il y a découvert le lavabo et il s'est mis à jouer avec l'eau. La lumière de la lampe se reflétait dans la faïence faisant scintiller l'eau. Il était très friand de bonbons et, depuis le jour où Françoise lui avait tendu un « fourré-fruits » pour voir s'il réussissait à dépapilloter le papier, il se présentait spontanément pour réclamer son bonbon. Il a même su prononcer une syllabe « bon... » Je me trouvais dans le hall, avec ma caméra que j'avais rechargée à l'abri de la lumière des fenêtres quand j'ai vu Yves dans le cabinet médical. Françoise l'y avait laissé seul un instant.

Yves a contourné le bureau, a ouvert une tirette située au-dessus des tiroirs, et y a pris la clef de l'armoire de pharmacie. Y avait-il d'autres clefs sur cette tirette-tiroir ?

— Certainement, répond Françoise, j'y range toujours trois ou quatre clefs.

Mais Yves a bien trouvé la bonne!

— Sur ces entrefaites, Françoise revient. Je l'arrête d'un geste pour ne pas troubler Yves. Lui, va chercher le marchepied qui sert à Françoise pour prendre des médicaments dans les rayons supérieurs. Il monte, engage la clef, ouvre la porte du placard, et trouve, parmi les médicaments, la boîte ronde des bonbons. Attendez, ce n'est pas fini! Il ferme la porte, remet la clef à sa place, replie le marchepied sous le lit d'examen, et c'est seulement alors qu'il essaie d'ouvrir la boîte. C'est une boîte métallique, qui s'ouvre difficilement. Subitement, le couvercle saute et les bonbons tombent par terre. Très tranquillement, il en choisit un, le dépapillote, le met dans la bouche et commence à ramasser les autres.

— Et vous avez filmé la scène? demande une éducatrice.

— Bien sûr, et elle figure dans le film sur Yves. J'en suis très fier, car j'ai travaillé avec très peu de lumière et dans une position peu confortable.

— Et tu m'as dit, rappelle Françoise : « Eh bien l'autisme ne l'empêche pas d'observer! L'autisme c'est plutôt un truc pour voir sans être vu! »

Madeleine a quelque chose à dire :

— Deux ans peut-être après cela, vous avez filmé la scène de la distribution des bonbons. Mais alors, c'était la meilleure preuve des changements intervenus chez Yves. Le groupe était en train de jouer et vous avez dit : « J'offre des primes, des bonbons! » Comme il n'y en avait plus en classe, le docteur est allé chercher la fameuse boîte dans son cabinet, toujours cette même boîte ronde, Yves l'a tout de suite reconnue. Vous la lui avez présentée en premier, mais Yves, au lieu de prendre un bonbon pour lui, en a donné un à Catherine, et puis un autre à Thierry, et ainsi de suite, exactement comme faisait Mme Laîné en distribuant le goûter. Yves a fait le tour complet des enfants et s'est servi le dernier... Vous l'avez filmé, vous vous rappelez?

Là tout le monde se met à rire. Quand le silence revient Françoise commente :

— Il faut savoir ce que représente le syndrome de l' « autisme précoce » pour apprécier une telle adaptation sociale. Yves avait reconnu et accepté la réalité sociale. Yves au début était capable de rester sans bouger, apathique, totalement désintéressé, pendant toute une journée. Dès le début, il s'est installé sur les genoux de Mme Laîné, le dos appuyé contre elle, immobile. C'était une sorte de siège afin qu'elle ne puisse pas s'occuper des autres enfants. Car Yves était jaloux, jaloux!

— La jalousie aussi est une attitude sociale, dis-je, mais négative. Te rappelles-tu, Françoise, comme tu nous as toujours mis en garde contre la notion de progrès? « Il connaîtra encore bien des périodes de ruptures de contact », disais-tu. Effectivement! Et puis, autre chose : il pouvait être sadique! C'est bien lui qui a étranglé les poissons rouges?

— Je ne suis pas sûre que ce soit Yves. Je sais qu'il a essayé d'en attraper... un, dit Françoise, après un moment de réflexion.

— Je me rappelle! s'écrie Madeleine. Mais il n'a pas osé les saisir, il a gardé la main dans l'eau, il a même cherché une chaise pour pouvoir mieux plonger les doigts, et il s'est mouillé les manches.

— Effectivement, c'est cela ! Et après, il a saisi la main de Philippe Uzel pour qu'il attrape le poisson à sa place...

— Et le téléphone ! Quand M. Brauner a apporté des téléphones jouets avec la sonnerie qui tintait... C'est là qu'Yves a dit, pour la première fois son nom. Et ce téléphone est devenu un véritable moyen de communication. Mme Laîné m'a appelée pour que j'entende Yves. Yves a tourné le cadran et a dit clairement : « Yves... Allô, Yves ! » A l'autre bout, M. Brauner lui a répondu.

— M. Brauner a composé la chanson du téléphone, dit Madeleine, et je l'ai mise en musique. Je me rappelle autre chose aussi : un jour, je suis entrée en classe en appelant : « En musique, qui vient ? » Et Yves a levé le doigt en disant : « Yves ! Moi ! » C'est incroyable combien son vocabulaire s'est enrichi lui qui, en arrivant, ne faisait que geindre.

Françoise était sortie. Elle revient avec un dossier et en extrait quelques feuilles blanches.

— Regardez, dit-elle, son premier « bonhomme » : un gribouillis, des tracés à peine visibles. Quelques mois plus tard, voici son nouveau bonhomme, un bonhomme-têtard, mais encore absolument incohérent. La tête et la jambe sont juxtaposées. Et plus tard encore, voici des bras, mais toujours éparpillés sur la feuille, sans structure. Voici enfin le bonhomme, deux ans après : tout se tient.

J'interviens :

— D'après la date, ce dernier bonhomme a été dessiné après la scène filmée... Il faut que je vous raconte cela, sinon vous ne comprendrez pas. Un jour, Mme Laîné m'appelle pour que je vienne filmer Yves en train de peindre sur son chevalet, à gros traits de pinceau. Le temps de chercher la caméra, de prendre la cellule et un peu d'éclairage... et il est déjà trop tard. Yves s'est assis à côté de la grande poupée. Mme Laîné l'encourage. « Viens, Yves, montre à M. Brauner où est le nez, la bouche. » Au lieu d'opposer un refus comme d'habitude, Yves se lève et, montrant le nez, dit distinctement « nez », — il n'articulait pas un son, en arrivant chez nous ! —, puis montrant la bouche dit, « bou... ». Mme Laîné, aussitôt continue et lui fait montrer toutes les parties du corps, pendant que moi je filme aussi longtemps qu'il y a de la pellicule. Pendant que je remets une nouvelle bobine dans la caméra, Mme Laîné a tendu une feuille de papier Canson sur le chevalet et elle demande à Yves :

« Maintenant, tu vas dessiner le bonhomme sur cette feuille! »
« Non! » dit Yves sur un ton pleurnichard. « Pour M. Brauner,
dessine, Yves! » Et Yves prend le pinceau et dessine le plus
parfait bonhomme que j'aie jamais vu. Mieux encore : de temps
à autre, il vérifie sur son propre corps la structure des différents
membres. Par exemple, il tend sa main devant ses yeux et
reporte ce qu'il voit, sur le papier...

— Et vous avez pu le filmer?

— J'ai pu le filmer, cette scène aussi figure dans le film.
Presque jusqu'au bout, juste avec les coupures nécessaires pour
remonter le ressort de la caméra.

— Mais en quoi, la présence des autres enfants non psychotiques peut-elle être utile? interroge une éducatrice. Pensez-vous
qu'un thérapeute adulte ne puisse pas obtenir le même résultat?
Ils lui donnent l'exemple, c'est tout!

— Bien sûr, on peut obtenir le même résultat de bien des
manières. Mais il y a autre chose qu'un exemple dans ce que
peuvent offrir ces enfants déficients mentaux : leur façon
d'approcher l'enfant autistique ne lui fait pas peur. Avec eux, il
ne se sent pas agressé, assailli comme c'est le cas avec l'adulte
qui veut, à tout moment, obtenir une réponse, une réaction. Sans
un mot, ou avec seulement quelques sonorités, les mongoliens et
les autres débiles mentaux savent se faire comprendre et écouter.
Placé face à eux, Yves a appris que tel enfant était Thierry, tel
autre Pascal, et qu'Yves, c'était lui-même et qu'il était différent.
Grâce aux autres enfants, il a enfin su ce que veut dire : Moi.
Rappelons-nous : il s'est toujours assis sur les genoux de
Mme Laîné le dos tourné vers elle. Mais il s'est mis en face de
Pascal, un grand mongolien d'un groupe voisin, il lui a ouvert la
bouche pour regarder dedans, puis il a regardé le blanc de ses
yeux.

C'était une période d'observation passionnante.

Yves a appelé « Maman » toutes les personnes de sexe
féminin. Il ne connaissait donc même pas sa mère, au début.
Enfin, un jour, il a appris à distinguer les personnes, en partant
des fonctions qu'elles remplissaient les unes et les autres par
rapport à lui. Et plus encore, lorsqu'il est devenu autonome,
quand il a cessé d'être un simple objet pour l'adulte et qu'il a su
agir dans certaines circonstances. Là, subitement, il est devenu
LUI. Chaque personne autour de lui a pris une place précise
dans son existence, si précise d'ailleurs qu'il ne fallait pas qu'elle

en occupe jamais une autre. Mme Laîné est devenue « Mada » et sa mère est enfin devenue « Maman ». Enfin, plus ou moins bien prononcé, un nom est sorti de ses lèvres pour chacun des enfants du groupe. Il a ainsi appris à percevoir les autres. Cette préparation doit se faire très doucement, sous peine de tout bloquer. Voilà ce que je dois aux autres enfants du groupe. Ce sont eux qui ont su présenter à Yves les choses de ce monde avec tant de douceur qu'il a pu les accepter progressivement sans angoisse.

Madeleine pour sa part se rappelle qu'Yves n'a pas voulu venir en rythmique, au début. Ensemble, nous avons élaboré une progression d'approche très prudente à base musicale et psycho-motrice. Pour commencer, il n'a pas accepté le piano, mais seulement la voix de Madeleine, et il n'a pas voulu lâcher ma main. Petit à petit, il s'est habitué à un léger accompagnement des mouvements, sur le piano. Jusqu'au jour où il a « joué » lui-même sur le clavier, un ou deux sons bien rythmés que Madeleine accompagnait de la main gauche. J'avais les mains libres et j'ai pu filmer la scène.

— Vous oubliez qu'il savait chanter, intervient Madeleine, nous avons enregistré Yves chantant avec les autres, et chantant seul !

Françoise se lève :

— Tout cela est passionnant et je resterais bien volontiers une heure de plus avec vous. Mais les enfants vont rentrer de la piscine.

Je feuillette le dossier que Françoise a posé sur la table.

Tout à la fin, une lettre de la mère d'Yves attire mon attention, la date qu'elle porte indique qu'elle a été écrite une semaine avant qu'Yves ne soit retiré de notre centre. Je ne connaissais pas cette lettre. Une phrase me saute aux yeux :

« ... Le Directeur pense que vous avez trop insisté sur les aspects éducatifs et que, à partir de maintenant, il faut plutôt une " prise en charge psychothérapeutique ". J'ai peur qu'Yves n'oublie ce qu'il sait... »

Je glisse le papier à Madeleine et puis à Françoise, pendant que les autres éducatrices quittent la pièce.

— Je ne comprends pas la distinction, dit Madeleine. La thérapeutique doit bien se faire à travers quelque chose, que ce soit la musique ou la peinture !

Pauvre Yves, dit Françoise, en sortant à son tour.

J'ai promis aux éducatrices de leur présenter le film sur Yves. Je ne sais pas si je fais mieux ou moins bien que d'autres, mais je crois que ceux qui se trompent, portent une responsabilité terrible, car c'est l'existence des enfants et de leur famille qui est en jeu. Nous serions-nous trompés?

Ce soir, en voyant le film encore une fois, nous pourrons le dire.

Le film qui retrace l'évolution d'Yves n'a rien de polémique ni même de dramatique : c'est un document sur la très lente progression d'un enfant parti de zéro, et l'admirable effort de toute une équipe. Encore une fois, si j'ai proposé de faire connaître la bande pourtant techniquement très imparfaite, c'est que le succès thérapeutique plaide en faveur de nos méthodes.

Curieusement, ce film, dépourvu de toute ambition philosophique, a néanmoins soulevé quelques passions. J'ai encore à la mémoire l'une des projections à laquelle Françoise et moi-même avons été invités pour répondre aux questions des spectateurs. La réunion avait été organisée par un groupe d'étudiants en sciences humaines et avait lieu à la Faculté. Nous étions en 1968, l'année de la contestation. Personne n'était à l'abri de la vague de fond qui balayait la France. A mon avis du reste, cette remise en question avait du bon. Elle obligeait chacun à s'interroger surtout ceux qui avaient une responsabilité quelconque dans le domaine intellectuel. Je confirmai donc ma venue, et d'autant plus volontiers que j'étais curieux de savoir dans quelle mesure mon travail pouvait prêter à la critique de la part de jeunes. Françoise, tout aussi d'accord avec la remise en question de notre culture, était moins convaincue de l'utilité de notre présence; elle trouvait agaçantes certaines manières de tout démolir, surtout lorsque la contradiction était portée par des gens peu compétents. Mais elle vint tout de même, décidée à ne pas intervenir dans le débat.

Les présentations furent prometteuses :

— Nous souhaitons la bienvenue aux réalisateurs du film que vous allez voir. J'ai été prié de dire qu'il s'agissait d'un travail de non-professionnels dans le domaine cinématographique. Nous voilà prévenus. Mais il s'agit de « professionnels » au plan de la thérapeutique avec les enfants dits inadaptés et ce professionnalisme soulève des problèmes. Toute la conception exposée soulève des problèmes. Mais puisque le docteur et M. Brauner se prêtent à nos questions, nous y verrons peut-être un peu clair...

Le film eut droit à pas mal d'applaudissements. Je m'en voulais d'avoir injustement soupçonné mon public de partialité. Je ne fus pas invité à prendre place sur l'estrade : ce n'était pas le style de ce genre de réunion. Je restai donc assis, là où je me trouvais au premier rang, et j'attendis. Quand, après quelques instants de silence — le temps de la réflexion peut-être — une jeune fille prit la parole, je fus bien obligé de faire face à la salle. Je m'assis alors résolument sur la table.

La jeune fille :

— De quel droit avez-vous tiré cet enfant de sa folie? Il avait l'air de bien s'y trouver, ma foi!

Quelques ricanements fusèrent : il était difficile de dire à qui ils s'adressaient. J'avais l'impression qu'ils venaient plutôt soutenir le reproche qui m'était fait. Quant à la question, c'était bien celle à laquelle je m'attendais le moins. Elle mettait en cause tout notre travail. Elle se posait au départ de tout et, si elle était fondée, il était inutile d'entamer un effort « thérapeutique ».

Dans la salle, le silence était total. J'éprouvai une admiration sans réserve pour cette discipline dans la curiosité. J'eus même le loisir de contempler mon interlocutrice, une bien jolie fille d'ailleurs, artistiquement décoiffée. Je lui répondis à peu près ceci :

— Merci, Mademoiselle, de m'accorder tout de même que j'ai tiré l'enfant de sa folie. La question se pose donc seulement de savoir si j'ai eu tort ou raison de le faire. Je suis quelque peu perplexe parce que j'en étais fier... Il y a quelques années, j'ai vu un film plutôt stupide. Son scénario? Une jeune fille se jette à l'eau à la suite d'un chagrin d'amour. Elle va se noyer. Un jeune et beau militaire en permission qui passait par là, retire sa veste et plonge. Il sauve la désespérée et au moment où, très fier de lui, il s'apprête à engager la conversation avec la jeune personne ruisselante, il reçoit une gifle magistrale. « De quel droit m'avez-vous sortie de l'eau, j'ai voulu mourir! » lui reproche la rescapée malgré elle.

« Alors le militaire rejette la jeune fille à l'eau. Elle appelle au secours. Il la repêche à nouveau, et cette fois, l'histoire se termine en beauté, comme vous pouvez l'imaginer... Voilà à quoi m'a fait penser votre critique. Quant à moi, en ce moment, j'en suis encore à la gifle.

La salle sourit. La contestataire fait à mi-voix une remarque qui m'échappe. Remarque probablement grivoise car autour d'elle, ses voisins hennissent bruyamment. Je termine ma réponse par une question :

— Qui vous dit, Mademoiselle, qu'Yves se trouvait bien dans sa folie? Qui vous dit qu'il voulait y rester? Que son état est celui qui correspond à une existence humaine?

— C'est moi qui le dis, parce que je le sais, moi. Je suis moi-même une inadaptée à la société, et je me sens très bien dans ma peau. C'est tout!

A côté de moi, je sens un mouvement brusque. Françoise, qui s'était pourtant juré de ne pas intervenir dans la discussion, s'est levée d'un air qui annonce son intention de répliquer ferme.

— Nous sommes en pleine confusion au niveau des mots, dit-elle. Il existe diverses inadaptations. Il y a d'abord une inadaptation biologique qui est, en fait, une incapacité fondamentale de l'individu — humain ou animal — de faire face aux réalités de l'existence. Il y a d'autre part, une inadaptation sociale qui est le privilège de l'homme, car l'animal vivant en groupe et qui ne s'adapterait pas, est condamné. L'homme, lui, peut tenter de donner une forme à son malaise, il peut vivre en ermite, il peut combattre ses semblables, il peut se retirer dans la maladie. Encore faut-il que quelqu'un le nourrisse...

La salle reste étonnamment calme. Le jeune homme qui est censé diriger le débat, marmonne : « Inadaptation biologique... inadaptation sociale... »

Un auditeur a levé le bras. Il a la peau très basanée. Je ne saurais le situer dans l'éventail des races.

— Comment peut-on savoir à quel moment il y a, comme dit le docteur, inadaptation biologique ou inadaptation sociale? demande-t-il.

Je réponds à la place de Françoise qui préfère ne plus participer à la controverse :

— Dans les premiers temps de la vie, l'organisme a besoin de toutes ses forces pour s'ajuster dans ses dispositions internes aux exigences en constant changement qui proviennent de l'extérieur. Faute de s'ajuster dans ses dispositions internes, il ne pourra survivre. L'enfant psychotique est frappé de cette incapacité, et il ne peut survivre que parce qu'il est aidé. C'est cet effort pour l'aider que nous décrivons dans notre film. Et ce sont les formes que nous donnons à notre effort que nous soumettons à la discussion. Si vous refusez le principe d'une telle aide, la discussion est inutile et dans ce cas l'enfant psychotique est condamné à mort.

Un orage de questions agressives s'abat sur moi. L'une des questions me paraît particulièrement intéressante. C'est un jeune homme qui l'a lancée :

— Ne pensez-vous pas que l'homme est inadapté par nature et que, de ce fait, toute tentative de nous adapter à la société est contraire à notre besoin de liberté?

Dès que le silence se fait, je tente de répondre :

— Je crois que, effectivement, l'homme est l'être le moins adapté à l'existence parmi les êtres vivants. L'animal naît avec des comportements fixes qu'il perpétue. L'homme n'en a que bien peu et ces réflexes archaïques, il les perd au cours de la première année de sa vie. En revanche, il dispose d'une faculté d'adaptation étonnante que ne possèdent pas les animaux. La question est donc de savoir ce qu'il fait de ce don d'adaptation. Il vous permet, au cours de votre vie d'homme, de vous orienter comme vous voulez pour organiser votre existence, pour agir sur la réalité...

Des rires fusent de tous les côtés.

Question : « Donc vous prétendez que, dans la vie, chaque citoyen peut faire ce que bon lui semble? »

Autres questions : Et le pouvoir du père sur l'enfant? Le dressage à l'école? Et la police avec ses bombes lacrymogènes?... L'homme n'a pas de comportement inné, mais il ne peut faire ce qui lui convient!

Je distingue mal les différentes interventions toutes lancées sur un ton agressif. J'essaie de placer un mot :

— C'est pour cela que l'homme a son intelligence. Grâce à elle, il peut se défendre avec quelques chances de l'emporter.

— Contre les boucliers des flics?

— On enfonce les crânes d'hommes à coups de gourdins!

— Comme cela, l'intelligence se tait aussitôt!

— Voulez-vous me dire quel avantage a l'homme par rapport à l'animal, en société organisée? On est coincé, avec ou sans intelligence, et on n'a pas l'avantage du « comportement inné » que possèdent les animaux.

La remarque est jolie. Le public ne s'y trompe pas. Elle se situe à mi-chemin entre la biologie et la sociologie.

Je réponds :

— Je crois que, par rapport aux animaux, vous êtes encore

avantagés. Car, dans un environnement nouveau et difficile, l'animal périt, tandis que vous pouvez, vous, vous adapter *et adapter la société!* Vous vous battez, c'en est la preuve. Voulez-vous donc que la société s'adapte à vous qui êtes mécontents? Battez-vous, puisque vous avez la chance d'avoir un cerveau qui fonctionne. En fait, le mot d'inadaptation est mal choisi pour des enfants qui éprouvent des difficultés mentales et psychiques. Vous, vous êtes en dehors de la société parce que vous la refusez, vous refusez de vous adapter à cette société que voici. Mais les enfants psychotiques dont nous parlons sont *incapables* de procéder à quelque « adaptation » que ce soit.

Un étudiant :

— Vous vous cachez derrière la notion de maladie mentale...

Cette fois, je saisis l'occasion qui m'est offerte de mettre les choses bien au point :

— La grande confusion est là : il existe des esprits novateurs, révolutionnaires, qui voient plus loin que le présent, qui se battent pour dépasser un certain stade de l'évolution. Ce sont des philosophes, ou des artistes, ou des réformateurs, ou des prophètes créateurs d'une nouvelle religion... ce sont des meneurs révolutionnaires, bref, ce sont des gens de grande intelligence et tout dépend de savoir s'ils sont arrivés au bon moment et aussi, si les tenants du passé ne disposent pas encore de moyens de défense trop puissants. Parfois, ce sont des esprits curieux, fantaisistes, qui ne tiennent pas assez compte des circonstances, et alors ils sont vaincus. Ces gens, on les appelle volontiers des fous, et ils le sont dans la mesure où ils ne peuvent ou ne veulent pas s'intégrer, mais ils cherchent à « dépasser ». Cent ans plus tard, on « commémore » solennellement leur existence. Si Mademoiselle dit qu'elle est une inadaptée, c'est dans ce sens d'insoumise qu'elle entend le mot.

Des interpellations diverses se font entendre...

Je poursuis :

— ... Moi, dans ce film, je vous ai montré un enfant comme il en existe des milliers, qui est incapable d'affronter la réalité, ni en bien ni en mal. Ce qui lui manque, c'est non pas la volonté d'adaptation, mais la faculté d'adaptation.

— Un handicapé, quoi! interjecte la demoiselle de tout à l'heure.

— Oui, si vous voulez. Encore, ce mot anglais ne me satisfait-il pas! Je crois me rappeler qu'il a son origine dans un jeu d'enfants ou de société où l'on met des « caps », des capuchons sur les mains d'un joueur qui, de ce fait, éprouve des difficultés à exécuter la tâche imposée. Par la suite, le mot est entré dans le vocabulaire de l'hippisme. Je ne suis guère connaisseur en la matière. Et puis, le terme handicap a été appliqué à l'homme. Ainsi l'enfant handicapé est désavantagé par rapport à d'autres qui sont physiquement normaux.

Un interpellateur :

— Mais qui vous dit que leur comportement n'est pas un simple refus d'agir devant le modèle que leur impose le milieu familial, comme nous, nous refusons le modèle que nous offre la société ?

Un autre :

— Parfaitement ! Ils se mettent à l'abri dans une forteresse, la forteresse du refus, de l'autisme ! D'où ils peuvent se défendre en restant passifs. Mais vous, vous les assiégez ! Foutez-leur donc la paix !

Moi :

— Je vous invite à venir visiter notre centre. Vous parlez de choses que vous ne connaissez pas. Si nous n' « assiégions » pas ces enfants, ils ne survivraient pas.

Un interpellateur : « Il existe des éducateurs qui agissent autrement ! »

Moi :

— S'ils ont plus de succès, je m'incline. Pour le moment, c'est de la littérature, car je vais voir sur place partout où l'on offre d'autres solutions. Pour le moment, tout le monde marche à tâtons...

Les événements, à l'époque, se précipitaient, et dès le lendemain je ne pensais déjà plus à cette séance. Quelques jours après cependant, on me demande au téléphone. C'est un jeune homme qui au nom de plusieurs auditeurs de la réunion me rappelle ma promesse : une dizaine de personnes veulent venir visiter le centre.

Les voici donc, mes contestataires, et la jeune fille insolente qui avait ouvert le feu est parmi eux. L'état de mes enfants les impressionne fort. Pas une moquerie ne sort de leur bouche. Leurs questions — il y en a eu une bonne centaine — sont même remarquablement « techniques ».

Mes visiteurs s'en vont au bout de deux heures. Un grand gaillard me tape sur l'épaule :

— Faut pas vous faire de bile pour la réunion de l'autre soir. C'était pas mal quand même. Mais dans ce qu'on vous a dit, il y a des vérités, réfléchissez-y !

— C'est vrai, renchérit un autre. Vous verrez que ça fait du bien aux croulants d'être un peu contestés.

Je me sens d'un coup dix ans de plus... Ainsi, je suis un vieux que l'on console, alors que je suis encore capable de sprinter très convenablement sur cent mètres. Voilà, certes le souvenir le plus pénible que je garde de 1968, à titre personnel.

— Merci, leur ai-je répondu. Mais puisque vous me permettez de profiter de votre expérience, j'aimerais savoir si, en admettant que la jeunesse l'emporte, il n'y aura plus dorénavant d'enfants malades mentaux dans la nouvelle société ?

Ils jettent un long regard sur les gosses qui courent maladroitement dans la cour de récréation. Celui qui m'a tapé sur l'épaule me dit, en se passant la main sur le menton :

— Pour être franc, je vous avouerai qu'il faut repenser ces questions-là. Il ne s'agit pas d'un problème de société humaine, mais de science. Tant que la science n'aura pas trouvé de solution, il y aura des gosses comme cela dans toutes les sociétés.

Ils sortent, mais une femme d'au moins une quarantaine d'années, qui les a accompagnés, reste en arrière :

— Je voudrais vous voir quelques instants, me dit-elle. Vous ne me connaissez pas, je suis psychologue, mais je vous connais, moi, depuis la Libération. Peu importe, d'ailleurs. Je me suis trouvée, jeune psychologue, dans un groupe de visiteurs que vous avez reçus dans votre centre qui était encore rue Sainte-Anne. Vous nous aviez dit alors, et cela m'a énormément frappée, que vous ne vouliez pas de centres situés loin du monde, des châteaux isolés dans la campagne, c'étaient de véritables ghettos à votre avis, pour les inadaptés qui avaient alors toutes les chances de rester des inadaptés, loin des autres humains. C'est pourquoi vous aviez créé votre centre en plein Paris. Et puis, vous aviez dit que vous souhaitiez que ce ne soit pas un centre, mais seulement un point de départ dans toutes les directions au milieu de Paris, dans l'espoir que les Parisiens en grand nombre veuillent bien accueillir ces enfants pour les tremper dans la vie de tous les jours.

— Ma parole, vous m'avez enregistré !

— Quand une idée vous convient, on la grave dans sa mémoire. Mais vous, vous n'êtes pas resté fidèle à vos premières idées! Tout récemment, vous avez dit dans une conférence que cette solution n'était plus réaliste. Alors?

— Je ne retire rien de ce que j'ai dit, ni il y a vingt ans, ni tout récemment. Dans les débuts, il s'agissait de faire accepter le fait de la déficience et de la maladie mentales par la masse des gens qui ne se doutaient de rien. C'est maintenant fait, non seulement à la suite de mes efforts, mais surtout grâce à l'action des associations de parents d'enfants inadaptés. On sait désormais qu'il existe des centaines de milliers d'enfants souffrant de handicaps divers. Pour eux, l'acceptation dans les milieux naturel, familial et professionnel, resterait encore aujourd'hui la solution la plus humaine, et la plus efficace. Seulement, il faut se rendre à l'évidence : la société n'est pas à même, elle n'est pas disposée à assimiler un tel nombre de jeunes malades ou de handicapés. Pour trouver une solution réaliste, il nous faut créer des milieux artificiels où ils puissent vivre, heureux. Vous me comprenez : tout évolue et il nous faut essayer de ne pas perdre pied.

— Et la thérapeutique proprement dite : les théoriciens sont de moins en moins d'accord. Aux U.S.A., on abandonne la psychanalyse et les méthodes comportementales l'emportent, en Angleterre aussi. Et en France alors?

— Nous en discuterons une autre fois. Le pendule va d'un côté à l'autre, et parfois trop loin. Je m'efforce de rester au courant des progrès scientifiques. En attendant, il faut continuer à travailler pour les enfants vivant aujourd'hui.

Cette fois, nous sommes seuls dans le hall du centre, Françoise et moi. Qu'il nous semble vide, sans enfants, sans éducateurs! Quand nos enfants passent par ces locaux, tout vibre de leur joie de vivre.

Quelques jours plus tard, j'ai croisé boulevard Saint-Germain un groupe de jeunes, criant et riant. L'un d'eux m'a lancé :

– Eh! oh! Monsieur! Ils progressent vos gosses?

Merci oui, ils s'épanouissent.

Alors, venez prendre un pot avec nous!

Le mot « épanouir » s'est imposé. Il a donné son titre à la

revue publiée par une des grandes associations de parents d'enfants inadaptés.

S'épanouir, c'est plus qu'être rééduqué, c'est mieux qu'améliorer ses facultés mentales ou motrices. C'est prendre goût à l'existence.

Vu de notre côté, c'est rendre aptes les enfants à s'adapter plus ou moins à notre monde, aux autres hommes, autant que le permettent leurs capacités. Sur l'estrade de la salle des fêtes de la ville de Saint-Mandé, nos enfants se sont épanouis, nous les avons vus vivre.

La véritable question qui se pose est la suivante :

Devenus capables de vivre parmi nous, c'est-à-dire au centre et aussi dans leur famille, ces enfants seront-ils à même de vivre aussi ailleurs, avec d'autres personnes? Voilà l'échelle à laquelle se mesure le succès que nous voulons remporter, Françoise, l'équipe éducative et moi-même.

Avant même d'avoir vu la première génération des plus de vingt ans partir dans la grande vie, nous avons dû laisser sortir quelques enfants pour vivre ailleurs.

C'était le cas de Jean-Jacques.

X

LE DÉPART DE JEAN-JACQUES

Le père de Jean-Jacques sera muté à Bordeaux, cet été. Ainsi, notre Jean-Jacques nous quittera donc, à la fin de l'année scolaire.

La nouvelle accable tous les membres de l'équipe qui travaillent avec cet enfant.

Mme Meunier, la mère de Jean-Jacques est venue voir Françoise pour discuter avec elle des conséquences que ce départ aura pour l'enfant.

Le rôle du médecin chez nous, déborde largement dans tous les domaines de la vie. Mme Meunier aurait voulu trouver un « centre exactement comme celui de Saint-Mandé, mais à Bordeaux ». Notre Jean-Jacques n'aurait pas mieux exprimé la peur panique qu'il éprouve devant tout nouvel événement. Si une telle solution n'existe pas, ajoute-t-elle, elle aura la possibilité de laisser Jean-Jacques à Paris, chez une parente âgée. Cependant, Mme Meunier aime beaucoup son fils et elle n'aimerait pas se séparer de lui.

Il vaudrait donc mieux qu'il accompagne ses parents à Bordeaux.

— Bien sûr, dit Françoise, il existe à Bordeaux de bons centres aussi.

— Mais qu'est-ce qu'il dira, qu'est-ce qu'il dira?

Jean-Jacques est parmi les enfants les plus intéressants du centre. Psychotique déficitaire, il est cependant social à sa manière, et son langage assez structuré, quoique symptomatique de sa maladie, et parfois curieux, est utilisé dans un but de communication, ce qui est rare dans le cas des enfants touchés comme il l'est. Je m'intéresse donc tout particulièrement à lui.

Il y a des enfants auxquels je suis attaché, et alors j'oublie totalement qu'ils sont malades. D'autres posent de tels problèmes de comportement que leur traitement et l'attitude à prendre à leur égard priment sur le reste. C'est, par exemple, le cas d'un épileptique dont les crises — il en fait plusieurs par jour, avec des chutes spectaculaires — mobilisent toute notre vigilance. Les enfants « intéressants » par certains aspects de leur maladie sont toujours aussi des êtres que j'accepte en tant qu'enfants sans pouvoir séparer leur petite personnalité de l'étude de leur « cas ».

Y aurait-il un hiatus entre l'étude et l'affection? Sûrement pas pour moi, ni pour Françoise. Pour bien connaître, accepter, traiter l'enfant il faut analyser sa maladie et approfondir le problème en passant du particulier au général. J'y parviens en partant de l'observation quotidienne de l'enfant, dans ses réactions personnelles devant le jeu, le repas, le travail... Quand on élargit ces observations en les comparant avec celles faites sur d'autres enfants, dans le passé ou dans le présent, on arrive alors à ce que l'on appelle la « recherche ». Si l'observation est conduite systématiquement et confrontée sans cesse à ce que l'on sait, une telle recherche est riche de progrès.

Avec des enfants comme ceux qui se trouvent chez nous, un tel travail est, le plus souvent, difficile et fastidieux. Nos petits handicapés ne répondent pas aux questions et sûrement pas aux questionnaires. Ils ne peuvent fournir aucune explication pour ce qu'ils font ou ne font pas.

Leur état change d'un jour à l'autre. Ils sont différents selon les personnes qui les entourent, selon l'ambiance et l'environnement. Pendant des mois, il faut enregistrer, patiemment, tout ce que l'on voit sans parvenir à aucune conclusion sur aucune des innombrables questions qui se posent. Or, il faut bien vivre avec l'enfant, même si on ne le comprend pas encore.

Pour que notre action ait des chances d'être fructueuse la collaboration de tous ceux qui se trouvent dans la maison, à quelque titre que ce soit, est indispensable. Cela ne dépend pas forcément de la bonne ou mauvaise volonté des personnes. Certaines sont plus aptes que d'autres à observer, à distinguer ce qui est essentiel de ce qui ne l'est pas. Il y a des notes brèves qui en disent long, et des pages bien remplies qui sont vides.

Pendant une année, Jean-Jacques a eu une éducatrice d'une très grande intelligence. D'une part, elle savait bien observer; d'autre part la psychologie représentait pour elle non pas un édifice de théories abstraites à transporter sur l'individu, mais la vie même telle qu'elle se déroule et que, souvent, on parvient à faire cadrer avec une vue d'ensemble de l'existence. Ce qu'elle a noté était toujours intéressant et permettait de se faire une idée du problème posé par l'enfant en cause. Seulement, comme bien des éducatrices, elle considérait les petits malades de son groupe comme lui appartenant en propre, et elle pouvait être jalouse quand d'autres s'intéressaient de trop près à l'un d'eux. Elle ne m'a jamais aidé à approfondir un de « ses » enfants. Mon intérêt pour l'un ou l'autre d'entre eux, au-delà des questions quotidiennes touchant au matériel ou aux horaires, lui semblait suspect; elle jugeait répréhensible en somme, le fait que je pouvais « exploiter » un cas sur un plan scientifique. Pourtant, sans un intérêt plus général pour le travail que l'on fait, celui-ci risque de devenir écrasant, assommant!

Curieusement, cette personne intelligente et instruite n'a jamais réussi à vraiment « accrocher » Jean-Jacques, ni d'ailleurs aucun autre enfant « psychotique ».

J'aurais bien voulu passer moi-même mes journées dans un groupe, surtout avec Jean-Jacques. Je dois me contenter de le voir dans sa classe. De temps à autre, pourtant, il vient me raconter ses histoires ou me fait part d'un chagrin quelconque. Et puis, l'éducatrice actuelle me montre ce qu'il fait et m'explique ce que je ne peux pas deviner.

Le psychologue aussi s'est emparé du cas. C'est son domaine privilégié : il a bien de la chance. Pour ma part, j'ai passé assez de certificats de psychologie au cours de mes études pour que je puisse travailler en connaissance de cause. Je reste sur le terrain solide des faits et me méfie des phantasmes quand ils ne viennent pas du malade.

— Merci, Françoise!

Françoise vient de poser devant moi deux anciens cahiers d'observation tenus par l'éducatrice qui avait la charge de Jean-Jacques à ses tous débuts. Cette éducatrice était une jeune fille encore inexpérimentée, bien bâtie, plutôt vigoureuse même, mais qui tremblait de peur depuis qu'un matin, Jean-Jacques avait failli l'étrangler. Le garçon lui avait serré si fort la gorge, affirmait-elle, qu'elle ne pouvait même pas appeler au secours. A cette époque, Jean-Jacques avait dix ans tout juste! J'étais entré par hasard, dans la pièce et Jean-Jacques avait lâché prise. Devant une circonstance pareille, il ne faut jamais montrer sa peur, car c'est elle qui remplit l'enfant psychotique d'angoisse. Pour apaiser celle-ci, il suffit d'un ordre ou d'une attitude ferme. Sans cela, l'enfant est incapable physiquement de cesser ce qu'il fait.

A l'époque, Jean-Jacques attaquait aussi certaines filles, notamment Marie-Noëlle, une petite très émotive, qui fut bientôt sa proie préférée. Nous avons constaté alors une aggravation certaine de l'état de Marie-Noëlle.

Nous en avons discuté en réunion de synthèse. J'ai fait remarquer que les victimes de Jean-Jacques étaient, sauf erreur, des personnes ou des enfants qu'au fond, il aimait bien.

— C'est de l'amour vache! dit une éducatrice.

Le psychologue, qui n'était pas présent, avait affirmé qu'il s'agissait d'une « agressivité visant des personnes ayant un attrait sexuel particulier ».

Il m'a semblé qu'il s'agissait d'un geste d'affolement. Jean-Jacques avait commencé par enlacer, puis embrasser Marie-Noëlle, ensuite il avait soulevé sa jupe, et brusquement, avant qu'une éducatrice n'ait pu intervenir, il lui avait serré le cou.

Françoise proposa, je me le rappelle, le terme d' « ambivalence », bien connu en psychiatrie depuis le Suisse Bleuler.

— Jean-Jacques, dit-elle, est ballotté entre deux sentiments apparemment contradictoires : l'agressivité et l'affection, l'opposition et la soumission.

Françoise a ensuite insisté sur la grande suggestibilité des enfants psychotiques qui, si l'on sait les influencer, penchent dans un sens ou dans l'autre. Quant à leur agressivité, elle résulte de leur attitude d'opposition, le plus souvent provoquée par une interdiction ; ou d'une crise d'angoisse, devant un changement ou une situation inconnue, et le danger, dans ces cas, consiste dans l'effet de surprise de leur impulsion. Une éducatrice expérimentée doit être en mesure de la prévoir. Tout comme on doit prévoir l'effet d'une telle agressivité sur les autres enfants du groupe, surtout avec des psychotiques.

J'ai parlé de l'attitude à adopter devant une crise agressive au moment où l'on sent qu'elle va éclater. Je me rappelle avoir conclu, avec quelque aigreur :

— Voilà ce qu'il faudrait vous enseigner au cours de votre formation plutôt que les grandes théories!

Nul doute que la théorie est utile et parfois nécessaire. Mais souvent l'école de formation fait appel à des gens « en vue » qui parlent alors aux jeunes gens de ce qui les préoccupe personnellement dans leurs recherches, et non pas de ce qui est indispensable à la compréhension des problèmes qui se posent effectivement dans l'activité clinique. Les problèmes de la recherche ne devraient venir qu'en fin de formation, au service de ceux qui ont acquis une certaine expérience des réalités.

Le fait est que les jeunes éducateurs qui viennent chez nous, munis d'un diplôme ont encore tout à apprendre et ils en sont parfaitement conscients. Dans bien des centres où l'on a besoin de leur travail, on les laisse se dépatouiller seuls, et ils doivent glaner leurs informations au hasard. Les jeunes estiment avoir beaucoup de chance quand ils sont conseillés, au départ de leur travail pratique, par quelque camarade aîné de l'ancienne génération. Mais qui nous garantit que ces précurseurs, eux-mêmes formés sur le tas ou par leurs propres moyens possèdent les connaissances appropriées?

Les victimes, en cas d'erreurs, sont les enfants.

Je me remets à feuilleter les cahiers d'observation. Voici une note de l'éducatrice, datée du 15 novembre 1972 qui est intéressante. Elle est écrite lisiblement ce qui prouve que l'éducatrice a pris son temps pour rapporter l'événement, consciente de son importance pour l'enfant :

« Jean-Jacques remonte de la récréation en sanglotant, il est inconsolable. Dorothée l'a mordu à la main gauche. On voit les traces des dents bien marquées dans la peau, mais cela n'est pas grave du tout. Je gronde Dorothée qui a une fâcheuse habitude de mordre tous ceux qui lui déplaisent... »

Je me rappelle maintenant parfaitement la scène.

Jean-Jacques était vraiment inconsolable et il a pleuré à chaudes larmes pendant dix bonnes minutes. J'ai essayé d'expliquer à l'éducatrice que le garçon ne pleurait pas parce que la morsure lui faisait mal, ni même parce que sa main en avait gardé les traces. Jean-Jacques encaisse assez bien les coups, il ne pleure habituellement pas quand d'autres garçons le bousculent ou même le frappent pendant la récréation. Déception? Non,

Dorothée ne l'intéresse pas. Il a dit un jour d'elle : « Grosse celle-là ! Grosse ! » Mais c'est Dorothée qui s'intéresse à Jean-Jacques ; seulement ce pauvre garçon n'a encore rien compris aux finesses de l'approche féminine, fût-elle « mordante ».

Non, ses sanglots sont une sorte de protestation contre l'injustice flagrante qu'il a subie :

— Ne lui ai rien fait, à Dorothée, moi, me mord !

Comme si une morsure ne pouvait être que la sanction d'un méfait ou d'une erreur...!

Dans toutes les circonstances, ces enfants veulent trouver une logique, ne serait-ce que par analogie à d'autres situations. Il en découle chez eux une véritable obsession de la justice. Comme les choses à leurs yeux ne peuvent être que blanches ou noires, comme il ne peut y avoir dans le temps qu'hier ou aujourd'hui, il n'existe pour eux que ce qui est faux ou vrai, juste ou injuste. Comment voulez-vous qu'un être humain puisse jamais vivre dans notre monde avec une telle philosophie?

Valérie est un autre exemple de désirs de justice à tout prix. Ces enfants ont absolument besoin d'une équité rassurante, infaillible, qui reflète la régularité immuable, sans faille ni menace aucune. Pourrons-nous la leur assurer? Il se produira toujours une situation qui dévie de ce qui est « normal ». La vie n'est pas immuable, et nous autres « normaux », devons apprendre à nous adapter, quand c'est possible.

Je possède une grosse liasse de notes « volantes » sur Jean-Jacques. Les membres de l'équipe me rapportent leurs observations sur leurs enfants et, avec un plaisir tout particulier, tout ce qui témoigne d'une certaine intelligence. Que nous sommes loin des tendances à souligner d'abord ce qui est pathologique chez l'enfant!

Ainsi, pour Jean-Jacques, les règles de grammaire sont sacrées. Considérez cela comme « obsessionnel » si vous voulez. Son actuelle éducatrice, Mme Ariel, devrait s'appeler « Arièle », avec un « e » à la fin, c'est indiscutable.

Je repère une autre observation :

« Jean-Jacques est très intéressé par l'arrivée d'une éducatrice dans la maison. Il la trouve jolie et lui demande aussitôt de se déshabiller. (*Ah, sur ce plan, plusieurs notes démontrent que les personnes du sexe féminin exercent un fort attrait sur lui. Il formule des demandes de déshabillage de la façon la plus spontanée!*)

« Jean-Jacques : " Pourquoi tu t'appelles Mademoiselle Servieux ? Parce que tu as épousé Monsieur Servieux ? Tu devrais t'appeler Mademoiselle Servieille ! (Il réfléchit.) Peut-être Monsieur Servieux est vieux, mais toi, tu n'es pas vieille ! Mais tu seras vieille plus tard et il faudra te dévieillir ! " »

Des notes, et encore des notes prises en hâte, toutes axées sur des jeux de mots avec les noms propres des personnes qui sont au centre. Les noms propres intriguent beaucoup ces enfants. Dommage que je ne puisse en faire état dans ce livre ; si je les modifiais ils perdraient beaucoup de leur pittoresque.

Encore une note dans le cahier d'observation :

« Tente de soulever les jupes des filles... »

L'éducatrice du groupe fait un grand effort pour expliquer le « problème sexuel » aux enfants en le liant à la naissance des bébés. A l'atelier d'expression plastique, Jean-Jacques rapporte à Mme Pasteur comment cela se passe :

— Madame Ariel l'a dit : papa met un liquide dans le ventre de la maman et ça forme un grain de bébé... on met un grain de pipi avec le zizi dans le ventre de maman...

Il travaille, songeur :

— ... il met un liquide... une goutte de pipi, dans la mer, alors l'eau de la mer monte dans les nuages, le blanc des nuages devient de l'eau, le grain de bébé est dans les nuages... je serai un bébé et je serai dans les nuages, dans l'espace. Il y a de tout dans l'espace, les planètes sont dans l'espace, y en a dix, je les ai comptées. Avant que je sois un bébé, je n'étais pas dans un autre espace qui n'est pas en histoire...

Personne ne comprend très bien ce que veut dire Jean-Jacques. Plus tard, nous saurons qu'un feuilleton a débuté à la télévision, une « histoire » qui se déroule dans le cosmos.

— ... Quand on est dans une histoire, on peut respirer ? Dans la lune, on ne peut pas respirer sans habit ? Le psychologue m'a dit qu'on ne peut pas respirer dans une histoire. Il dit des sottises, le psychologue !

Jean-Jacques fait des progrès considérables en classe. Son orthographe s'améliore, et aussi son écriture qui au début, n'était pas assez lisible pour que l'on puisse justement vérifier. Il aligne les phrases sans aucune ponctuation, les mots suivent les mots. Il ne se soucie guère de leur signification.

L'éducatrice, Mme Ariel, rapporte que, cherchant dans le *L*arousse le mot « ongle » dont elle avait parlé aux enfants,

Jean-Jacques est tombé sur le mot « oncle ». Il constate donc tranquillement que l' « ongle », c'est le frère du père ou de la mère. Il réfléchit, car il a besoin de mettre de l'ordre dans toutes les idées. Et il trouve ceci : la main gauche, c'est le père, la main droite, c'est la mère.

Il accumule les connaissances en vrac. Il en possède des quantités, mais il ne parvient pas à les lier entre elles. Et surtout, elles n'ont aucun rapport avec la réalité.

Il comprend le mot « adulte ». Il y a les enfants et il y a les adultes. Il a entendu une chanson où le chanteur dit : « J'ai dix ans... » il déclare :

— C'est un enfant qui chante.

— Non, Jean-Jacques, c'est un adulte qui se rappelle qu'il était enfant.

Mais Jean-Jacques ne comprend absolument pas qu'un adulte puisse avoir été un enfant. Lui-même ne pourra jamais être un adulte puisqu'il est un enfant. Nous reviendrons encore sur cette incapacité des enfants psychotiques de comprendre le « devenir ».

Je me souviens de ses débuts scolaires, dans le groupe de Mme Koch, il y a trois ans. Je le vois encore qui chaque matin, en arrivant se précipite dans la classe encore à peu près vide et fait un tour d'inspection pour voir si tout est bien où il faut. Il remet en place ce que la femme de ménage aurait pu déplacer, et passe la main sur les feuilles apposées au mur. Il fait un tour aussi dans les classes voisines et, d'un seul regard, remarque tout ce qui peut y avoir changé : replacer les choses là comme il convient est plus difficile, alors il se résigne et retourne dans sa classe, dépité.

C'est vers onze heures du matin, et parfois, à trois heures et demie de l'après-midi, « après le travail », que Jean-Jacques se retire « pour écrire ».

Cela signifie clairement que la leçon de Mme Koch ne l'intéresse plus ou qu'il est fatigué. Il exprime cela, selon son état d'âme, en termes plus ou moins choisis :

— J'ai marre de toi, laisse-moi travailler !

Il écrit en lettres de grande dimension, assez bien formées, très scolaires, mais les lignes vont d'un bord de la feuille à l'autre, sans la moindre marge. Les amorces des premières lettres d'un mot constituent un large cercle ce qui, souvent, rend ces lettres peu lisibles.

Mme Koch, respectant sa volonté, le laisse faire. Mais un jour, elle vient me voir, un peu affolée, elle m'apprend que l'écriture conventionnelle de Jean-Jacques subit, depuis quelque temps, des modifications fâcheuses, et d'autant plus qu'elle devient ainsi de moins en moins déchiffrable, ce qui lui semble tout de même sérieux !

J'ai retrouvé, dans mes papiers, une ancienne « feuille de présence » rédigée de la main de Jean-Jacques. En effet, tous les matins, chaque éducatrice de groupe doit adresser à l'administration, l'état de son effectif. Dans les groupes quelque peu scolaires, cette « écriture » est confiée aux enfants, à tour de rôle. Ils doivent inscrire la date, encercler le nom du jour de la semaine, écrire en toutes lettres le nom de leur éducatrice et, enfin, préciser, le nombre d'enfants présents ainsi que, le cas échéant, le nombre d'enfants absents. Comble d'exigence : dans la classe de Mme Koch, on parvenait à effectuer même la soustraction, c'est-à-dire à ôter le nombre d'enfants absents du total de l'effectif. Exemple : sur huit enfants, deux manquent, ce qui nous fait six présents, « plus l'éducatrice ».

Jean-Jacques adore faire ce travail. Au début de l'année scolaire, il calligraphiait sa note de contrôle. Mais voici cette feuille datée du 22 juin 1973, qui est remplie à l'aide de lettres pointillées, avec des fioritures qui ornementent les chiffres, si bien que ceux-ci perdent leur précision : le 6 ne se distingue plus du 8, ni le 4 du 7.

Mme Koch a précieusement conservé la feuille pour me la montrer.

Ensuite, Jean-Jacques a connu une période d'écriture « chinoise ». A ce propos, il est curieux de remarquer que plusieurs de nos enfants psychotiques ont inventé des écritures à eux, en précisant toujours qu'il s'agissait du « chinois ».

Quant à Jean-Jacques, il a élaboré tout un alphabet que j'ai là, sous les yeux, et qui, aligné sur trois lignes, avec quelques répétitions, est réellement joli à regarder !

Il n'y a là aucune ressemblance avec les signes que nous apprenons à l'école primaire et, si l'on me demandait mon avis, je donnerais la préférence, sans hésitation, à l'alphabet de Jean-Jacques. On le comprendra en suivant ma description :

La première lettre, peut-être le A, est une sorte de M majuscule très arrondi dont les deux jambages principaux sont rabattus vers le milieu. En contemplant, cette lettre, j'ai l'impression de voir un chameau avec ses deux bosses mais sans tête, qui serait accroupi, les quatre membres repliés. La deuxième lettre tient de l'antenne de télévision plutôt que de la croix de Lorraine. La troisième lettre me fait hésiter entre un ballon captif et une fleur refermée sur elle-même. La quatrième composée de ceux C symétriques qui se regardent a l'air d'une belle pomme. La même forme se retrouve plus loin, une première fois barrée d'une large ceinture comme si notre planète portait l'équateur autour du ventre, tandis que la seconde fois, la pomme évoque un cœur d'où émergeaient quatre flèches obliques ou plutôt, comme si des aiguilles à tricoter traversaient, croisées, une pelote de laine. Presque à la fin, un Z se dresse sur la barre qui n'est plus horizontale et devient menaçant comme le signal « Danger » de l'Électricité de France. Ailleurs, un cercle, ouvert vers le haut et enroulé, fait penser à un berceau d'où émergent deux têtes de bébés...

Je renonce à décrire tous ces signes. Ils prouvent une richesse d'imagination graphique insoupçonnée chez ce garçon.

Ce système est utilisé par Jean-Jacques, pour écrire des pages et des pages, en lignes sagement parallèles. Les érudits de l'an 3 000, si jamais ils entreprennent des fouilles à Saint-Mandé, croiront avoir mis la main sur des textes précieux rédigés dans une langue inconnue, à l'aide de l'écriture la plus jolie que l'humanité ait inventée.

Je me lève pour aller prendre les dossiers pédagogiques de Jean-Jacques. Je les consulte. L'enfant a fait des progrès considérables au cours de l'année.

Parmi les pages du dossier, une petite feuille est restée coincée. Elle m'avait été envoyée par l'éducatrice, un jour, pour me demander de monter d'urgence, à l'étage. Que s'était-il donc passé? Ah! Je me le rappelle : c'était la période où Jean-Jacques faisait de grandes sottises avec son copain André. Jusque-là, Jean-Jacques avait été un garçon particulièrement docile et calme. N'étaient ses attitudes stéréotypées, ses balancements, ses déambulations, il n'aurait guère attiré l'attention. Et voilà, qu'un garçon du groupe, débile moyen, mais assez dégourdi, s'était aperçu de la docilité de Jean-Jacques, son voisin de table. Sa docilité et sa suggestibilité, deux qualités tant qu'il restait avec l'éducatrice, devenaient des défauts dangereux à partir du moment où il se trouvait manipulé par un enfant malicieux. Or, André est un cas social. Frustré dans ses désirs d'enfant, il a appris de sa mère qu'il faut se débrouiller pour posséder ce que l'on désire. Il chaparde, mendie, réclame, fait des colères — ou les yeux doux — pour émouvoir. Là-dessus, il est bien le portrait de sa mère. La fratrie va en augmentant, le nombre de pères aussi. Mais voilà que pour André, j'ai choisi la ligne dure. Il ne m'émeut plus aussi facilement et je fronce très fort les sourcils quand je découvre qu'il s'est « débrouillé ». Alors, André se sert de Jean-Jacques. Il l'envoie faire toutes les sottises qu'il ne peut plus faire lui-même. C'est Jean-Jacques qui emprunte, subtilise, qui chatouille les filles ou qui me demande un jouet que justement André aimerait obtenir. Jusqu'au jour où l'éducatrice a compris le stratagème.

André étant absent du centre pendant quelques jours, Jean-Jacques devient invisible. Il ne se manifeste plus, exécute tout juste ce que l'éducatrice lui demande. Autrement, il se contente de se balancer sur sa chaise; ou encore il exécute des mouvements stéréotypés des bras, accompagnés de balancements saccadés du buste, le tout avec un sourire figé. Dès que je lui demande d'arrêter, il s'immobilise.

André doit revenir. Nous verrons donc comment se comportera Jean-Jacques. Eh bien, au premier appel d'André, Jean-Jacques accourt, ne se contrôle plus du tout, se soumet complètement à l'autorité d'André, comme hypnotisé. Il me faut intervenir avec beaucoup d'autorité pour que Jean-Jacques retrouve une certaine réalité.

L'éducatrice, cependant, ne peut s'occuper exclusivement de Jean-Jacques, et j'ai moi-même diverses choses à faire. Subitement une clef a disparu; elle a été décrochée du clou où on la met d'ordinaire ou bien retirée de la serrure. On la cherche partout, et le préposé à l'entretien doit forcer la porte blindée de la chaufferie. On retrouve enfin la clef, dans la cuvette des W.-C. où elle s'est coincée. Nous découvrons que c'est Jean-Jacques qui l'a jetée, sur l'ordre d'André. Le lendemain, obéissant toujours à son « maître », il va déchirer les cahiers des enfants d'un groupe voisin, semant la désolation parmi les propriétaires.

Mais ce garçon qui exécute si bien les ordres, ne fera jamais rien en revanche qui ne lui ait été demandé directement. L'appel : « Les enfants descendent! Tous! » n'est pas entendu par Jean-Jacques. Il faut l'appeler à part, personnellement.

Je pourrais raconter les aventures de Jean-Jacques pendant des heures, décrire ses angoisses devant les moindres exigences. A la piscine, il tremble de tous ses membres et ne s'éloigne pas d'un centimètre du bord, lui, si grand et si vigoureux. Il faut lui parler pour le ramener à lui, pour qu'il consente à faire un pas en avant. Il est là, crispé, réfugié dans une rigidité d'où la vie semble évanouie.

Sur le conseil de Françoise, la mère de Jean-Jacques a commencé à préparer l'enfant au déménagement envisagé. Mais Jean-Jacques ne veut pas entendre parler de départ. Parmi les arguments qu'il avance aussitôt pour justifier ce refus, figure, en première place, la charmante silhouette de Cathy, son grand « béguin », même si Jean-Jacques n'est pas son seul prétendant, loin de là.

— Y a pas de Cathy à Bordeaux. Y a Cathy seulement à Saint-Mandé. Moi, je reste à Saint-Mandé où y a Cathy.

Pour Jean-Jacques l'affaire semble réglée. En réalité, une profonde inquiétude s'est emparée de lui; elle transparaît de temps en temps, sous une question insolite :

— A Bordeaux, y a pas de stylofeutres de cette forme, à Bordeaux, pour faire les dessins?

Soudain aussi, apparaissent des attitudes et des comportements qui nous semblaient appartenir à un passé vieux de plusieurs années, un passé remontant à l'époque où Jean-Jacques est arrivé chez nous.

Un jour, nous discutons Françoise, Mme Ariel, l'éducatrice de Jean-Jacques, et moi-même, devant la porte de la classe. Jean-Jacques se précipite sur l'éducatrice et lui parle. Voyant qu'elle ne se laisse pas interrompre, il se tourne vers moi et s'adresse à moi en me regardant fixement pour attirer mon attention. C'était une habitude que l'ancienne éducatrice Mme Koch n'admettait pas, et elle avait réussi à le faire attendre, au moins un instant, « que la maîtresse ait fini de parler ». Mais à nouveau, saisi de l'angoisse de ne pas « posséder » son éducatrice il se cramponne à moi, faute de mieux. Il veut me montrer une feuille d'écriture et, comme je fais semblant de ne pas m'apercevoir qu'il est là, il m'applique les deux mains sur les joues, et me fait pivoter la tête de manière que nous nous regardions les yeux dans les yeux. A ce moment précis, il baisse les paupières. C'est que j'ai accepté de le regarder fixement : or, chez tous les enfants psychotiques, cette attitude dépasse leur capacité de faire face. Jean-Jacques a l'air de chercher ses pieds, il tourne désespérément sur lui-même, et finit par s'en aller.

Alors seulement, je le rattrape et, sans chercher son regard, ni même sa personne, je m'intéresse à la feuille qu'il m'avait tendue.

Jean-Jacques sent que tous ici nous l'aimons beaucoup.

Le garçon m'entraîne vers la carte de la France accrochée à un mur dans sa classe. Son doigt ballotte dans le sud-ouest, mais ne se pose pas sur le gros point qui représente Bordeaux.

— Avec mes parents, dit-il, je suis allé à Bordeaux. Mais nous avons été dans un restaurant français, et nous avons couché dans un hôtel français.

— Mais, Jean-Jacques, Bordeaux est une ville française...

— Oui, l'année prochaine, je m'existerai à Bordeaux... Et quand j'aurai vingt ans, je ferai la guerre (le service militaire?) à Bordeaux, avec un uniforme français, mais je ne ferai pas la guerre aux Parisiens... Il y a des jolies filles à Bordeaux, aussi jolies que Cathy?

Qu'il est angoissé devant un avenir aussi flou!

Alors que je réfléchis un instant sur la réponse à donner, il reprend sa dernière phrase, mais non plus sur le ton interrogatif :

— Il y a des filles à Bordeaux aussi jolies que Cathy!... (*un court silence*) a dit ma mère! Je n'ai pas vu des filles à Bordeaux aussi jolies que Cathy!

Et comme nous sourions sans rien dire :

— Tu as entendu? Tu veux que je répète?

— Non, non, j'ai bien entendu : il y a des filles à Bordeaux, aussi jolies que Cathy!

— Mais je n'en ai pas vues...

Quand Jean-Jacques est inquiet, les mots lui viennent difficilement, son articulation devient molle. Ce ne sont plus des mots qu'il dit mais des séries de sons juxtaposés. Il ne parle plus, il émet une sorte de mélopée, sans aucune structure rythmée. Lorsqu'il répète encore une fois toute la phrase sur les jolies filles de Bordeaux, j'ai l'impression d'entendre une évocation musicale lointaine d'un thème ancien connu. Ce que Jean-Jacques communique n'est plus une information sur les filles de Bordeaux, mais son angoisse devant ce qui l'y attend.

L'enfant s'éloigne les bras ballants. Il baisse la tête vers les papiers et les objets qui recouvrent sa table, puis revient vers moi, une pièce métallique cassée à la main :

— Tu peux dire à M. Louis de faire la para... la parépa... la paré...pation...?

Il s'embrouille dans le mot « réparation ». C'est que, vraiment, il est très ému.

— Tu diras à M. Louis, dis? Tu diras à M. Louis!

M. Louis est l'ouvrier qui s'occupe des travaux d'entretien, au centre. C'est un homme très important aux yeux des enfants, à mes yeux aussi, car il sait tout faire. Le mot « réparer » a un sens magique. Pour Jean-Jacques, il signifie qu'on fait du neuf là où il y a du vieux! Ainsi, les murs de notre maison sont vieux, très vieux. Mais avec sa brosse, M. Louis les fait neufs à l'intérieur et ils restent vieux à l'extérieur. Le monde de Jean-Jacques est ainsi tout en dichotomie : vieux et neuf, noir et blanc, avec rien du tout, au milieu!

Il faut lui parler de choses qui le rassurent .

— Tiens, Jean-Jacques, tu veux me rendre un service? Il me faudrait des affichettes. Je voudrais mettre ici : EXTINCTEUR, et là-bas : EAU POTABLE. Tu iras à l'atelier d'imprimerie, cet après-midi.

— J'irai à l'atelier d'imprimerie cet après-midi.

Jean-Jacques aime passionnément le travail de l'imprimerie. Tous les mercredis après-midi, il se rend seul au centre pré-professionnel, à 500 mètres d'ici. Il en rapporte des affichettes imprimées sur une presse anglaise spéciale, et il les place soigneusement, un peu partout dans la maison : aux portes des lavabos et des W.-C., de la cuisine, et sur divers objets qui lui semblent importants. Chaque enfant du groupe a reçu de lui un carton portant son nom.

— J'y vais tout de suite? J'y vais tout de suite. Tu entends?

— Oui, tu y vas tout de suite.

Le soir même, j'ai les deux affichettes.

Le lendemain, Mme Ariel rapporte un fait qui me passionne dans la mesure où il est révélateur du mécanisme du langage de Jean-Jacques. A la piscine, le jeudi après-midi, Jean-Jacques a étudié diverses inscriptions. Il les a déchiffrées et cherché à appliquer l'ordre ou l'interdiction donnés, à la lettre. Il aborde subitement sa maîtresse avec un sourire indiquant qu'il a fait quelque chose de pas tout à fait dans les règles.

— J'ai bu...

— Eh bien! tu as bu! De l'eau?

— J'ai bu là!

Il tire son éducatrice vers un robinet près de la porte du maître-nageur, à un endroit où un panonceau signale : POUR-BOIRE INTERDIT.

Il m'a fallu, à moi aussi, quelques secondes pour saisir de quoi il retournait. Ignorant le sens du mot « pourboire », Jean-Jacques a compris : « Pour boire interdit », et voulant faire une farce à la maîtresse, il a bu.

Pareil « malentendu » pourrait-il arriver avec n'importe quel autre enfant? Pour pouvoir répondre, je me replonge dans les notes que je reçois des éducatrices et surtout de Mme Pasteur : celle-ci en effet a l'occasion dans son atelier de peinture, de découvrir un univers linguistique fait d'incompréhension et d'émotions.

Je constate tout d'abord que les capacités linguistiques de l'enfant varient selon les périodes. Avec une autre éducatrice, Mme Koch, Jean-Jacques a connu un long moment de verbalisation étourdissante qui s'est atténuée pour faire place finalement à un temps morne et taciturne, correspondant à la présence au centre d'une éducatrice au tempérament dépressif. Et voilà qu'une nouvelle période favorable au langage s'annonce.

La première période était bourrée de néologismes dont certains étaient de véritables trouvailles.

Ainsi, voyant Mlle Pichet sa première éducatrice revenir de vacances avec un hâle impressionnant sur la plupart des parties du corps, tandis que d'autres, par bandes, étaient restées très blanches, Jean-Jacques a créé le mot « zébronzée ».

Seulement, les tentatives de vérification tactile que Jean-Jacques effectuait pour savoir si le « zébronzage » était « grand teint », provoquaient un vif recul de l'intéressée, accompagné d'un cri perçant qui alertait toute la maison. Par la suite, le nouveau mot a pris pour Jean-Jacques une acceptation différente : il désignait ce qui est interdit et personne ne se serait étonné de voir sur une porte quelconque l'inscription : « Entrée zé-bronzée ».

A l'atelier de peintures, les néologismes foisonnent. Jean-Jacques peint un paysage en rose et vert, mais en mélangeant les deux couleurs, il découvre une nouvelle nuance :

— Regarde, j'ai fait du rose véreux!

Un autre jour, il compose du « marroné »; la couleur de la peau est, selon lui, du blanc et du « beige rougé ».

L'éducatrice vient de me signaler encore les « achètements » qui « ne sont pas chers ». Faute de papier, j'ai noté ces mots dans la paume de ma main. Cette faculté étonnante de Jean-Jacques pour élargir les possibilités d'expression de la langue s'oppose curieusement à des incapacités quant à ses lois. Pendant toute l'année qu'il a passée avec Mme Koch, la notion du pluriel lui a semblé sans lien avec le « s » qu'il faut ajouter au mot.

— Et pourquoi les femmes ont toutes un « e », et pas les hommes? Elles ont des « e » les femmes?...

Je vais voir Jean-Jacques dans la classe. L'éducatrice me dit que l'enfant est actuellement à l'atelier de modelage et je m'y rends.

Cet atelier est installé dans la cour, dans un bâtiment qui était autrefois, un garage assez vaste pour accueillir quatre voitures. Nous avons travaillé pendant des semaines pour le transformer et l'équiper. Dans une première salle, des centaines de modelages sont placés sur des étagères : des têtes, des arbres, des maisons, les animaux les plus divers, des châteaux, des figures humaines... l'imagination de nos enfants n'a pas de limites, car rien ici n'est réaliste. Les phantasmes percent à travers le moindre objet comme si la terre à modeler existait pour recevoir tous les chagrins, les terreurs et les joies de la vie.

Dans l'autre salle, cinq enfants sont assis autour d'une énorme table recouverte de zinc. Les uns travaillent sur un gros bloc de terre, d'autres sur un petit morceau.

— Que fais-tu, toi, Jean-Jacques?

— Il a voulu finir son stade qu'il a commencé la dernière fois, me répond Mme Pasteur. Aux jeux olympiques, il a gagné une médaille!

Jean-Jacques, à dire vrai, ne travaille pas. Il se balance sur son tabouret d'avant en arrière et d'arrière en avant. Le « stade » est devant lui. Il me le montre du doigt :

— La piste là... les gardiens... la piscine... le podium : premier, second, troisième vainqueur...

— Mais, dis-moi! Il n'y a pas d'enfants sur le stade...

Non, il y a pas d'enfants, y a personne, du tout du tout! Y a trop de gens partout, ici, y en a pas!

Ce n'est pas très drôle, Jean-Jacques, s'il n'y a pas de gens.

— Y a la piscine là, toute noire, je mettrai Eric dedans...

Jean-Jacques a un rire aigu qui fait tressauter tout son corps. Il rit ainsi, pour lui seul, pendant quelque temps, puis, continue à rire en silence. Il s'arrête enfin, mais sa figure garde l'expression du rire comme un masque, les yeux sont bridés, presque clos, la bouche ouverte. Ce n'est que lorsqu'il se met à bâiller que son visage change.

— Pourquoi y a de la terre cuite et de la terre pas cuite?

— Fais-moi quelque chose de joli, Jean-Jacques, on le mettra au four. Que me feras-tu?

— Je te ferai une salière pour toi. Tu en as une chez toi, une salière?

— Oui, j'en ai une, mais j'en voudrais bien une autre.

— Je te fais un appareil photo en couleurs avec un flash, et une machine à photocopier.

Il enfonce son doigt dans une boule de terre informe et explique :

— On appuie là, sur le bouton, y a une lumière bleue qui s'allume et le papier sort et la lumière s'éteint...

— Je veux bien, Jean-Jacques. Alors, commence!

— J'ai un chien, il s'appelle Teck! Je te fais un chien à toi!

En réalité, il se colle un long boudin de terre autour du poignet et me tend le bras :

— Un bracelet...

· Il écrase la grosse boule de terre placée devant son voisin (qui ne réagit pas) et s'enveloppe la main dans la terre comme dans un gant. Il joue ainsi avec la terre, sans but, si ce n'est que le gant prend quelque peu la forme de la main. Mais en la retirant, la terre se brise, et Jean-Jacques jette le tout sur le sol.

— Aujourd'hui, tu n'as encore rien fait de beau, lui dit Mme Pasteur sur un ton de léger reproche.

— Je ne suis pas content, réplique Jean-Jacques. On peut casser la gueule à sa maîtresse? On peut...

Jean-Jacques s'attend à une réaction de la part de Mme Pasteur. Comme rien ne vient, il se tait, se balance, se tortille sur son tabouret. Les autres enfants sont effrayés par la grossièreté de Jean-Jacques.

Il s'adresse à moi :

Je peux te dire des sottises à toi?

Je feins de ne pas entendre et me penche sur le travail de Véronique. Jean-Jacques me tire par le bras.

— Pourquoi tu te fâches pas quand je dis des sottises? Maman se fâche.

— Tu dis toi-même que tu dis des sottises, alors, je ne fais pas attention.

Jean-Jacques se met à siffler. Ou plutôt, à émettre une espèce de chuintement qu'il produit en mettant la langue entre la lèvre supérieure et les dents. C'est un son assez irritant et les autres enfants réagissent. Le tabouret tournant qui bouge sous l'effet de ses mouvements constants donne des signes de souffrance : il grince atrocement. Véronique, qui a onze ans, se lève brusquement et essaie de donner une claque à Jean-Jacques. Celui-ci ne bouge plus, ahuri. Il se colle un peu de terre sur le menton et me regarde comme pour me faire voir qu'il a une barbe, mais personne ne semble plus lui accorder la moindre attention.

Il se met à fouiller dans la motte de terre, y creuse un trou, puis soudain, plante son couteau au milieu du tas. Décidément, rien ne va plus, aujourd'hui.

La porte s'est ouverte et Micheline entre. C'est une adolescente originaire de la Guadeloupe qui travaille au centre pré-professionnel. En attendant que le psychologue qui l'a convoquée l'appelle dans son cabinet, elle vient faire un tour au modelage, pour dire bonjour à Mme Pasteur que tous les anciens aiment bien. Elle a laissé la porte ouverte. Jean-Jacques grogne, puis médite :

— La porte n'est pas automatique comme dans le métro... (Micheline va la fermer.) Automatique, cela veut dire électrique ou pas électrique?... Y a l'électricité en Afrique dans les maisons en paille? Je vais faire des briques en terre pour les maisons en paille. Autrefois, y avait l'électricité en Afrique? Y avait seulement des bougies. En Europe, y avait l'électricité. Autrefois, y avait de l'électricité en Asie, mais pas en Amérique. Maintenant, y a de l'électricité aussi en Amérique...

La litanie continue ainsi, pendant plusieurs minutes.

Une grande mouche se met à tournoyer autour des personnes présentes. Elle doit être entrée quand Micheline a ouvert la porte. Jean-Jacques se lève d'un bond et agite les bras au-dessus de la tête. Bien des enfants psychotiques ont une peur effroyable des insectes de toute sorte : sont nombreux les modelages qui représentent des araignées, des serpents, des abeilles avec un dard plus grand que le corps.

Le calme est revenu dans l'atelier. Tous les enfants, sauf Jean-

Jacques, travaillent avec ardeur. Jean-Jacques se met à pétrir un tas de terre blanche en regardant fixement Micheline.

— Christian il a dit comme ça que Micheline est chinoise. Mais elle n'est pas jaune, Micheline : Mochelinë. Elle a bronzé Mocheline, en Afrique du Sud ou en Amérique de l'Est. Elle est brune, Micheline, il fait nuit dans Micheline. On dirait qu'il y a la lune dans les Africains du Sud. Y fait nuit dans sa peau!... Moi, je vais inventer l'ivoire comme de l'argent. Si je mélange le rouge avec l'argent, le rouge sera brillant.

Jean-Jacques entreprend de mélanger de la terre rouge et de la terre blanche. Il est complètement absorbé par cette activité et ne prête plus attention à personne. C'est en se parlant à lui-même qu'il dit :

— Pourquoi cela n'existe pas, la terre rose, la terre rose, cela n'existe pas. La terre rose, elle existe pas ou elle existe ? Je fais de la terre rose...

A nouveau, il rit silencieusement.

— ... en Asie, il y a des Chinois, en Algérie, y a des « Arables »... En Afrique...

A ce moment, on entend tambouriner à la porte. C'est André qui appelle :

— Tu viens, Jean-Jacques ? Tu viens ? C'est la « ré-caration ». Viens !

Jean-Jacques se lève d'un bond, faisant tomber les outils et la terre. Il est entièrement soumis à André.

Je lui pose la main sur l'épaule.

— Jean-Jacques, tu m'as promis une salière pour moi. Tu me la fais ?

Jean-Jacques pâlit.

— Faut que je sorte. André appelle. André m'appelle...

Dehors, le silence s'est fait. Jean-Jacques se rassied, comme effondré.

— Je casserai tout le modelage, André m'a dit... je déchire tous les livres, et les cahiers, m'a dit André.

Il écrase d'un coup de poing le modelage de son voisin qui pousse des hurlements déchirants. Jean-Jacques ne bronche plus. Il faut surtout consoler la victime.

— Elle le saura, Maman ? Tu le diras à Maman ? C'est André qui a dit de le faire...

Il reste là, les bras ballants, rêveur, la bouche ouverte, la langue posée au bord des lèvres. Mme Pasteur l'aide à refaire de l'ordre sur la table. Elle a reformé autant que possible l'œuvre du voisin brimé.

Une mauvaise matinée pour Jean-Jacques, décidément.

Jean-Jacques a toujours eu quelques idées qui l'ont occupé de façon obsessionnelle pendant un bon moment. Mais depuis quelque temps, ces obsessions l'envahissent. Il n'y a plus de place dans son esprit pour autre chose que le sujet qui l'habite. Il vient en parler à toutes les personnes qui travaillent dans cette maison et se cramponne à son éducatrice pour qu'elle lui réponde toujours par la même phrase, celle qu'il attend pour être rassuré. Il entre en trombe dans le cabinet de Françoise ou dans mon bureau. Il ne dessine, peint, modèle des sujets qu'en rapport avec l'objet de ses préoccupations.

Il ne peut y avoir de doute. Ce qui le pousse dans ces obsessions est la perspective de son prochain départ pour Bordeaux.

Cela avait commencé, sauf erreur, avec l'énumération fastidieuse des matériaux qui entrent dans la construction d'une maison. Jean-Jacques vérifiait les indications reçues, une à une, en les situant dans tous les pays du monde qu'il connaît. Il constatait par exemple que la « cave » ne pouvait pas exister au Groenland puisque les Eskimos vivent dans des igloos de neige. Il s'étonnait aussi devant la différence évidente quand on regarde les photographies qui illustrent un de ses livres, entre une datcha russe et un gratte-ciel de New York.

— Voilà pourquoi les Américains n'aiment pas les Russes, comme l'a dit le monsieur du Journal parlé de la télévision.

Il a fait des vérifications semblables pour les trains électriques et les trains à vapeur, mais cela s'est passé en classe et je n'ai pu suivre l'évolution de ses idées.

Il s'est aussi intéressé aux races diverses avec leurs cheveux de couleur très variée; là encore, les oppositions politiques trouvaient leurs explications.

Enfin, grâce à Mme Ariel, j'ai eu connaissance des quelques observations antérieures. Jean-Jacques ainsi avait « réinventé » le roman de Wells : *la Machine à explorer le temps*. Il essayait d'appliquer toutes les expériences de la vie moderne aux temps passés. Si, pour lui, nos aïeux habitaient dans des cavernes et non dans des maisons, ils n'en faisaient pas moins leurs achats au Prisunic, où ils se procuraient les bougies nécessaires pour éclairer leurs cavernes faute d'électricité. Et dans l'impossibilité de trouver mieux, ils devaient se contenter de récipients en matière plastique.

Une obsession chasse l'autre. Chacune est passionnante au point que j'en oublie presque de me demander d'où peut venir cette explosion d'idées fixes. La réponse à cette question me paraît évidente : Jean-Jacques cherche à mettre de l'ordre dans un monde qui, à l'approche du grand départ pour Bordeaux, lui semble manquer de stabilité.

Et puis, soudain ce fut l'obsession du noir et blanc et des couleurs. Jean-Jacques, depuis qu'il va à l'atelier de peinture, éprouve une curiosité passionnée pour les couleurs qu'il oppose systématiquement au blanc et noir, en s'appuyant sur une analogie qui associe le blanc et le noir au neuf et au vieux.

Renseignement pris, j'ai su que le poste de télévision couleurs des Meunier était tombé en panne et que le réparateur leur avait fourni à titre provisoire, un poste en noir et blanc. Pour Jean-Jacques, toute image en couleurs est, au fond, une image en noir et blanc sur laquelle on a mis de la couleur.

Il s'en est donné la preuve en apportant en classe de vieilles cartes postales illustrées imprimées en noir et blanc, un blanc grisâtre. En les recouvrant de couleurs (gouache, crayons de couleur, stylofeutres) il parvient à en faire des cartes « neuves », donc en couleurs. Et de surcroît, il les vernit ce qui leur donne le brillant du papier glacé. Désormais, ces « vieilles » cartes sont devenues des « photographies ».

L'éducatrice, avec raison, a estimé que le meilleur moyen pour mettre fin à une obsession aussi déraisonnable était de montrer la réalité à l'enfant. Lorsque, Jean-Jacques lui a posé des questions sur la photographie ou les films, elle me l'a envoyé.

— Le film noir et blanc, me dit Jean-Jacques, est un film qui n'a pas encore mis de couleur.

Sous les yeux attentifs de Jean-Jacques, j'ai sacrifié une pellicule « Plus X » 16 mm pour lui montrer comment, sous l'effet de la lumière, elle noircissait. J'ai fait la même expérience avec du papier sensible. Je l'ai envoyé à l'atelier offset où, dans la chambre noire, muet de stupeur il a assisté au développement des plaques. Tout cela pour lui faire comprendre le principe de la sensibilité à la lumière.

— Qu'y a-t-il tu as mis sur la pellicule?

Il faut être conséquent en pédagogie. Même s'il ne comprend pas, tout ce que je dis doit être exact.

J'ai montré à l'enfant le support de la pellicule, puis l'émulsion sensible. J'ai gratté la couche de gélatine...

— Comment s'appelle...? Cela s'appelle comment, cela?

Trop heureux d'entendre des questions sensées, j'ai énuméré tous les termes chimiques qui se présentaient à mon esprit. J'ai parlé de bromures et iodures, de nitrate d'argent sensible à la lumière... J'allais lui donner le secret de l'émulsion panchromatique grâce à laquelle la pellicule est sensible à toutes les couleurs au lieu de ne l'être qu'aux rayons ultraviolets (en passant sur l' « orthochromatique »), quand Jean-Jacques, pensif, s'est mis à répéter les mots : nitrate d'argent.

Ce mot a rempli nos oreilles, du matin au soir, pendant au moins deux semaines.

Il faut croire que sa consonance a quelque chose de particulier. Jean-Jacques prononce le mot avec volupté, en faisant fondre le « ni » dans le « trate » avant de jubiler à la notion d'argent.

— Monsieur Brauner, tu mets du « ni-trate d'argent » sur la pellicule et cela donne du noir et blanc!

Épuisé, j'ai renvoyé Jean-Jacques en classe. Épuisée, l'éducatrice m'a supplié de rectifier mes explications. Je me suis réfugié dans la révélation de l'image, processus concret, facile à montrer. Jean-Jacques a trouvé le mot juste :

— Tu le transparentes, le film!

— Si tu veux, je le transparente.

— Et tu mets des couleurs dessus pour le film en couleurs? Tu mets les couleurs dessus...

Cette fois-ci, je n'ai pas insisté sur les explications chimiques.

Enfin, j'ai dû admettre que Jean-Jacques est totalement inaccessible à toute notion d'évolution. Le mot « devenir » lui est incompréhensible. Lors de la pesée lorsqu'il passe sur la balance et sous la toise, il constate qu'il est grand, mais il ne comprend pas qu'il a grandi. Qu'une pellicule change sous l'effet de la lumière est un processus continu, Jean-Jacques n'y voit qu'une succession d'états distincts les uns des autres.

Tout ce qui relève du changement est inaccessible à sa pensée et ce trait m'apparaît comme une incapacité mentale. Il me rappelle la fameuse immutabilité qui caractérise les enfants autistiques, ce qu'en anglais, Kanner a appelé le désir de « sameness ».

Or, l'incompréhension déclenche l'angoisse. Jamais on ne peut mieux assister à une crise d'angoisse, à un véritable affolement de l'enfant psychotique, que devant un changement de situation. D'ailleurs, même l'être mentalement normal est inquiet lorsque se produit un changement qui dépasse sa compréhension. C'est alors une question de degrés et de limites : un changement presque négligeable déclenche chez l'enfant psychotique une angoisse disproportionnée qui prend des dimensions inadaptées, démentielles — c'est le cas de le dire. Je me suis creusé l'esprit pour trouver un moyen susceptible de faire admettre par Jean-Jacques le changement des choses, leur transformation.

Le jour même où je disais à Françoise qu'il faudrait pouvoir grossir le processus du changement, le « ramasser », comme au cinéma on fait s'épanouir une fleur en quelques secondes sous les yeux du spectateur ébloui, ce jour même, l'éducatrice de la classe de Jean-Jacques parlait du « magicien ».

J'ignore quel a été le prétexte ou l'occasion qui lui a fait choisir ce thème difficilement accessible à des enfants qui ne comprennent déjà pas la réalité immédiate. Toujours est-il que ç'a été une réussite. La plupart des enfants de son groupe « scolaire » ont joué le jeu. Même Jean-Jacques a compris qu'il pouvait faire des choses qui, normalement, ne se faisaient pas.

Pouvait-il comprendre le changement des choses à travers cet artifice ? Voici ce qu'il a écrit ce jour-là (je respecte son orthographe et son absence de ponctuation) :

Mardi 18 février 1975 :

Je suis magisien

dans tout les pays ou il n'y a pas la 1ᵉʳ chaîne couleur je veux inventer la 1ᵉʳ chaîne noir et blanc de toutes les couleurs je veux inventer du carton fin de toute les couleurs pour mettre des photos en noir et blanc je veux inventer des crayons de toutes les couleurs en noir et blanc des feutres de toutes les couleurs en noir et blanc du pastel de toutes les couleurs en noir et blanc de l'encre blanche de la gouache de toutes les couleurs en noir et blanc des feuilles de dessin en noir et blanc de toutes les couleurs de l'émail transparent de la terre rose du vernis de toutes les couleurs de la poudre de toute les couleurs pour mettre dans la terre blanche ou rouge la machine à mélanger la terre rouge et blanche. dans toutes les grottes ou il n'y a pas de dessin animé je vais mettre des photos de dessins animés pour que les gens puissent rentrer dans les dessins animés dans les grottes.

On constate que Jean-Jacques est un magicien qui ne transforme pas les choses de notre monde, mais qui en met d'autres à leur place. A n'en pas douter, il s'agit d'améliorations techniques dans le domaine des couleurs qui feront que notre existence nous apparaîtra en couleurs réjouissantes, même si — pour être franc — le problème de ces couleurs en noir et blanc me dépasse quelque peu. A mesure que je cherche à comprendre ses explications, je dois admettre mon incapacité de comprendre.

Jean-Jacques dit :

— Tous les policiers sont noirs, les policiers de toutes les planètes sont noirs, pourquoi les policiers ne sont pas rouges? Les policiers du monde entier sont noirs.

A la fin de chaque phrase, il monte ou descend la voix; depuis quelque temps, il donne à la plupart des mots, des finales non prévues dans la grammaire française.

— Pourquoi ils ne sont pas rouges, les policiers? poursuit-il.

Je me le demande aussi.

A la secrétaire, il montre un livre intitulé *le Ballon rouge*. Il me montre sur une page un vieil autobus et explique :

— Avant les autobus étaient jaunes et verts. Maintenant ils sont blancs et verts. (La photo est en noir et blanc.) Tu vois le haut de l'autobus est jaune, noir et blanc, et le bas de l'autobus est vert, noir et blanc...

La secrétaire n'a pas osé contredire. Elle préfère se renseigner auprès du docteur.

L'explication que donne Françoise est peut-être celle qui résout le problème de l'histoire du magicien :

— Jean-Jacques sait que l'autobus est en couleurs, mais il le voit en noir et blanc. Ne comprenant pas que les couleurs apparaissent différemment, qu'elles sont changées en noir et blanc, il juxtapose tous les noms de couleurs avec le noir et blanc, les faisant coexister.

Il me faudrait un gros volume pour consigner toutes les observations de détail faites pendant la période des films « en noir et blanc que tu transparentes, puis tu mets du nitrate d'argent et cela devient de toutes les couleurs ».

Mme Ariel a cru bon de mettre fin à cette obsession qui perturbait le travail de tout le groupe. Elle a proposé aux enfants d'autres thèmes, d'autres travaux : j'ai moi-même déclaré lâchement à Jean-Jacques que j'avais beaucoup de travail et que je lui montrerais le nitrate d'argent un autre jour. Privé de son obsession, Jean-Jacques a repris ses mouvements stéréotypés, ses pas de géant qui le font bondir d'un mètre en avant, pour se balancer ensuite d'une jambe sur l'autre, d'avant en arrière. C'est vertigineux ! Pour l'arrêter, le seul moyen est de le prendre gentiment par les épaules et de se soumettre à ses questions.

— A Bordeaux, les filles sont jolies comme Cathy ? Elles sont jolies les Cathy de Bordeaux...

Mais il y a la télévision qui fonctionne chez lui toute la soirée. On y présente depuis quelque temps un feuilleton sur le « Nouveau Monde ». Que l'on me pardonne l'imprécision du titre, je ne regarde jamais la télévision parce que je n'en ai pas le temps et aussi parce qu'elle m'ennuie profondément. Heureusement, Mme Pasteur a deux enfants et elle pousse l'esprit de sacrifice maternel jusqu'à ne jamais manquer une seule émission afin de pouvoir répondre aux questions de ses enfants, et surtout, pour redresser les erreurs qui leur sont inculquées. La mère de Jean-Jacques, elle, supporte mal les questions de son fils et répond sans doute avec impatience.

Jean-Jacques :

— Dans le nouveau monde, je pourrai poser toutes les questions et les mamans me répondront.

Quel reproche terrible !

Je me suis renseigné auprès de Mme Pasteur, le feuilleton en cause s'intitule *les Envahisseurs* : les extraterrestres se distinguent des Terriens par le fait qu'ils tiennent le petit doigt en l'air. Quand ils sont tués, ils se désintègrent en une boule rouge.

Tout cela pose beaucoup de problèmes à Jean-Jacques. Il vient m'expliquer que, sur terre, « les hommes deviennent poussière ». La poussière est sur tous les meubles et il faut l'aspirer avec l'aspirateur. Elle est composée de tout petits morceaux de peau humaine qui, autrefois, étaient des hommes.

— Quand tu seras mort, tu seras sur les meubles !

Je me réjouis à cette perspective.

— Les vieux morts (me précise-t-il, on ne les emmène pas à l'hôpital, on les met au cimetière). Les jeunes morts, on les emmène à l'hôpital(é) et on opère le cœur, et comme ça, ils ne sont pas encore poussièr(é)...

Heureusement, que l'éducatrice a de la patience et qu'elle peut m'expliquer certaines formes des phantasmes qui restent obscures pour moi. Ainsi, pourquoi les Américains doivent-ils venir en France ? Pour aller dans la lune. Je l'ignorais ! Parce qu'il n'y a qu'une lune et elle est au-dessus de la France. Mais, la planète Mars, elle, se situe au-dessus de l'Amérique.

Puis, j'ai droit au récit de la vie future de Jean-Jacques sur Mars. Sur Mars, en effet, il y a une autre famille qui porte le nom de famille de Jean-Jacques. Une famille extraterrestre qui s'appelle aussi Meunier, tout aussi gentille, avec les mêmes visages. Seul, lui, Jean-Jacques, changera de prénom : il s'appellera Frédéric, Frédéric Meunier.

Et dans le nouveau monde, sur la planète, tout est vert, une couleur très rare qui n'existe pas sur terre.

Cela aussi je l'ignorais. Je suis inquiet à cause de cette nouvelle couleur inexistante. A l'atelier de peinture, je découvre un tube de gouache qui s'appelle « Vert anglais ».

— Non, me dit Jean-Jacques, cela n'existe plus, il n'y a plus que le vert « français ».

Tout ce qui est français est plus rassurant. Un jour, il a été malade après avoir mangé une pizza dans une pizzeria italienne. Le lendemain, il annonce :

— Plus de pizza italienne ! Maman me fera maintenant des pizzas françaises !

Enfin, je découvre pourquoi le vert est la couleur extraterrestre et qu'elle n'existe pas sur terre. C'est ma faute. J'avais expliqué à Jean-Jacques que sur la pellicule de couleur, il n'y a pas de couche spéciale pour le vert mais que le vert résulte du mélange du jaune et du bleu. Donc, la couleur verte n'existe pas. Mme Pasteur lui fait la démonstration du mélange à l'atelier. En vain.

— Sur la planète Mars, proclame Jean-Jacques, il y aura du noir et blanc de toutes les couleurs. A la lumière ! Avec un bain transparent, on peut faire aussi du vert et toutes les couleurs. Chez les envahisseurs, je peux voir les mêmes films et les mêmes feuilletons, en noir et blanc de toutes les couleurs.

Il me secoue violemment par le bras car, je dois l'avouer, je n'étais plus très attentif à son récit.

— Tu entends ou tu veux que je te répète ? Là, « en Mars », il y aura une autre famille Meunier, pas la même. La nouvelle famille Meunier sera d'accord que je vienne chez elle si je m'appelle Frédéric.

Jean-Jacques fait d'énormes enjambées dans l'atelier. Ses mouvements sont violents.

— Chez les envahisseurs, il y a pas de poussière, pas de classique et tout sera moderne. Pas d'insectes... pas de guêpes! Pas de serpents! Pas de souris, pas de rats, pas de chauves-souris, pas de... chauvesrats... pas d'escargot...! Chez les envahisseurs, tout y est déjà inventé. Ils n'habitent plus dans les grottes. Chez les envahisseurs, il n'y a pas eu d'années avant l'An Un! Sauf les chiffres et les lettres avant l'An Un. L'heure y existait! Il n'y a pas de Jean-Jacques Meunier chez les envahisseurs... y aura pas les mêmes gens... Chez les envahisseurs, tout est neuf... rien n'est vieux? y a pas de vieux! Y aura un garçon qui est comme moi mais qui ne s'appelle pas Jean-Jacques, et y aura du blanc et du noir de toutes les couleurs...

Ses paroles sont de plus en plus embrouillées, les phrases se répètent mais de plus en plus mutilées.

— ... Je peux te parler à toi, et à Mme Ariel et à Mme Pasteur et au docteur... Maman ne veut pas que je lui parle, elle n'écoute pas, elle a dit : « Va chez les envahisseurs pour parler », elle a dit!

Il n'y a pas de doute, pour Jean-Jacques, c'est dans l'autre monde qu'il trouvera toute la sécurité dont il a besoin, sans changement, sans interdiction, avec du noir et blanc de toutes les couleurs. Il n'aura pas besoin d'aller à Bordeaux.

Et il y aura une Cathy chez les envahisseurs, toute pareille et elle s'appellera toujours Cathy.

— Et la Cathy de Saint-Mandé, elle viendra, et elle pourra « m'inviter à mon école ».

Jamais encore la confusion des pronoms personnels, fréquente chez Jean-Jacques, n'a été aussi significative!

La voix très grave de Jean-Jacques, habituellement sans nuances ni émotion, tremble à cette évocation.

Les manuels de psychiatrie infantile nous apprennent que les enfants psychotiques sont « inaffectifs »...

Jour après jour, tous ceux qui entourent Jean-Jacques assistent à ses efforts désespérés pour comprendre ce monde changeant, ce monde où l'on doit quitter Paris pour Bordeaux, et Cathy pour des Bordelaises, dont on ne sait pas si elles sont aussi jolies.

La mère de Jean-Jacques qui se sacrifie tant pour son enfant se désole : il n'a pas une pensée pour sa famille, ni pour sa mère elle-même. Si l'on demande à Jean-Jacques s'il accepterait de rester à Saint-Mandé quitte à laisser partir sa mère sans lui, il répondrait oui sans hésiter. Mme Ariel cherche à le rassurer.

Patiemment, elle répond à ses questions les plus insensées. Jean-Jacques entre sans cesse dans mon bureau; s'il y a un visiteur avec moi, il l'écarte d'un geste et me parle dans la figure d'une voix caverneuse :

— Le poste de radio de la voiture s'appelle un autoradio, c'est vrai?

— Oui, Jean-Jacques, tu as raison, mais monte en classe.

— Et la télévision de la voiture s'appelle une autovision! C'est vrai? Dis que oui, c'est vrai!

— Peut-être, Jean-Jacques, mais je n'ai pas encore vu une autovision.

— Et le téléphone de la voiture s'appelle un autophone? C'est vrai, dis, monsieur Brauner!

Mon visiteur est un fournisseur qui me présente sa facture. Entre deux maux, je choisis le moindre, à savoir l'autophone, et je dis :

— C'est vrai, Jean-Jacques. Maintenant, je dois parler avec ce monsieur.

— Il est à Bordeaux, ce monsieur?

Hélas, la facture est bien établie à Paris, je réponds pourtant :

— Oui, il est de Bordeaux.

Satisfait, Jean-Jacques me quitte. Un peu inquiet, mon visiteur prend congé. Mais il me laisse sa facture.

Jean-Jacques procède partout à ses tentatives de mise en ordre. Mme Ariel me montre des feuilles de papier provenant d'un ordinateur. Jean-Jacques les remplit de lignes où s'entassent, pêle-mêle, toutes ses connaissances, expériences, constatations. Je lis :

« si on met un dessin dans un écran de télévision alors on abîme l'écran dans la photo en couleur y a des couleur y a des couleur et même dans une image en couleur dans une image en noir et blan y a pas de couleur ont ne dessin animée par la classe... »

— Mais, dis-je à Mme Ariel, cela devient incohérent!

Pourtant, il y a encore quelques éclairs avec une mise en ordre réelle : « L'image est dessinée c'est vrai la photo c'est photographier... filmer c'est photographier et dessin animé c'est dessiner mais ça n'existe pas filmer le dessin animée c'est photographier l'image... »

Sur une autre feuille, je lis :

« dans tous les continents il y avait des coiffeurs des pistolets sauf en afrique il y avait des fleches des arabes partout avant il y avait des briques en terre rouges et oranges des hotels saufs en océanie et en afrique dans toutes les pays variable et froids il y avait des loups il y avait des loups en Sahara... etc. etc. »

Quatre longues pages encore sont remplies de phrases pareilles sans ponctuation, sans aucun lien, sans aucun sens.

— Il n'y a plus de lampes à pétrole à Bordeaux, dis? Il n'y a plus de lampes à pétrole à Bordeaux. Il y a l'électricité, maintenant à Bordeaux.

Voilà donc anéanti tout le travail dont j'étais fier, tout comme Françoise et l'éducatrice du groupe. Notre acquis a sombré dans la confusion la plus complète.

A l'heure actuelle, je sais déjà que Jean-Jacques n'a pu s'adapter au nouveau centre ou plutôt, pour parler franchement, que les cadres de ce centre n'ont pas su le gagner à eux. La direction l'a « transféré » dans un établissement où l'on est plus « spécialisé ». J'attends des nouvelles de Jean-Jacques.

Mais il existe une autre échéance, plus sévère. Jusqu'à un passé pas bien lointain, la « limite d'âge » pour nos inadaptés était celle de l'obligation scolaire. C'est à quatorze ans, puis à seize ans, que garçons et filles cessaient d'être des enfants et que la société cessait de s'intéresser à eux. J'ai été parmi les premiers, je crois, à avoir demandé l'extension de la limite d'âge à vingt ans; ainsi le centre annexe pré-professionnel peut-il désormais préparer les adolescents à une certaine existence professionnelle.

Or, il n'existe pas de véritable « limite d'âge » pour ces enfants.

Ils auront toujours besoin d'un milieu protégé. S'ils sont abandonnés à eux-mêmes après leur vingtième année, tout est perdu : notre travail, et l'argent dépensé par la collectivité, et ces adolescents si épanouis deviendront, comme autrefois, de déplorables épaves humaines.

J'ai proposé de préparer, dès à présent, la sortie de nos « grands », prévue pour la fin de cette année scolaire. J'ai invité les dirigeants d'autres centres et diverses personnalités du monde psychiatrique à participer à une discussion approfondie.

Mais cette réunion, j'ai dû l'annuler, pour « raisons personnelles », ce qui ne m'était encore jamais arrivé.

Il me fallait aller voir d'urgence ma mère, aux États-Unis.

XI

L'ISSUE

Voici plus de quinze jours que je suis sans nouvelles de ma mère.

Nous nous écrivons toutes les semaines, et, une fois par an, je fais le voyage outre-Atlantique. Il doit lui être arrivé quelque chose. Elle vit dans son appartement avec un locataire. Ses amis, pour la plupart, ont quitté ce bas-monde, les uns après les autres. Le locataire est un vieil homme simple. Saura-t-il trouver mon adresse?

Enfin, une lettre est arrivée, avec un timbre des États-Unis. Je ne connais pas l'écriture.

C'est une « volontaire » qui écrit. Une de ces personnes qui sacrifient leurs dimanches, leurs heures de loisir pour aller voir et aider des personnes hospitalisées. Je me méfiais, autrefois, de ces « bonnes actions » qui me semblaient relever d'une sorte de sensiblerie destinée à se tromper soi-même sur le sens de la vie. J'ai dû reconnaître que cette forme d'entraide a une utilité sociale. Dans une grande institution luthérienne du nord des États-Unis, pour enfants inadaptés extrêmement bas, j'ai vu arriver par dizaines, des « bénévoles » de tous âges venues prendre en charge, chacune un ou deux enfants. Et j'ai observé comme ces enfants ont reconnu leurs visiteuses, ont accepté de suivre leurs gestes, se sont épanouis. Pourtant, le personnel en place était nombreux et dévoué. Les soignants m'ont témoigné de la valeur de cette aide complémentaire.

J'ai ouvert la lettre, très vite.

... J'ai donc vu votre mère, et comme elle semble seule, je me suis intéressée à elle. Votre mère a eu un accident cardiaque, mais rassurez-vous, tout va bien maintenant. Elle se fait seulement des soucis parce qu'elle n'a pu vous écrire et elle ne doit faire encore aucun effort. Elle ne pourra pas rentrer chez elle, mais elle a indiqué l'adresse d'une maison pour personnes âgées qu'elle avait choisie depuis un certain temps, et elle y sera transférée. Elle ne veut pas que vous quittiez votre travail, mais je crois pour ma part que vous devriez venir très prochainement.

Sincèrement,

Nancy Goodworth.

Assis dans l'avion, je pense à ma mère telle qu'elle était encore l'an dernier, avec son visage toujours jeune à quatre-vingt-huit ans, regard pétillant d'intelligence, et toujours prête à rire. J'ai peur de la retrouver changée.

Je ne m'étais pas imaginé ainsi un établissement pour personnes âgées : l'immeuble de douze étages, en briques rouges, se trouve dans une large avenue où la circulation est intense. A cinquante mètres, un « home » pour anciens combattants est entouré d'un parc, mais il ne me semble pas y avoir d'espace vert autour de l'institution pour les personnes âgées.

Les vitres sont larges, l'entrée est aussi vaste que celle d'un grand hôtel, les portes vitrées s'ouvrent automatiquement. A droite, des salons modernes, une salle à manger immense; à gauche des pièces de service et des couloirs. Devant des ascenseurs : deux, quatre, six! Des Noirs poussent des chariots chargés d'oreillers, des produits de nettoyage, etc.

Voici enfin des personnes âgées. Elles circulent au bras d'un parent, d'un ami, elles vont s'installer dans un salon, ou sortent dans la rue pour monter dans une auto. Je me sens soulagé.

Je me présente au secrétariat. « Paris » est un mot de passe merveilleux. D'ailleurs, on a déjà noté mon existence dans un dossier, mais la liaison entre les papiers et la réalité doit être tout aussi difficile à établir qu'en France. Une assistante sociale me tend un volumineux « bilan de santé ». Je suis impressionné, mais il n'est pas question de le feuilleter sur-le-champ. L'assistante sociale me le résume : « All right. » Elle est appelée ailleurs et me prie d'attendre quelques minutes.

Comme elle tarde à reparaître, je reprends ma liberté. Sur un tableau au mur, je découvre le numéro de la chambre de ma mère. Je me mêle à la foule des gens qui circulent et trouve, au deuxième étage, la porte ouverte. J'avance doucement vers le lit, sur un sol fané de carreaux teintés. Maman a les yeux fermés. Elle les ouvre, me regarde. Un instant, une fraction de seconde, elle est effarée. Puis d'une voix légèrement tremblante, mais énergique :

— Ah! Te voilà! Pourquoi laisses-tu Françoise seule avec tous les enfants? Il peut lui arriver quelque chose...

C'est bien ma mère, telle qu'elle a toujours été. L'assistante sociale m'a fait comprendre qu'elle a perdu la mémoire. Je souris : elle l'a retrouvée depuis que je suis avec elle.

Je reste plusieurs jours auprès de ma mère. Personne ne trouve cela gênant. Quand ma mère s'endort, j'ai le temps de contempler cet univers du quatrième âge. Je découvre un à un les pensionnaires de ce palier. Quel monde hallucinant!

A trois portes plus loin, un chariot porte un corps humain affalé sur l'accoudoir droit, la tête pend sur le côté, inerte, mais la salive qui coule des lèvres, prouve qu'il y a un reste de vie dans cet être. Le crâne est chauve, la bouche ouverte; une jambe squelettique qui aurait dû prendre appui sur le marche-pied traîne sur le carrelage. L'épave gémit sourdement. Une infirmière noire dit en passant : « Je viens, je viens. »

Au retour, s'arrêtant un instant, l'infirmière redresse le corps désarticulé contre le dossier. La robe de chambre entrouverte laisse apparaître un large pli de peau sur la poitrine : ce quasi-cadavre est donc une femme...

Un long cri, perçant, caverneux vient du fond du couloir. Un cri vide. Il recommence à intervalles réguliers. Personne ne regarde vers l'endroit d'où viennent les cris. Un homme qui passe devant moi, murmure un juron. Ces cris me rappellent ceux de certains de mes enfants, des cris qu'on dirait sans timbre, ils n'appellent pas au secours, ils ne demandent rien à personne. Des cris dans le désert.

Une volontaire pousse une femme sur son chariot vers la salle de musique. Une magnifique chevelure blanche entoure le visage ridé qui doit avoir été très beau autrefois. Les doigts sont longs, longs. Lentement, la tête tourne vers moi, mais les yeux ne regardent pas.

Dans la salle de musique, l'écran de télévision scintille. La volontaire a placé sa protégée bien en face. Celle-ci laisse tomber son menton sur la poitrine et sommeille. Un homme se déplace à l'aide d'un système qui ressemble à un dossier de chaise sans siège. Il va vers la table où des boissons et des gâteaux attendent les amateurs. Il se saisit d'une tasse et y plonge deux doigts desséchés et, en touillant, produit un remous. Il lève sa main tremblante vers la bouche et renverse le liquide. Une soignante noire, affalée devant la télévision, le gronde comme un enfant.

— Allons, cessez de jouer, buvez! Essuyez-vous. Vous voyez bien que je suis débordée.

Six fauteuils roulants sont maintenant groupés autour du poste de télévision. Une femme seulement semble regarder, la soignante, à contrecœur, va vers le téléphone intérieur.

Je jette à nouveau un regard vers ma mère. Je suis consterné. Elle ne pourra pas rester dans cet univers d'outre-tombe. Je demande à rencontrer l'assistante sociale : elle est en réunion. Le médecin alors? Il ne passera que demain.

La nuit, je vois devant moi ces humains d'autrefois. Comparés à ces épaves, mes enfants inadaptés sont des êtres pleins de vie.

Revenu à l'institution le lendemain, je dois attendre. Le médecin fait sa tournée des pensionnaires. Je le rencontre ensuite dans le couloir. Il est resté deux minutes auprès de ma mère, et, une fois la feuille d'examen signée, il a déjà oublié qui est la malade dont je lui parle.

Je trouve ma mère hors de son lit, en train de s'habiller.

— Ça suffit, dit-elle. Je veux sortir...

Inutile d'insister, sinon, elle s'énerve. J'obtiens qu'elle s'installe dans un fauteuil roulant et je la pousse le long du couloir. L'ascenseur peut contenir au moins quatre de ces fauteuils.

— Sortons, insiste ma mère, sortons!

Quand nous nous trouvons au portail, elle se cramponne à moi :

— Ça fait des années que je n'ai pas vu une rue!

Pour la première fois, j'ai l'impression que quelque chose a changé en elle.

Je traverse l'avenue. Elle enfonce les ongles dans ma main, tout son corps est raidi. J'entre dans un café et l'installe devant une table. Elle regarde autour d'elle, angoissée. Lentement, elle se détend quand je lui apporte sur un plateau un grand café-crème et une pomme cuite au four, comme elle les adore depuis qu'elle a du mal à mâcher.

— Tu vois, maman, c'est comme autrefois, c'est fini ta maladie!

— Quelle maladie?

J'ai froid au cœur. Une seule idée me hante : ne pas permettre qu'elle sombre. Je reste calme, très souriant, comme je le suis avec les enfants quand ils ne se retrouvent pas dans la réalité. Je ne veux établir aucun lien entre ces enfants et ma mère, en ce moment, mais je sens bien qu'il y a quelque chose de commun qui les unit. Ce n'est pas possible!

Je n'ai pu boire mon café, mais maman a vidé sa tasse, raclé son assiette.

— Rentrons! Vite! Je veux rentrer à la maison, me dit-elle. Tu ne trouveras pas le chemin, comment retrouveras-tu le chemin?

— Mais il n'y a que la rue à traverser... Tu verras!

Elle me serre le poignet tout au long du trajet, si fort qu'elle me fait saigner avec ses ongles.

Arrivé à son étage, je la soulève comme si elle était une de mes enfants et je la dépose sur le lit.

Pendant que maman dort, je m'installe dans la salle de musique. Un visiteur m'aborde, me questionne; je lui pose des questions à mon tour. Il connaît beaucoup de personnes âgées ici. La dame à la chevelure blanche était une célèbre cantatrice. En la regardant, je remarque dans la nuque, un curieux bourrelet. Une chaîne y glisse en mouvement de va-et-vient. Non, ce n'est pas un appareil médical. La vieille dame, d'un geste automatique stéréotypé, tire tantôt dans un sens, tantôt dans l'autre, la lourde chaîne en or qu'elle porte autour du cou et qu'elle ne lâche jamais. Le frottement lui a provoqué une profonde entaille dans la nuque et le bourrelet est, à la fois, pansement et protection. Elle tire ainsi sa chaîne jour et nuit, me dit le visiteur.

Je fais quelques pas avec mon interlocuteur dans la maison :

— La dame dans cette chambre, me dit-il, tiens! Elle n'est plus là, son nom ne figure plus sur la porte, donc, elle est morte... Bref : elle ne voulait garder aucun vêtement sur elle. Mais la nuit, elle se levait pour prendre dans son armoire, des robes qu'elle portait autrefois et qu'elle enfilait à même la peau. Elle avait quatre-vingt-dix-neuf ans. Je suis certain qu'elle n'avait pas conscience de ce qu'elle faisait. Il s'agissait d'une sorte de somnambulisme qui lui faisait revivre son passé, alors qu'elle était inconsciente du présent.

La cantatrice passe devant moi et fait arrêter son fauteuil :

— Je vous ai rencontré. 1930! Vous êtes Billy, critique d'art. Vous m'avez démolie!

Et elle crache par terre devant moi.

Je l'ai saluée en souriant : — How do you do?

Que dire d'autre?

L'homme à qui j'ai parlé est conseil juridique. Je l'accompagne vers la salle à manger où ma mère trouvera son repas tout à l'heure puisqu'elle peut se déplacer seule. L'homme va chercher dans sa chambre son père, un vieillard paralysé. Il lui enfile la serviette en papier par-dessus la tête, une serviette immense qui lui couvre tout le corps. Puis, il donne à manger au cacochyme comme à un nourrisson. Ce fils modèle vient ainsi tous les soirs en semaine et toute la journée les samedis et dimanches. Il ne vit plus, sa profession mise à part, que pour soigner son père.

Maman est installée à sa place devant la table. Le repas a l'air appétissant — seulement les aliments n'ont aucun goût. Maman secoue la tête avec effroi :

— La cuisine américaine est déjà affreuse. A la maison, je me faisais mon bifteck à ma manière. Mais on me supprime maintenant le sel, le sucre et tout le reste. Je préfère mourir tout de suite.

Comme elle est lucide, de nouveau! Avec certains de mes enfants, les moments d'intelligence et de confusion alternent.

Nous sommes dimanche, je l'ai oublié. Les visiteurs affluent dès le matin. Quelques jeunes filles arrivent, elles portent des blouses de couleur. J'en remarque une qui peut avoir quatorze ans au plus. Elle a une manière de se pencher sur les vieilles personnes, de leur parler avec douceur, de leur prendre les mains qui est extraordinaire. Voici qu'elle brosse les cheveux blancs et desséchés d'une pensionnaire qui mâchonne et grommelle sans cesse. Elle aide un homme à allumer un cigare qu'il ne parvient pas à porter à ses lèvres. Elle fait la toilette de l'un, essuie un autre, redresse un oreiller.

Discrètement, je photographie la scène. En voilà une qui serait une éducatrice-née pour mes enfants! Je lui demande :

— Vous serez infirmière, plus tard?

— Oh, non, mes parents n'ont pas d'argent pour m'envoyer à l'école.

Elle est bénévole, mais elle reçoit gratuitement le repas de midi en récompense, elle est autorisée en plus à emporter un peu de nourriture pour ses frères et sœurs. Le père ne travaille pas. Elle est l'aînée. Elle vient tous les dimanches. Les autres jeunes bénévoles sont des Portoricaines, mais elle est, elle, blanche et très blonde.

De nouveau des cris qui viennent du fond du couloir. Les visiteurs les supportent mal. Quelques-uns se lèvent et font leurs adieux à la personne qu'ils sont venus voir. En passant, un homme élégant me dit :

— C'est à devenir fou! Heureusement que ma mère est inconsciente de ce qui se passe autour d'elle. Moi, je ne peux pas supporter ça! C'est ça, l'enfer!

La petite blonde va vers la porte d'où vient le bruit. Elle trouve là une vieille pliée en deux sur son fauteuil qu'elle pousse en faisant tourner la roue. Celle-ci est bloquée contre le chambranle. Il y avait donc une raison aux cris de cette femme, et il suffisait de la trouver.

Je le fais remarquer à l'infirmière de service qui me dit :

— Ne croyez pas cela. Elle ne sait plus ce qu'elle fait, elle crie pour crier.

— Pourtant, elle ne crie plus depuis que la jeune fille a dégagé la roue...

L'infirmière s'en va avec un haussement d'épaules. La petite blonde tapote gentiment les mains de cire de la vieille et la pousse vers la salle commune. Il est peu probable, c'est vrai, que cette femme ait conscience de quoi que ce soit. L'infirmière a raison. Pourtant, elle ne crie plus. C'est la sensation de malaise, indéfinissable, ce malaise qui fait crier aussi mes enfants à moi, qui déclenche leur agressivité, leur auto-agressivité, leurs cris.

Installée devant un poste de télévision, la vieille émet des grognements, puis s'enfonce les doigts dans la bouche. Une fois de plus, elle éprouve un malaise, mais elle ne sait pas d'où il vient. La jeune fille la ramène à sa chambre et la vieille dame se calme.

Je suis de nouveau dans la salle à manger. Les journées passent à une allure folle, mais leur poids est insupportable. Derrière moi, un bruit de vaisselle, des cris rauques. La bave à la bouche, deux vieillards essayent de se battre, sans pouvoir s'atteindre de leurs bras. Ils font des gestes menaçants maladroits : ils émettent des gargouillis qui doivent être des injures : leurs yeux ne peuvent plus s'écarquiller davantage. L'un des deux saisit un morceau de biscotte et la frappe sur la nappe jusqu'à ce qu'il n'en reste plus que de la poussière.

Que s'était-il passé? Le plus grand des deux avait pris par mégarde le verre de l'autre. Celui-ci a voulu protester. Le premier serre la main autour du verre, essaie de boire, puis lève le verre au-dessus de sa tête pour le mettre hors de portée de son voisin. En tenant le verre ainsi, il le renverse. La jeune blonde accourt, retient une chaise qui menace de basculer, calme les combattants et leur apporte des verres propres, à l'un et à l'autre. Le vieillard à qui l'on a enlevé son verre hurle. Il veut ce verre-là et pas un autre!

Je connais bien ces drames.

L'adolescente caresse les deux belligérants :

— Vous n'êtes plus des enfants, voyons!

Une aide-soignante noire est venue au secours. Elle caresse à son tour le crâne chauve du « voleur » et lui fait lâcher sans mal le verre maintenant vide. Elle lui sèche la tête, lui tapote la joue, et remet en place le nœud papillon qui porte bien des traces de repas passés. En voilà encore une que je prendrais bien pour s'occuper de mes enfants.

J'ai découvert sur le tableau où figurent les médecins un nom et prénom qui me disent quelque chose. Un nom à consonance slave. J'ai l'impression que c'est un ancien camarade de faculté de Françoise. Je demande à le voir. C'est bien lui. Il a émigré pour échapper aux persécutions raciales, et il travaille ici, faute de mieux, depuis des années. Il n'aime pas les vieillards, mais à son arrivée dans le pays, la gériatrie lui a semblé être le meilleur débouché, avec la psychiatrie qu'il déteste.

— C'est toujours le même spectacle, me dit-il, la déchéance humaine... L'évolution inexorable... C'est déprimant si l'on se met à réfléchir. Mais la médecine a fait des progrès énormes. On peut soulager ces vieux avec des médications, prolonger la vie...

— Et cela te paraît utile de prolonger la vie dans ces conditions?

— Et pourquoi Françoise se donne-t-elle tant de mal pour faire vivre des gosses qui ne seront jamais de vrais êtres humains?

— Parce que nous avons fini par nous attacher à eux, beaucoup même.

— Eh bien! ici, ce sont les membres de leurs familles qui restent attachés à eux. Tu es bien là, pour ta mère? Tu veux qu'elle vive encore, non? Écoute, toi et Françoise, vous vous trouvez exactement devant le même problème que moi, mais vous le rencontrez au début de l'existence humaine, et moi à la fin. Je t'accorde qu'avec les enfants, on a le droit d'espérer. Dans ce sens, ton travail est plus terrible que le mien, car je n'éprouve jamais de déception quand un de ces vieillards meurt. Il a vécu sa vie. Pour vous, la déception doit être terrible. Mes vieux ont fait leur temps, et il est normal que leur route s'arrête...

— Tu oublies la joie que nous avons quand nous réussissons à voir s'épanouir certains de nos enfants.

— Je ne veux pas te décourager. Mais je préfère encore mon boulot ici. M'occuper de gosses comme les tiens, ça me briserait le cœur...

Nous approchons de la chambre de ma mère. Je questionne le médecin :

— As-tu vu le dossier de ma mère?

— Oui, quand elle est entrée. Je n'ai pas fait le lien avec ton nom, je l'avoue. J'aurais dû. Enfin, tu sais quel âge elle a! Ce n'est pas à toi que je vais raconter des histoires! Elle a des moments de confusion totale...

Nous entrons dans la chambre. Maman me lance un regard courroucé :

— Tu n'as plus que vingt-quatre heures à rester avec moi et tu passes ton temps avec un médecin! Ça ne sert à rien!

Lui me regarde, perplexe!

— Voilà ce que j'appelle avoir récupéré! Mes compliments! C'est la joie de t'avoir ici qui a fait ce miracle. Maintenant, si tu repars, elle se laissera aller...

— Ne vous faites pas de souci pour moi, dit ma mère. Je l'ai revu, maintenant tout m'est égal.

Je pense, moi, à certains enfants du centre qui, sous le coup de l'émotion, se sont mis à parler et ont même dit des choses étonnantes.

Me voici installé dans le Boeing-747 d'Air-France New York Paris. Comment ma mère va-t-elle réagir à cette nouvelle séparation? Puis, je repense à la vie dans cette maison, exemplaire paraît-il dans son genre, où les vieillards vieillissent moins vite. Quelle était donc la phrase que m'avait dite le médecin? Ah! oui! « Toi et Françoise, vous vous trouvez exactement devant le même problème que moi, mais vous le rencontrez au début de l'existence humaine, et moi à la fin. »

Ces mots ne me lâchent plus. Les similitudes entre les comportements des vieillards et ceux des enfants de mes centres sont effectivement frappantes.

Je m'efforce d'analyser de plus près cette masse floue d'impressions globales recueillies en trois jours. L'angoisse... Oui, ce sont surtout les états d'angoisse qui sont exactement les mêmes chez ces vieux et chez mes enfants. Or, ni les uns ni les autres n'ont rien à craindre, ils n'ont aucun événement précis à appréhender. Il n'y a donc aucune anxiété à avoir devant quoi que ce soit. Alors, ils éprouvent de l'angoisse qui est un état purement subjectif, intérieur, vague, imprécis et surtout immotivé au plan rationnel, un état à peine conscient.

Il est difficile ainsi de raisonner ces vieux et encore davantage ces jeunes enfants. On ne peut rien leur expliquer, il est inutile de leur dire avec des mots que leur angoisse est absolument injustifiée. Ils souffrent d'angoisse même dans une ambiance chaleureuse. Et leur souffrance est réelle, c'est certain. Ce qui l'est moins c'est qu'on ne puisse l'éviter. Est-il sûr que, bien entourés, ils souffrent encore? Cela doit dépendre de la personnalité du vieillard ou de l'enfant. Je réfléchis de toutes mes forces.

Ma mère a toujours eu une personnalité très forte, aussi parvient-elle à faire face à l'angoisse qui l'assaille, mais combien d'autres vieux ai-je vus dans cette maison qui s'écroulent sous une surcharge psychologique incontrôlable, et c'est vrai encore pour les enfants qui me sont confiés.

Je les vois devant moi, ces vieillards immobiles dans un coin, devant la télévision qu'ils ne regardent pas. Et sur le même plan, je découvre mon Yves, ma Brigitte, et d'autres enfants, debout dans un coin sans broncher, couchés sur des matelas, somnolents, sans émettre un son. Cette inhibition du langage et du mouvement aussi leur est commune, aux vieillards et à mes enfants. Ils s'enfoncent dans cet état dépressif au point que le moindre acte, le moindre son leur coûte un gros effort. Il faut les tirer de là de force, et alors, ils se mettent à gémir, à hurler...

La scène de la bagarre entre les deux vieux me revient à

l'esprit. « Voyons vous n'êtes plus des enfants! » leur avait crié l'infirmière. Mes enfants aussi se battent pour une futilité, ils deviennent agressifs alors qu'ils semblaient somnoler quelques instants plus tôt. Là encore, impossible de raisonner ni les vieux ni les enfants. Ils se croient attaqués, alors ils se défendent réellement. Cela s'explique d'abord par une incapacité à juger objectivement la situation. Il y a effectivement déficience mentale... non! le terme n'est exact que pour mes enfants, et encore les psychotiques ne souffrent que d'une insuffisance mentale, leurs facultés ne s'étant pas développées. Mais pour les vieillards, il me faudrait parler d'un affaiblissement des facultés mentales! Le résultat, hélas, est le même.

Donc, en raison de cette incapacité de raisonnement, une sorte de délire s'installe. Un délire de persécution, mais qui se tourne toujours contre l'entourage immédiat. Même si la difficulté est réelle, l'absence d'un objet nécessaire par exemple, ou d'un jouet qui a disparu... L'interprétation se réduit aussitôt à la mise en cause du voisin de table ou du camarade de groupe. De là à imaginer qu'un tort a été causé, alors qu'en fait rien ne s'est passé, il n'y a qu'un pas.

C'est le délire hallucinatoire. Jean-Claude a « vu » un homme le menacer du poing, il a « entendu » un serpent près du mur, il est « sûr » que Laurent lui a pris son pinceau, là, à l'instant. Et furieux, il s'élance contre l'ennemi, il veut le tuer, l'assommer, l'écrabouiller!

Quand nous autres, plus jeunes et en possession de toutes nos facultés, nous nous trouvons devant des situations difficiles, nous nous appuyons sur un système de défense bien structuré que nous avons mis de longues années — jusqu'à notre adolescence peut-être — à mettre en place. Nous savons ce que nous sommes, ce que nous avons à attendre ou à craindre, et quels sont nos moyens d'action. Nous nous appuyons surtout sur une appartenance sociale, ou une illusion d'appartenance à quelque structure. Cela nous permet de rester d'aplomb sur nos jambes. Mes enfants hélas n'ont pas eu le temps d'élaborer leur système de sécurité, de se familiariser avec la structure de l'entourage. Quant aux vieux, le leur est tombé en morceaux, ils l'ont perdu à mesure que leur système nerveux s'est épuisé physiologiquement. Le sol manque sous les pieds des uns comme des autres.

Le rôle de ceux qui veulent aider les vieillards comme les enfants dans l'impossibilité de s'adapter est là : il faut d'abord les accepter tels qu'ils sont, avec leurs troubles graves du comportement, leurs bizarreries, leurs incapacités. Il faut renoncer à vouloir les raisonner à tout prix, les uns et les autres. La thérapeutique par le truchement du langage est une solution bancale. Ils ont besoin d'abord d'énormément d'affection, et cela dans un univers de sécurité.

Il est possible de la leur procurer, aux vieux comme aux enfants : la petite « volontaire » blonde de l'établissement où était ma mère était admirable dans sa simplicité naturelle. Les états d'angoisse se volatilisaient sous ses mains de fée. Mais à côté d'elle, que de soignantes professionnelles, maussades, impatientes, guère pressées de se déranger quand un vieux, une vieille les appelaient désespérément.

Voilà qui crée les angoisses, cette façon d'avancer un plat sous le nez, à la va-comme-je-te-pousse. Voilà qui crée les phobies! Elles font leurs huit heures et ne peuvent être congédiées « pour manque d'affection ». Le problème est le même, absolument le même, avec les enfants. Certes, nous choisissons nos collaborateurs avec précaution, mais une seule éducatrice inapte peut mettre en danger toute la maison. Les bonnes fées sont bien rares dans ce monde.

Dans l'ensemble, il est plus facile de souder une équipe autour d'enfants inadaptés qu'autour de vieillards impotents. Pour ce qui est du milieu familial, les mères rejetantes appartiennent à la catégorie des monstres dont tout le monde parle mais qui n'existent que de temps à autre. Et, en général leurs enfants restent normaux! Alors que dans notre civilisation urbaine les vieux ont de moins en moins la chance de mourir entourés des leurs, dans un cadre qui leur a été cher toute leur vie et qu'ils ont contribué à créer. Les vieillards sont une charge très lourde pour une famille dont tous les membres travaillent, et davantage encore quand on veut profiter des loisirs et des vacances. Ma mère vit dans une des rares maisons où l'on incite les personnes âgées à ne jamais demeurer inactives. Du moins aussi longtemps qu'elles ne sont pas condamnées à rester au lit...

Avec mes enfants, je suis certain d'être sur la bonne voie : il faut les entourer d'affection, éviter les angoisses, l'isolement dépressif, la fuite dans les délires de persécution. Il faut moins les stimuler que les encourager à agir sur la réalité. Leur avenir en dépend...

Le haut-parleur retentit au-dessus de ma tête. L'hôtesse annonce :

— Mesdames, Mesdemoiselles, Messieurs. Nous allons atterrir à Orly dans quelques instants. Veuillez éteindre vos cigarettes, remonter le dossier de votre siège et attacher vos ceintures. Le temps à Paris : il pleut. La température au sol est de 14 degrés centigrades. J'espère que vous avez fait un bon voyage...

En arrivant au centre de Saint-Mandé, je tombe sur un groupe d'enfants qui traverse le hall d'entrée pour aller dans la cour, en récréation.

Toutes les têtes se tournent vers moi, avec des sourires. Personne pourtant ne leur a dit que j'avais quitté Paris. Une fillette, Nathalie, me dit :

— Tu n'es plus parti, tu es ici !

Michel qui n'a pas de langage, se dresse d'un bond, lève ses longs bras et je vois, tout au bout, ses mains qui s'agitent, ses doigts qui dansent. Il sautille, tourne les yeux vers le plafond et vient vers moi, en deux enjambées. Tremblant d'émotion, mais en m'évitant du regard, il me tend une main, mais du haut vers le bas, et clairement, lui qui n'émet d'ordinaire que des sons dépourvus de significations, il articule :

— Bon-jour !

Son premier mot ! Jamais aucun chef d'État n'a connu plus bel accueil !

Je cherche Françoise. La secrétaire me renseigne :

— Le docteur est à l'atelier de peinture avec Mme Pasteur. Mais... j'ai accepté deux rendez-vous pour vous, dès ce matin !

Quand j'entre dans le minuscule atelier de peinture, Françoise, le doigt sur la bouche, me fait signe de rester silencieux. Thomas, un garçon autistique de onze ans, mais avec un assez bon langage, travaille devant une grande feuille blanche fixée au mur : celui-ci est bariolé partout où les pinceaux des enfants ont débordé du papier. Françoise et Mme Pasteur le regardent peindre.

J'ai compris ce qui se passe : Thomas est en train d'achever une œuvre qui respire le calme, la détente, la première composition paisible depuis que l'enfant est chez nous.

Mme Pasteur lui pose une question, à voix basse. Thomas répond tout en continuant à peindre :

— Plage... A Deauville avec Maman, avec Papa, avec Kiki... [Em]-boutallages oh! la mer-des vagues comme ça!

Il trace une ligne horizontale ondulée en coiffant chaque vague d'une crête pointue qui s'enroule sur elle-même et qu'il couronne peu après, d'une touche de peinture blanche : l'écume.

Thomas trace un quart de cercle dans le coin droit, en haut, de la feuille.

— Faire gros œil au soleil, je peux? Chouette, soleil avec rouge! Pas de la fumée, rayons cela! Ça? Sourcils soleil, regarde œil! Ben oui « cils », cils on dit. Bateau avec drapeau. C'est bien, drôlement bien!...

Au milieu de la feuille, il trace un carré, lui-même subdivisé en beaucoup de petits carrés alternativement noirs et blancs. Il en garnit ensuite plusieurs de cercles rouges et blancs. J'ai compris :

— C'est un jeu d'échecs! dis-je.

Mais je me fais réprimander :

— Mais non, bête toi! Dames ça. Joue avec mon papa à moi! Gagné tous les deux!

Il termine sa peinture haute en couleur. Dans deux médaillons blancs, latéralement, il place un arbre, l'un avec des feuilles vertes, l'autre avec des feuilles rouges. Derrière la ligne qui marque le bord de l'eau, des maisons forment une rangée. La plus grande, démesurée, porte une enseigne : PATISSERIE. C'est devant elle qu'un bateau est amarré. Thomas consolide la base de la maison : un mur fait de grosses pierres régulières, sûrement très solide! Le soleil est agrémenté d'une couronne de rayons courts, en zigzags : il y a deux rangées en plusieurs couleurs. Il ressemble plus à une tarte qu'à l'astre du jour, mais l'œil que Thomas lui a attribué lui donne un air très humain. Enfin, deux bonshommes de part et d'autre du damier. C'est la première fois, autant que je le sache, que Thomas dessine des figures humaines. Les bonshommes étendent les bras vers les pions du jeu de dames. Les pieds sont détachés du sol comme si les personnages étaient soulevés de joie.

— Ça mon Papa à moi — ça là c'est moi!

De quelques retouches, Thomas renforce le bleu, puis, content, il dit sans détacher son regard de la feuille :

— Ça y est, je retourne en classe. La maîtresse s'ennuie de moi.

Et il se dirige vers la porte. Mme Pasteur lui touche le bras quand il passe près d'elle, et désigne du doigt le pot plein d'eau trouble, le pinceau abandonné sur le banc.

— Ah! bon! dit Thomas. Et il retourne ranger son matériel.

Françoise, une joie indicible dans les yeux, fait un geste vers la peinture. Je dis :

— Oui, oui, j'ai vu! Mais tu pourrais quand même m'embrasser quand je reviens d'Amérique! Bonjour, Madame Pasteur.

Françoise me fait la bise.

— Reconnais, fait-elle, que ça pouvait attendre cinq minutes, mais un événement comme ce travail de Thomas, ça n'arrive qu'une fois de loin en loin!

Sur un signe de Françoise, Mme Pasteur ouvre le dossier qui contient les tableaux de Thomas depuis quelques mois. Je les connais bien. C'est un déchaînement de traits et de thèmes agressifs. Tous trois nous restons sans parler devant une feuille datée de février. Ce dessin représente un homme horrible : le visage est tout bleu, deux crocs sortent de la bouche, il a quatre cornes. A droite et à gauche du monstre, on voit ses mains également en bleu, avec des griffes rouges, mais il n'y a pas de corps. Le fond est peint en jaune, avec des taches rouges : le feu! De minuscules personnages sont éparpillés tout autour. Thomas avait expliqué : « Fais des flammes, bonshommes qui courent! ont yeux de peur! çui-là [a] tellement peur [qu'il] a lâché bébé [dans le] feu. »

Sur un dessin plus petit, un arbre est représenté au centre de la feuille. Il est hérissé d'aiguilles pointues et entouré d'insectes dotés de gros dards. Un serpent va d'une boule jaune vers une fleur rouge. Un poteau porte l'inscription : STOP. Un autre arbre n'a que des branches nues. Un curieux personnage avec un chapeau à plumes soulève une fée, « une bonne fée qui ne peut plus faire des miracles », a expliqué Thomas. Le bonhomme écrase un oiseau du pied. Le soleil est un disque jaune vide, mais les rayons sont ondulés comme autant de serpents. Une étoile filante est, en réalité, une « soucoupe volante », c'est la « soucoupe du monstre ». Autour des arbres, il y a des taches rouges : c'est le feu, partout!

Thomas explique qu'il a déjà vu une forêt en feu, en Auvergne, « beau, mais c'est loin ». Mais il a rêvé cette nuit qu'un monstre est entré dans sa chambre; il a crié et s'est réfugié dans le lit de ses parents.

Thomas est un garçon hypersensible, très « introverti », replié sur lui-même, mais pour savoir qu'il s'agissait d'un enfant « psychotique », fortement autistique, il fallait l'avoir connu tel qu'il était au moment de son arrivée au centre. Il ignorait tout et tout le monde, faisait des colères terribles et ne tolérait pas que d'autres enfants l'approchent.

Je regarde à nouveau le dessin de ce matin.

— C'est le premier dessin vraiment heureux que Thomas ait fait. Il s'en dégage non seulement une impression de paix, mais aussi de la joie.

— C'est cela même! répond Mme Pasteur qui connaît ses enfants et trouve toujours les mots justes pour caractériser un travail. Regardez ces traits sûrs, cette mise en page équilibrée.

— Voilà le fruit des jeux sportifs, dis-je.

La préparation à ces compétitions — des jeux olympiques en quelque sorte pour enfants handicapés — mis sur pied par la F.A.V.A., organisation de volontaires, a mobilisé la majorité de nos enfants pendant plusieurs mois. Ils se sont préparés comme des enfants normaux. Ils ont découvert ce que signifie « sauter plus haut qu'avant », « courir plus vite ». Ils sont revenus de la fête, fiers à l'occasion des « médailles » gagnées qu'ils ont portées autour du cou pendant des jours. Thomas a remporté des épreuves de course et de saut. Confronté à des enfants dont le handicap était très différent du sien, il a dû faire un gros effort pour vaincre son émotivité. Nous avons discuté de l'opportunité d'exposer aux risques d'une déception des enfants aussi fragiles psychiquement que notre Thomas. De ce fait les critères de composition des équipes lors des compétitions doivent faire l'objet d'une étude très approfondie. Cela dit, dans le cas de Thomas, le succès a opéré un miracle.

— Pas seulement le succès sportif, dit Françoise. Il y a davantage, et bien plus sérieux. Ce sont les parents qui ont changé complètement d'attitude. J'ai eu avant-hier un entretien avec le père et la mère : pour la première fois, ils « acceptent » leur enfant et en sont fiers!

— Parce qu'il a gagné! Et s'il n'avait pas gagné? Et si, l'an prochain, il était dominé par un garçon plus athlétique? Alors, tout sera à nouveau perdu?

Nous sommes conscients de la fragilité de cette acceptation parentale consécutive à un succès. Il n'en reste pas moins qu'il faut mettre à profit la situation du moment avec les parents et préparer déjà l'avenir. Pas seulement sur le plan sportif, mais en général en tenant compte que cet avenir comportera encore bien des échecs auxquels la famille devra se résigner car ils sont inévitables. Françoise me raconte encore que les parents de Thomas sont allés avec leurs deux enfants voir une exposition de jouets techniques, ou quelque chose de ce genre, et, selon la mère, le père a trouvé la patience de tout expliquer, dans le détail, à notre Thomas.

Voilà ce qui se répercute sur le travail d'expression et se reflète dans la paix de cette peinture.

Françoise est appelée au téléphone et Mme Pasteur reclasse les anciens dessins aux archives.

Je reste seul dans ce local où se sont déroulées des centaines d'évolutions spectaculaires. Cet atelier d'expression picturale joue un rôle considérable, essentiel, dans notre action. Il se prolonge dans le double garage contigu, réservé au modelage. L'atelier de peinture est constitué par un très petit bâtiment, une espèce de remise à outils qui a été agrandie. Il a été construit, il y a dix ans, sur un terrain voisin de notre cour de récréation, et loué assez cher. Le propriétaire était inquiet lorsque je lui ai demandé l'autorisation de monter la « baraque ». Et si un jour, il voulait vendre? N'aurions-nous pas alors des « droits »? Mais, devant le spectacle des enfants, il s'est laissé attendrir. Il existe encore des sentimentaux, même en affaires.

— Pour quelques mois! a-t-il précisé, puisqu'il s'agissait d'une expérience.

Expérience réussie d'ailleurs puisque le bâtiment était destiné à accueillir Jean-Michel, un garçon psychotique asocial et indomptable mais doué pour le dessin. Il a réalisé dans cette cabane des centaines d'œuvres dont certaines ont été publiées. Lui-même, barricadé ici pendant des mois, en est sorti finalement et a pu être intégré dans un groupe.

Depuis, c'est l'atelier de tous les enfants. Ils viennent, selon un horaire prévu, mais aussi quand ils en ont envie ou quand ils ne sont pas à l'aise en classe. Ils peuvent créer ce qu'ils veulent, tant qu'ils veulent, au gré de leur fantaisie.

La peinture de Thomas sèche au mur. Ce qui est remarquable dans ce cas comme dans d'autres, c'est l'équivalence qui s'établit entre l'état physique de l'enfant d'une part, et le graphisme et les couleurs choisies d'autre part. Les angoisses et les appréhensions y ressortent clairement, tout comme l'humeur détendue. Il existe une sorte de code pour ces équivalences, mais il est si multiforme et varié, si subtil, qu'il vaut mieux ne pas en faire état. Il faut le sentir.

Chez Jean-Michel, il existait des équivalences sonores qui s'exprimaient d'une façon extraordinaire dans ses bruitages pendant qu'il maniait le crayon, le stylo feutre ou le pinceau. Parmi les rares commentaires parlés que Mme Pasteur a su noter avec une précision étonnante, il y avait des cris, des raclements de gorge, des appels de sirène de voiture de police, des voix d'animaux. Tout cela représente une sorte de commentaire prosodique dont il faut tenir compte si l'on veut comprendre l'enfant, son état et son œuvre. Les interprétations et analyses de dessins, après coup, risquent autrement de demeurer des jeux gratuits où l'essentiel reste incompris.

Chez Philippe, un garçon psychotique de seize ans, ces équivalences prenaient des formes chiffrées et écrites. Il inscrivait dans ses dessins des lettres laborieusement apprises en classe. Ces graphismes ne représentaient nullement des sons ou les éléments de l'alphabet, c'était seulement l'expression d'une certitude, celle que lui avait procurée la maîtresse en montrant comment on trace un *a,* un *o,* un *i.* Un *3,* si difficile à réussir dans le cahier, est un signe de triomphe et de réussite; posé parmi les maisons alignées du dessin, il signifie qu'il y en a beaucoup, beaucoup. Un jour, Jean-Michel peignit un tableau représentant une inondation terrible au cours de laquelle furent englouties toutes les créatures du monde. Le déluge peut-être. Cela se passait juste après qu'un orage violent se fut abattu sur le toit de sa « cabane » (l'atelier de peinture). Il plaça alors une série de chiffres pêle-mêle tout en haut de la feuille. De son regard taquin, il me toisa quand je lui demandai le sens de ces chiffres.

— Ça? Long-longtemps... y a longtemps... Plus dangereux maintenant!

Donc, ces dangers n'existent plus! Mais sa voix tremblait encore de peur.

Qu'avons-nous fait au juste pour être parvenus à ces résultats malgré tout réjouissants? Les médailles des « jeux olympiques » ont certes marqué une étape chez Thomas, peut-être même ont-elles déclenché un processus accéléré et nous savons tous que des événements peuvent, soudain, modifier le sens d'une évolution vers une aggravation ou vers un mieux. Mais, fût-il décisif, un événement à lui seul ne peut maintenir un tournant, et ce tournant n'aurait pas lieu s'il n'était préparé avec minutie. Je regarde toujours la peinture de Thomas. Comme elle est paisible. Qu'avons-nous fait pour Thomas, depuis des années?

La médication neuroleptique, au départ, a donné des résultats, c'est certain, mais Françoise était la première à dire qu'elle ne l'avait prescrite que pour permettre à l'équipe de prendre le garçon en charge sans faire courir de risques aux autres enfants, Thomas les a assaillis, assommés, poussés sur des vitres. Au bout d'une année, Françoise a diminué très progressivement la posologie et, aujourd'hui, Thomas vit sans médication.

Plusieurs tentatives d'entretien « analytique » ont été faites pour expliquer à Thomas ce que, décidément, il était incapable de comprendre. Thomas n'aimait pas le psychologue et ne voulait plus entrer dans son bureau.

Le travail en groupe a-t-il contribué à son amélioration? Sûrement. On y joue, dessine, chante, on fait des exercices perceptuels comme dans toutes les classes maternelles, on y entoure l'enfant d'affection. Peut-on appeler « thérapeutique », cette ambiance chaude, même si le groupe est très peu nombreux, même si l'éducatrice spécialisée possède des notions de psychologie?

Les entretiens nombreux que Françoise et moi-même avons avec les familles sont très importants aussi. Ils sont efficaces souvent, le plus souvent même. Mais, dans le cas des parents de Thomas, ils sont restés pendant des années sans résultat réel. La mère a interrompu la médication sous prétexte qu'elle faisait dormir l'enfant, et les mères préfèrent des accès de rage à tout ce qui ressemble à de la somnolence. Le père a frappé l'enfant avec un martinet lorsqu'il piquait des colères, ce qui a abouti à des colères de plus en plus violentes. C'était un cercle vicieux, et tout ce que j'ai obtenu en adressant des reproches sévères au père, c'est qu'il m'a boudé pendant des mois.

Alors, en quoi donc consiste la thérapeutique?

Dans tout ce que je viens de décrire à la fois. Mais il y a plus : l'enfant en venant au centre est enlevé à la vie familiale pour la journée, non pas complètement, car un jour futur il devra bien mener son existence au sein de sa famille, mais juste pendant un certain nombre d'heures critiques. Pendant ce laps de temps on l'aidera à se « déconditionner », à perdre des réflexes devenus en quelque sorte automatiques dans le contexte familial. Par la même occasion, la mère et le père reprennent leur souffle et se déconditionnent eux-mêmes, surtout si la mère peut recommencer à exercer un métier, une profession quelconque.

Cela dit, ce « déconditionnement » ou, si l'on préfère, la perte des mauvaises habitudes adoptées, n'est pas une simple question d'éducation et de milieu. Les enfants dont nous nous occupons ont des personnalités fragiles; tout ce qu'ils rencontrent dans leur existence les marque de façon profonde et de manière particulière par rapport à des enfants normaux. Au centre, Françoise en sa qualité de pédopsychiatre, les éducatrices, les chefs d'atelier, le psychologue et moi-même sommes présents pour aider à tout moment l'enfant à s'adapter aux difficultés telles qu'elles se présentent à lui.

Toute l' « ambiance » de la maison y contribue. Voilà un mot bien vague, je le sais, et le rationaliste que je suis se rebiffe contre de telles notions métaphysiques. Pourtant, l' « ambiance » n'a rien de mystérieux, d'incompréhensible ou de mystique. Elle nous semble tangible à nous tous, puisqu'elle est composée de trois éléments : la compréhension du malaise éprouvé par l'enfant, la sensibilité que nous possédons à son égard, et notre capacité constante de nous adapter à lui et de réagir comme il convient, aussi bien devant sa détresse que devant ses joies. Il faut savoir répondre, à tout instant, aux angoisses qui guettent l'enfant de toute part et être rassurants, « sécurisants », comme on dit dans le jargon du métier, par notre présence bienveillante.

Pour réussir dans pareille entreprise, il faut posséder soi-même une personnalité équilibrée. Or bien des gens en place sont parfaitement incapables de faire ce métier d'éducateur spécialisé.

Encore, la capacité d'intuition seule, quoiqu'elle domine dans toutes les aptitudes ainsi énumérées, est-elle insuffisante. Notre travail quotidien exige aussi un effort de réflexion constant. Curieusement, la jeune génération qui s'est engagée dans cette voie depuis qu'elle débouche sur une profession reconnue, s'enthousiasme surtout sur son aspect intellectuel.

Trop de jeunes éducateurs ou éducatrices se cherchent eux-mêmes à travers leurs connaissances psychologiques, mais ils ne savent pas s'en servir au service de l'enfant. Face à lui, ils cherchent à appliquer des recettes apprises au cours de leur formation. Or, il y a deux volets distincts dans le travail psychothérapeutique avec les enfants psychiquement ébranlés : celui qui détermine les causes des troubles chez ces êtres fragiles, et celui qui doit permettre d'y remédier autrement que par l'explication rationnelle lors d'un entretien. Il faut savoir agir.

Ces deux volets sont d'égale importance, mais il est certain que, dans le cadre de la thérapeutique, l'action ne peut toujours attendre que les recherches scientifiques aient abouti. Or, on tend à négliger les problèmes techniques comme s'ils étaient « inférieurs », indignes du spécialiste féru de psychologie.

Cette technicité est souvent efficace, empiriquement efficace. Elle doit beaucoup à l'intuition, mais aussi à des méthodes fondées sur les lois de l'apprentissage. J'ai prononcé le mot de « déconditionnement ». Il faut, dans le même esprit, savoir aussi renforcer les comportements positifs de l'enfant afin de l'adapter et de l'aider à s'adapter.

Thomas a fait récemment une crise épileptique, la première. On appelle aussi cette crise une « comitialité », un « mal comitial ». Les comices, assemblées romaines, levaient la séance lorsqu'un de leurs membres avait une attaque de ce genre. Elles estimaient alors que les augures étaient défavorables à leurs délibérations. Autant dire que ces assemblées refusaient l'existence de ces malades. Notre monde du XXe siècle n'est guère plus tolérant. Il continue de refuser ces enfants.

Thomas a encore bien des années devant lui avant d'être en mesure de quitter la maison. Lui, j'en suis sûr, pourra s'insérer plus ou moins dans la société. A condition toutefois que les autres hommes veuillent bien l'accueillir, l' « accepter ». Pour tous nos enfants, là réside le grand problème. Mes efforts devront s'orienter vers l'extérieur aussi : faire comprendre aux gens de l'extérieur que ces enfants ont droit à la vie comme eux, et qu'un tel enfant peut naître dans n'importe quelle famille.

Je quitte l'atelier et rejoins le pavillon. Françoise me jette un regard étonné comme pour me questionner sur la raison de mon absence.

— J'ai rêvé, rêvé à Thomas, à notre travail, à son avenir, à celui de nos enfants.

— Rêvé? s'étonne Françoise. C'est bien le moment. Il faut agir surtout. Excuse-moi, j'ai oublié que ton voyage a dû te fatiguer.

Ma secrétaire en me souhaitant la bienvenue me tend la feuille des rendez-vous.

— Le docteur est tout autant chargé, me dit-elle.

Quelques instants plus tard, les parents de Guy entrent. C'est un beau couple : lui est ingénieur, elle est professeur dans un lycée. Ils sont graves, distingués et pourtant chaleureux. La lenteur avec laquelle ils prennent place l'un et l'autre sur la chaise me fait prévoir qu'ils ont un problème sérieux à me soumettre.

— Guy est dans votre centre depuis quatre ans, dit le père. Jamais je ne pourrai vous exprimer toute notre reconnaissance. Vous avez fait bien plus que nous espérions... (un silence)... Il est vrai que nous espérions l'impossible. Mais nous voici au bout de nos forces, moralement parlant.

Il s'interrompt. J'attends. Comme mon interlocuteur garde le silence, je dis :

— Guy est un des garçons que j'aime le plus ici. Avec ses pauvres moyens, il veut toujours rendre service, il n'a pas le moindre trouble du comportement. Il fera ce qu'il pourra dans son existence. Vous avez deux autres enfants, superbes...

— Justement... Écoutez-moi bien. Je sais que vous faites tout pour que les enfants soient acceptés par leur famille. Nous avons accepté Guy sans aucune réserve, et il est heureux à la maison. Mais autour de nous, personne ne l'accepte, ne l'acceptera jamais!

— Eh bien! Laissez les autres.

Tous deux se regardent, silencieusement, longuement.

— Cette fois, Monsieur, vous ne pouvez pas comprendre. Depuis que Guy est au monde, nos familles nous ont mis au ban. Nous sommes la honte. Nous n'avons pas eu une seule visite de nos proches depuis des années. Mes parents me font comprendre que la descendance de nos autres enfants sera à l'image de Guy. Je sais que c'est idiot. D'ailleurs, cela ne se passe pas aussi brutalement que je le présente. Tout simplement, on nous évite.

— Est-ce que vous ne vous faites pas une idée fausse...?

— Idée de persécution, je vois ce que vous voulez dire. Non. D'ailleurs nous deux, nous nous passerions bien de la famille, des amis qui ne nous voient plus. Mais il y a nos deux enfants. Ils sont malheureux. Ils ne parlent jamais de leurs camarades. Dans notre coin de banlieue riche et snob, tout se sait, et notre

Guy porte les stigmates de sa maladie sur son visage. On se retourne sur lui dans la rue. Comment voulez-vous que les gens sachent que c'est un garçon doux et gentil? Il est affreux à regarder, du moins pour les autres.

La mère retient courageusement son émotion. Elle cherche son mouchoir dans son sac...

— Voilà. Nous avons pris une décision, elle est terrible pour nous. Mais nous tenons absolument que vous au moins, et le docteur Brauner, vous nous compreniez. Si vous ne nous approuviez pas, alors... Bref, nous allons placer Guy en Suisse, dans une maison que j'ai trouvée par hasard, lors d'un voyage d'affaires. Voilà. Voilà... C'est tout ce que j'ai à vous dire.

Françoise, l'éducatrice et moi, nous avons embrassé notre Guy. Il nous a quittés, bredouillant son affection pour nous et ses camarades du centre. Au revoir, Guy! A bientôt, Guy!

La question des handicapés est à l'ordre du jour. Les journaux parlent d'eux, écrivant un peu n'importe quoi. Même la télévision fait des efforts pour ne pas demeurer à la traîne, réunissant sur un même plateau un aveugle de grande intelligence, un infirme et un mongolien. Le dénominateur commun reste à chercher. Il se trouve dans le rejet plus ou moins inconscient de la part des autres. Mais c'est déjà beaucoup que l'on ait osé troubler la paix des foyers devant le petit écran.

Un député vient me voir. Tiens, c'est bien la première fois qu'un tel honneur m'est fait. Il m'est envoyé par un médecin de nos amis. Je le prie en souriant de ne pas me dire sa couleur politique : cela m'évitera tout conflit moral. Il veut me demander des conseils. Je me reproche d'avoir été injuste envers cet homme. Il se peut qu'il ait un enfant gravement touché, lui aussi.

Non, il n'a que des enfants bien portants, sept. C'est un homme heureux. Mais justement, il vient pour savoir ce que lui, dans sa position privilégiée, pourrait faire pour ces malheureux.

C'est trop de bonté. Il faudrait qu'il y ait souvent des élections, pour que nos élus et les candidats s'inquiètent de ce qui reste à accomplir dans le pays.

Je l'ai renseigné, abondamment. A moi seul, je lui ai fourni un programme suffisant pour alimenter toute une campagne électorale en faveur de nos enfants. D'ailleurs, il me fait gentiment remarquer que...

— Il n'y a pas que les handicapés, vous savez!

— Je sais, je sais, mais j'ai bien le droit de saisir l'occasion, vous saisissez bien celle des élections qui approchent!

Que l'on ne me dise pas que je vois les choses plus noires qu'elles ne le sont. Quatre jours plus tard, un samedi après-midi, je me trouve devant le portail de notre centre pré-professionnel. Nous avions besoin pour le lundi matin, de rotin, de cahiers et de livres qu'on vient de nous livrer. J'ai tout déposé dans les ateliers déserts, j'ai refermé le portail et repris ma place au volant de ma voiture. La semaine a été très dure et je me sens las. Je ferme les yeux quelques instants pour récupérer.

Sur le trottoir passent deux hommes et deux femmes qui parlent à haute voix. Entre la voiture arrêtée et le portail, l'un des hommes s'immobilise :

— Hé! vous savez ce qu'il y a là-dedans?

Et devant les autres, il singe la démarche désarticulée de notre Lionel avec une grimace de parfait idiot.

L'autre homme et une des femmes s'esclaffent. L'autre femme le désapprouve :

— Voyons, Dédé!

— Eh! ben quoi! On a bien le droit de rigoler! Non?

Le sang me monte au visage. Je n'ai nullement un tempérament de bagarreur et j'ai horreur de toute violence. Mais cela, je ne peux l'admettre! Je m'apprête à sortir de la voiture. Je me rappelle que j'en ai fait autant un jour alors que deux jeunes voyous avaient attaqué un Algérien inoffensif. Quelques mots bien sentis de la part d'un homme qui est loin d'avoir l'air chétif, et ils ont déguerpi. Cette fois, pourtant, je renonce. L'Algérien, oui... il était en danger et il fallait agir. Mais risquer un mauvais coup pour raisonner cet individu-là? Inutile. Les imbéciles d'intelligence « normale » sont trop nombreux sur notre planète.

C'est la fin de l'année scolaire. Pour la quatrième fois, une génération d'élèves âgés de vingt ans nous quitte. Certains sont venus chez nous alors qu'ils avaient six ans à peine. Il y a Raymond, Gisèle, Louis, Élisabeth...

Pour quatre d'entre eux, nous avons pu trouver une solution grâce aux « Centres d'aide par le travail ». Il s'agit d'ateliers où ces adolescents se voient confier des tâches très simples, conditionnement ou assemblage, surtout ils reçoivent un salaire minimum et ils sont déclarés à la Sécurité sociale, ce qui leur permet de bénéficier de tous les avantages sociaux. Leur pécule est de l'ordre de 50 francs par mois et ils en sont fiers. Ils sont considérés comme des « ouvriers ». Est-ce la solution idéale? Nous verrons.

Jacques a pu être placé dans les cuisines d'un lycée où son père est intendant : il y fera la plonge. André dont la mère est employée de mairie sera adjoint au cantonnier. Il adore nettoyer les pelouses et y met tout son cœur. Paul est le plus chanceux : grâce à un de ses oncles il a été embauché dans une grosse entreprise, où il sera chargé de la distribution des fournitures de bureau et du courrier, puisqu'il sait lire et écrire. C'est un garçon qui, à l'âge de six ans, a fait plus de dégâts matériels dans notre centre que cinquante autres. Maintenant, c'est un beau jeune homme, le sourire toujours aux lèvres. Sa comicialité est totalement stabilisée. On n'a rien trouvé pour l'instant pour Jacqueline. Elle sait admirablement broder, mais qui a besoin de broderie faite à la main? C'est la seule qui soit triste en nous quittant, ce 13 juillet, dernier jour de l'année scolaire, et dernier jour, tout court, au centre pour neuf de nos « enfants ».

L'avant-veille, nous avons organisé une fête, une fête de famille, avec quatre-vingts enfants ou adolescents qui ont chanté, dansé, manifestement heureux et détendus.

Demain, pour nous aussi, commencent les vacances, avec tout de même, bien entendu, des passages fréquents au centre.

J'ai rapproché notre secrétaire de son domicile et nous voici, Françoise, elle et moi, assis dans ma voiture, exténués. Notre collaboratrice n'est pas avec nous depuis bien longtemps, aussi Françoise commence-t-elle à lui raconter l'histoire de quelques-uns des « enfants » qui viennent de nous quitter parce qu'ils ont vingt ans. Je glisse une question pour savoir ce que la secrétaire pense de son travail chez nous. Elle est passionnée!

Nous restons ainsi, dans la voiture arrêtée, vingt bonnes minutes, trop fatigués pour nous décider à nous déplacer.

Voici la rentrée de septembre. Nous avons repris des forces. Une autre année de travail commence. Parmi les anciens visages d'enfants, quelques têtes nouvelles.

Déjà, quelques-uns de ceux qui viennent de partir réapparaissent. Ils sont si attachés à leur « école » qu'ils arrivent, les uns après les autres, dire bonjour, raconter ce qui est maintenant leur existence. Nous pouvons bientôt nous faire une idée précise des possibilités d'adaptation de ces garçons et filles « rééduqués ».

Pour ceux qui sont dans des centres d'aide par le travail, il ne semble pas y avoir de difficultés. Ils ont une tâche professionnelle précise à remplir qui paraît, à certains, un peu monotone à côté des occupations si variées de nos ateliers préparatoires. Ils regrettent la musique, la danse, la peinture, les jeux dramatiques. Mais ils se sentent à l'abri surtout, ils sont fiers d'être des « ouvriers ».

Pour ceux qui se trouvent en dehors de ces milieux protégés, l'existence est souvent bien plus difficile. Jacqueline a enfin trouvé un emploi modeste, mais elle ne semble pas épanouie. En revanche, notre cantonnier ratisse les gazons à tour de bras et nettoie consciencieusement les jardins publics. « Les gens ne sont pas propres! » constate-t-il. Il porte une casquette ornée de l'écusson de la mairie, et, dans son bleu de travail, il en impose!

— Bonne chance, André!

Jacques, quand il est à la plonge, ne tourne la tête ni à gauche, ni à droite. Non, ils ne sont pas toujours gentils, les cuistots! Hier, on lui a versé de l'huile dans l'eau de vaisselle au lieu de détergent. Et puis! on lui a jeté des tas d'arêtes de poissons dans le bac et il s'est piqué.

Didier entre par la porte, un peu caché derrière sa mère rayonnante de fierté. Il la dépasse d'une tête. C'était un garçon très difficile, autrefois. Didier est auxiliaire dans les Services techniques du ministère où travaille sa mère. Il s'en tire très bien! Il pose devant moi un petit colis et un chèque bancaire (barré!) de 200 francs pour la caisse du Centre. C'est sur son argent!

Paul vient nous rendre visite avec son père et sa mère. Avec le premier argent qu'il a gagné, il a acheté un calepin, pour moi et un stylobille rouge pour Françoise. Il a un véritable salaire, lui, un salaire minimal, c'est vrai, mais quand même... Paul n'est pas bavard. « Oui, ça va! Ça va plutôt bien! » répond-il.

Quand Paul monte voir son ancienne éducatrice, ses parents donnent des renseignement plus complets :

— Paul n'est pas heureux. Les gens sont méchants. C'est la mise en boîte toute la journée. Pourtant, Paul comprend parfaitement toutes les consignes si elles sont clairement énoncées. Mais justement, on fait tout pour qu'il ne comprenne pas.

S'il se trompe, c'est le grand éclat de rire. Il accompagne la fourgonnette pour les courses. L'autre jour, le chauffeur lui fait déposer un colis chez un concierge, mais pendant que Paul est dans l'immeuble, la fourgonnette démarre et le garçon est seul, sans un sou, dans un quartier qu'il ne connaît pas. Il s'est bien débrouillé : il est retourné voir le concierge, un brave homme âgé qui lui a montré le chemin pour rentrer et lui a donné un ticket de métro. Ou alors, on l'envoie au troisième sous-sol, avec un ascenseur qui se referme automatiquement et que l'on rappelle aussitôt, et Paul est dans l'obscurité, « oublié » pendant plus d'une heure. Et j'en passe! Et les filles des bureaux! Elles ont fait un pari incroyable... L'une d'elles a accepté de tenter l' « expérience » pour qu'on voie la tête que Paul fera. Elle lui a révélé certaines parties de son anatomie! Le gosse est rentré à la maison en sanglotant!

Et soudain je me souviens des récits — oserais-je faire le lien? — des atrocités que m'ont racontées des enfants rescapés de Buchenwald. L'un d'eux m'avait affirmé :

— Ce n'était pas des hommes, ceux qui ont fait ça!

Eh bien! Oui, je le fais, ce lien. L'indignité humaine n'a pas de frontière. Voilà l'extrême aboutissement du racisme, du mépris à l'égard d'autres êtres humains, c'est là la fin de l'humanité!

J'en parle, en atténuant très fort mon propos, à une journaliste venue faire un reportage au centre. Elle me dit :

— Entre nous, Docteur, je crois qu'un haut fonctionnaire de l'Éducation nationale qui m'a parlé de ce problème n'a pas tort; il m'a dit : « Si nous dépensions autant pour des enfants normaux que nous payons pour ces irrécupérables, la France aurait des milliers de génies. »

Je réponds :

— Je suis d'accord avec lui, entièrement, et il faut dépenser autant et davantage pour les enfants normaux. Mais, entre nous, Mademoiselle, si par une malchance terrible vous vous trouviez être la mère d'un enfant « irrécupérable », que ne paieriez-vous pas pour l'aider!

Elle a pâli. Posant la pointe du stylo sur son bloc-notes qu'elle ne quitte pas du regard, elle pose une question à Françoise :

— Sur un problème tout différent, pourriez-vous me fournir un renseignement : Quelles sont les chances qu'a une femme normale de mettre au monde un enfant... inadapté?

Françoise le lui explique, très scientifiquement.

La journaliste écoute avec une attention intense. J'ajoute, ponctuant chaque mot :

— Voilà encore un malheur qui n'arrive qu'aux autres, la plupart des gens n'en prennent conscience que lorsqu'ils se rendent compte du risque qui les concerne.

— Je ferai un article dans ce sens, je vous le promets! dit la journaliste, la voix étrangement blanche.

Je reviens ce soir d'une « inauguration », une véritable fête. Un centre pour handicapés adultes a été ouvert dans la région parisienne. C'est l'œuvre d'une association de parents. Les jeunes pourront y rester toute la vie!

Parmi les travailleurs « inadaptés » de ce nouveau centre, six sont des anciens de Saint-Mandé. Ils courent vers Françoise et moi et nous embrassent, encore et encore. Ils veulent nous faire voir l'endroit où ils travaillent, les uns et les autres. Ils sont épanouis, heureux, fiers. Des professionnels de l'horticulture veillent évidemment à ce que leur tâche soit effectuée selon les règles de l'art, mais l'activité de nos anciens est utile et efficace, même si leur rythme de travail reste très lent, même s'il faut les stimuler et les corriger sans cesse. Les jeunes gens nous conduisent dans tous les coins de l'établissement où désormais ils vivent entre eux, entre humains amoindris. Toutefois, ils ne sont nullement cloîtrés puisque le directeur veille à assurer certains contacts avec la population des villages des alentours, et que ceux qui ne rentrent pas à la maison tous les soirs vont cependant de temps à autre dans leur famille.

Quelque chose a changé fondamentalement dans la conception que l'on avait de l'enfant, de l'être humain « inadapté ». Nous avons œuvré pendant des années pour que les handicapés puissent s'épanouir et tirer de leur tête et de leurs mains ce dont leur organisme et leur cerveau sont capables. Nous croyons avoir réussi. Nous avons enseigné aux adolescents les gestes professionnels de base et ils ont réussi à créer, à travailler. La quatrième promotion âgée de vingt ans est sortie de nos ateliers, cet été 1975.

Et voilà que les adultes « inadaptés » eux-mêmes ne sont plus des épaves.

Tout en restant des déficients mentaux, des handicapés physiques affligés de bien des maux, ils ont pris conscience eux-mêmes de leur personnalité propre, ils sentent qu'ils sont capables de prendre une petite place dans le monde, ils s'estiment aptes à faire un travail dans cette société à échelle réduite. Et ils jouissent de leur existence parce qu'ils voient qu'autour d'eux on s'efforce de les aider et qu'on les considère comme des êtres humains.

Tout autour de ces « enfants » qui sont maintenant des adultes, les membres des familles montrent des visages pleins de soulagement, d'une joie émue. A une femme qui me dit qu' « on pourra mourir tranquilles maintenant », je réponds :

— En attendant, vous pourrez encore vivre tranquilles un bout de temps, Madame!

Françoise et moi continuons notre promenade avec nos « enfants ». Ils ont noué des amitiés et ce ne sont plus des « mariages pour jouer ». Ce seront des unions dans la mesure de leurs possibilités. Tout comme le travail qu'ils réalisent n'est plus un simulacre de bricolage, une simple « occupation ». Ils travaillent « pour de vrai ».

Tiens, ma journaliste de l'autre jour est là, son bloc-notes à la main. Elle court vers moi.

— Vous voyez! Je tiens parole. Je vais partout où l'enfance inadaptée est en cause! (Bravo!) Je voudrais faire un jour une enquête sur l'expression plastique, sur ce que j'ai vu dans vos ateliers de peinture et de modelage. Pour montrer au public cet « Art brut », pour qu'il comprenne la beauté de l'Art fou!

— Et qui vous dit, Mademoiselle, que ce n'est pas de l'Art tout court? Où sont les limites?

La journaliste rougit. Elle me dit qu'elle voudrait venir me voir pour que nous discutions « à fond » de ces problèmes. Elle prend congé de moi en s'exclamant :

— Quelle réussite, ce centre! Ici au moins, ils pourront vivre en paix, entre eux.

Oui, entre eux. En paix. La solution est probablement dans cet isolement protégé.

La solution... Mais quelle défaite pour les autres hommes, quelle gifle magistrale pour toute l'humanité qui s'est montrée incapable d'accueillir parmi les hommes ceux que la nature a désavantagés! On a eu recours, une fois de plus, à la solution de la réserve pour Peaux-Rouges, de la léproserie, des intouchables, du ghetto. De là, à la « solution finale », il n'y a qu'un pas. Après Sparte, où l'on supprimait les nouveau-nés fragiles, un autre régime a adopté dans un passé tout récent au service de la race des seigneurs la solution de la liquidation physique des individus « anormaux ». Des médecins appartenant à ce peuple, parmi les plus cultivés de notre siècle, ont prêté leur science à ces crimes.

— Je voudrais que vous précisiez votre idée, me dit la journaliste, attentive. Vous venez d'admirer cette solution qui consiste à faire vivre les inadaptés entre eux, et puis vous me dites que leur ségrégation représente une défaite pour l'humanité. Il faudrait s'entendre...

— Oui, Mademoiselle, la contradiction est réelle. La solution du centre où ils peuvent vivre heureux est excellente, parce que la vie des handicapés parmi les autres hommes n'est pas vraiment possible. La solution serait de leur permettre de vivre parmi tout le monde.

— Voyons, Monsieur, vous êtes misanthrope! Partout où je vais, on s'intéresse à ces enfants.

— A la manière du député, avant les élections! Je vais vous raconter deux faits. Dans l'immeuble contigu à notre centre, un appartement était à vendre. Il aurait constitué un prolongement des pièces que nous possédons. Un jardin privé faisait partie du local à vendre, il nous aurait permis de doubler la surface de notre cour. Hélas, les copropriétaires de l'immeuble ont opposé leur veto à la vente « pour ne pas avoir " ça " sous leurs fenêtres »!

« Et puis, second fait : de l'autre côté, un immeuble domine notre cour. Tous les matins, de la fenêtre d'une salle de bains, tombe dans notre cour de récréation une lame de rasoir usagée. Parfois, plusieurs. Louis, notre homme de peine, un peu avant l'arrivée des enfants, les ramasse. Mais s'il lui en échappe une, le petit Yvon, ce garçon autistique que vous avez trouvé si beau, la repère immanquablement, la fourre dans sa bouche et la broie de ses dents. Peut-être l'homme qui jette les lames est-il énervé par le bruit que font les enfants, dans la cour, pendant la récréation. Je le comprends. Dans n'importe quelle cour d'école, il y a plus de bruit que dans la nôtre. De là à faire ce qu'il fait, de là à refuser un local dans un immeuble...? Notre société ne s'intéresse pas à ces inadaptés, croyez-moi, et ils ne pourront pas vivre parmi les autres.

— Je crois, dit la journaliste, que ceux qui ne veulent pas de ces handicapés cachent mal leur peur devant un risque qui menace les enfants de tous les hommes.

— Les hommes ont le droit d'avoir peur, mais s'ils sont civilisés ils doivent maîtriser leurs réactions. Ce qu'ont fait les Allemands avec les malades mentaux au temps de Hitler et ce que font nos voisins, encore maintenant, est indigne d'êtres humains. Si je me suis battu toute ma vie, c'est pour laver cette honte qui nous éclabousse tous. Tant que les enfants des confins seront condamnés à vivre en dehors de nos villes, notre dignité d'hommes sera en cause.

Ce que j'ai oublié d'ajouter, en parlant, à la journaliste, c'est que mon travail n'est pas seulement une lutte. Il me procure pourtant beaucoup de joies. Et souvent j'ai trouvé dans ces créatures « plus d'éclat quand elles demeurent imparfaites que quand elles sont trop achevées [1] ».

---

1. La Rochefoucauld, *Maximes.*